한방내과
임상 콘퍼런스

한방내과 韓方内科
임상 콘퍼런스
CLINIC CONFERENCE

오노 슈지 編著　권승원 譯

청홍

적절한 한방처방을 사용한
변비 치료는
양약 치료에 비해
압도적으로 유용함을
매일매일 경험합니다.
_p217에서

들어가며

최근 일본에서는 대학병원을 필두로 여러 대형병원에 "종합진료과, General practitioner (GP)"가 개설되기 시작했다. 너무도 지나치게 전문화, 세분화된 현대 의료 시장 속에서 탄생한 종합진료과는 전인적으로 인간을 다루며, 특정 장기나 질환에 국한되지 않고 다각적 다면적 진료가 필요하다는 인식이 싹트기 시작했다는 증거이기도 하다. 환자뿐 아니라 의료인들로서도 환영해야만 할 일이다.

한방의학은 이 종합진료과와 유사한 의료 진단 치료 행위를 가지고 있다. 여러 질환이 병존하여 특정 전문진료과 만으로 대응하기 어려울 때 이 종합진료과가 존재 의의를 가지기 때문이다. 다만, 종합진료과는 어디까지나 서양의학적 병태인식 속에서 각각 세분화된 질병의 기본적 아이덴티티(identity)에 따라 진단과 치료를 수행한다. 또한 종합진료과는 '불명열'처럼 원인을 잘 모르는 질병 치료에 장점을 보이긴 하지만, 진료 시 근거기반의학(EBM) 개념이 꼭 필요하다. 다만, 이러한 측면에만 기초한 서양의학은 원인을 알 수 없는 질병 치료엔 어려움을 겪을 수밖에 없다. 반면, 한방의학은 똑같이 다양한 질환을 가지고 있는 환자들을 치료할 때, 각 분야 전문가들의 의견을 종합하는 방식으로 대응하지 않는다. 서양의학적 문맥에서는 원인 불명인 신체와 정신의 불편감이더라도 한방의학적 원인 분석을 통해 병태로 인식할 수 있는 경우가 있다.

필자는 2015년, 『한방학사 백열교실 입문편(漢方學舍 白熱敎室 入門編)』을 출판했다. 당시엔 일본에서 재현 빈용되고 있는 한방약에 대해, 한방의학이 어떤 기본 이론을 가지고 있으며, 한방약이 어떤 병태를 대상으로 한 약효를 가지고 있는가를 알리고자 했다. 한방의학이나 중의학에 숙달된 선생님들 대부분이 공감할 수 있는 공통의 이론을 토대로 한방약 선택 방법을 서술하고자 했다. 다만, 입문서인 이러한 책만 읽어서는 한방치료의 정수에 도달하기 어렵다. 임상 현장에서는 이론에 딱 맞는 증례는 만나기 어렵다. 그래서 한방의학을 또는 한방약을 임상 현장에서 활용하고 싶어 하는 선생님들에게는 뭔가 부족한 점이 있지 않을까하여 꼭 임상에 딱 맞는 이 응용편이 필요하다고 생각하게 되었다.

한방의학에 숙달되기 위해선 우선 실제 임상에서 풍부한 사용 경험을 쌓아가는 것이 중요하다. 한방의학은 자연 발생된 치료 방법으로 고대 중국 철학 이론을 통해 정합성, 합리성을 높여 이론을 구축해 온 것이다. 자연 발생된 언어에 문법이라는 얼개를 부여한 것과 비슷하다. 그래서 한방의학 학습법은 외국어 학습법과 비슷한 면이 있다. 외국어 학습 시 실제 사용해 보는 것이 중요하다고들 한다. 바로 왕양명(王陽明)이 이야기했던 "사상마련(事上磨錬)"의 세계인 것이다. 진짜 학문은 나날이 실천을 통해 지식과 정신을 다듬는 것이다.

꼭 한방의학뿐만 아니라 모든 임상 의학 수련에는 어느 정도 역동감과 신선도가 필요하다. 필자가 2005년 5월부터 인터넷에 e-kampo.com이라는 사이트를 개설한 최대의 목적은 한방전문과를 갖춘 큰 의료 교육 기관이 아니면 만들어 낼 수 없는 연수의 장을 제공하고자 함이었다. 단순하게 연습 문제의 답을 찾는 것이 아니라 콘퍼런스 형식을 가져와 어떻게 생각하고 어떻게 한방약을 선택해 가는 가를 명확히 전달하려 했다. 매달 필자가 증례를 연습 문제로 제시하고, 회원들이 그 증례에 대해 콘퍼런스 형식으로 정답에 가까워지게끔 유도하는 형식이었다. 사실 여러 초보자들의 고충과 답변을 주로 다루려던 것이 이 사이트의 가장 큰 목적이었지만, 한방의학에 숙련된 선생님들뿐 아니라 중의학에 기초한 변증론치를 제대로 다루기도 하여, 서양의학, 한방의학, 중의학의 담장을 넘나드는 매우 다채로운 콘퍼런스가 되었다.

독감, 노로바이러스 등 그때그때 유행했던 증례, 서양의학 치료가 무효하여 한방의학적 병태 인식이 중요했던 증례, 복진이나 맥진 등 한방의학의 진단 기술이 크게 역할을 했던 증례, 일본식 한방의학보다 오히려 중의학적 변증론 치가 적중했던 증례, 한방약으로 서양의학적 병태도 개선시켰던 증례 등 다양한 연습 문제를 냈다. 사용할 한방약을 선택해 가는 실제 사고 과정이 잘 이해되도록 해설했으며, 현대 일본에서 이루어지고 있는 중국을 기원으로 한 전통의학의 전체적인 모습을 두루두루 둘러볼 수 있는 사이트가 되었다. 이렇게 올려진 다양한 치료 경과를 통해 한방의학적 인식 방법을 쉽게 제공할 수 있었던 것 같다.

2016년 1월까지 10년이 경과하였고 벌써 127회의 콘퍼런스를 진행했다. 이에 회원들로부터 이 논의를 책자로 정리해 보면 어떠냐는 제안을 받게 되었다. 제1회부터 필자 스스로 증례를 다시 검토하기 시작했다. 증례 하나하나가 주마등처럼 스쳐갔다. 치료가 너무 잘되어 만면의 웃음을 띠던 표정이나 그때의 분위기가 생각나 필자에겐 너무나도 간직하고픈 보물이 되었다. 사이트에 글을 올려주셨던 여러 선생님들께서 이 책의 출간을 허락해 주어 콘퍼런스 형식 그대로 출간할 수 있었다는 것은 너무도 행운이다. 알아차릴 독자들도 많으리라 생각하나, 참가자들 중엔 저명한 선생님들도 많다. 곧, 이 책은 필자의 저서가 아니며 콘퍼런스에 참가해 주신 모든 선생님들의 공저이다.

똑같이 한방의학을 하고 있더라도 각자의 입장에 따라 전문 용어의 정의, 병태 인식 등에 다소 차이가 있다. 일본식 한방의학을 배운 의사에게 중의학 용어는 더욱 이해하기 어렵게 느껴지곤 하지 않나 싶다. 이렇게 다른 용어의 정의가 제대로 된 콘퍼런스가 진행되는데 장벽이 되기도 한다. 하지만 그 본질은 변하지 않는다. 이 책에서는 천학비재(淺學菲才)라는 비난을 감수하고라도, 필자가 일본에서 공부한 한방의학과 중국 유학 시 배운 중의학을 기본으로 두 의학 체계를 연결하고자 하는 입장에서 코멘트를 달아두었다.

이 원고를 마치며, 콘퍼런스 내용의 공개를 흔쾌히 승인해 주었던 선생님들을 소개 올리며, 진심으로 감사의 인사를 전하고자 한다.

이 책에 등장하는 선생님들(일부는 닉네임; 경칭 생략)

M.O. 사토 마코토, Dr.Yasu, aryama, shinito, 링고, 한방의 묘미를 만끽, 야마우치 히로시, 하라 유즈루, 스기스기, shin, igana23, 요시나리 토시코, 호리 치아키, kz, 마츠모토 사토루, 다쿠치 마스미, kimihiko, 마츠에의 오가이, mheart, 니시사코 케이, bunbuku, 츠루베에, 하나와 토시히코, 유우지, 타카쨩.

시월 좋은 날에

오노 슈지

증례와
콘퍼런스

제 1 회 | 증례와 콘퍼런스

증례: 72세, 여성

주소(主訴) 구역(嘔逆), 구토(嘔吐)

기왕력(旣往歷) 심실기외수축(心室期外收縮)

가족력(家族歷) 특이사항 없음

현병력(現病歷) X년 6월 27일 아침부터 밭일을 하고 있었는데, 오후 12시경 구역감이 생김. 땀이 많이 나서 집으로 돌아왔으나, 오히려 느낌이 더 좋지 않아 구토. 복통, 설사는 없이 식욕도 없어진 상태에서 내원

현증(現症) 신장 146cm, 체중 43kg, 혈압 80/40mmHg, 맥박 112/분, 정(整). 안검결막에 빈혈은 없었고, 안구결막에 황달 없음. 흉부 청진에서 빈맥 경향 이외의 문제는 없음. 복진에서 장잡음은 들리지 않고, 압통은 없음. 신경학적 소견은 특별히 없었음

한방의학적(韓方醫學的) 소견(所見)

망진(望診): 구역감 때문에 고통스러워하며, 건강하지 못한 모습

설진(舌診): 백설태(白舌苔), 건조. 설하정맥이 조금 충혈

맥진(脈診): 부(浮), 삭(數), 약(弱)

복진(腹診): 전체적으로 연약. 피부는 땀 때문에 습윤, 여기에 동반된 냉감. 심하비경(心下痞硬) 흉협고만(胸脇苦滿) 제방압통저항(臍傍壓痛抵抗) 없음

경과(經過) 복진 소견에서 비위허(脾胃虛) 상태, 그리고 맥진과 전신 소견 상으로도 허증(虛證) 상태라고 생각했다. 또한 땀이 멈추지 않는다는 점에서 지한작용(止汗作用)이 있는 처방을 고려하여 【한방약】을 처방. 설진 상 건조 상태, 그리고 맥박이 수축기 혈압을 상회하고 있다는 면에서 탈수를 고려하여 수분 보충을 시행했다. 다음날 재진하기로 한 후, 귀가했다. 병이 난지 이틀째 내원하여 어제보다 훨씬 편해졌다고 했다. 어젯밤엔 땀이 나지 않았고, 아침 식사도 했다고 한다. 구토는 없지만, 아직 약간 식욕이 없다고 했다. 이 【한방약】을 2~3일 더 지속하기로 했다.

이 【한방약】은 무엇일까요? 선생님들께서는 답과 그 답을 생각하게 된 과정을 상

세히 올려주셨으면 합니다. 여러분의 의견을 통해 여러모로 고찰할 수 있게 되길 기대합니다.

▼ 콘 퍼 런 스

M.O.

비위허(脾胃虛)이므로 인삼, 지한작용을 위해 계지를 사용하여 계지인삼탕이 어떨까요?
지금 제 공부 노트를 들고 있지 않아 확실치는 않지만, 아무래도 이게 맞을 것 같습니다.

사토 마코토

더위 탐에 사용할 수 있는 한방약에 대해 막 공부해 보았습니다. 체온에 대한 기록이 없는데, 탈수가 될 정도로 땀을 흘렸다면 매우 더울 때 일을 한 것인가요?
그렇다면 더위 탐에 사용할 수 있는 한방약 중 허증, 땀이 계속 나고 있음을 고려하여 청서익기탕(淸暑益氣湯)이 어떨까요? 냉감까지도 나타나고 있으므로 이걸로 될지 자신은 없지만, 해설을 기대하고 있겠습니다.

Dr.Yasu

탈수라면 일단 백호가인삼탕이 떠오르는데, 허증이기 때문에 아웃! 지한작용이라면 계피, 황기 등이 생각납니다. 병태를 살펴보면 탈한(脫汗) 치료에는 보중익기탕, 여름철이라면 청서익기탕이 생각납니다.
출제자가 오노 선생님이시니 이 계절에 어울리는 증례를 보여주어 공부가 되도록 하신 것 아닌가 생각하여 청서익기탕에 1표, 이거 혹시 반칙인가요 ……
^^?

🗣 Aryama

구역, 구토가 있었으므로 소반하가복령탕, 오령산, 오수유탕, 복령음, 시호제 등이 후보로 떠올랐습니다. 복증(腹證)을 보고 소반하가복령탕, 오수유탕, 복령음, 시호제는 배제했습니다.
결과적으로 오령산이 아닐까 생각해 봅니다.

🗣 shinito

저도 청서익기탕이라고 생각합니다. 보중익기탕증의 더위 탐에 대응하는 용도라고 생각합니다.
지한작용이라고 하니 황기가 떠오르는데, 청서익기탕에 황기도 들어있으니 아마 이 처방으로 효과를 봤을 것 같습니다.

🗣 링고

주소가 구역 구토였다는 점에서 바로 머리에 떠오른 것은 역시 오령산이었습니다. 또한 '지한작용이 있는 처방'이라는 대목에서는 계지탕이 생각나지만, 계지탕이 구역, 구토를 억누를 수 있을까를 생각해 보면, 아닌 것 같습니다.
교과서를 살펴보니 "發汗後 大汗出 …… 五苓散主之"라는 상한론의 한 조문도 있으므로.
답: 오령산입니다.

🗣 한방의 묘미를 만끽

오령산도 생각해 봤지만, 백호가인삼탕 아닐까요? (소변과 갈증에 대한 기록이 없어 잘 모르겠습니다.) 하지만 허증인 사람에게 백호가인삼탕을 사용하려니 조금 자신이 없네요.

🗣 야마우치 히로시

전형적인 더위 먹음, 급성 더위 탐, 이른바 서습병(暑濕病)이라는 인상이 강하여 청서익기탕에 1표를 던집니다.
평소, 위장 허약체질, 비위허증(脾胃虛證)이며, 서사(暑邪, 열사), 습사(濕邪)

에 맞아 발한과다, 탈수, 구역, 식욕부진, 전신권태 등을 일으킨 상태가 아닐 까요?

청서익기탕에는 보중익기탕(去 시호, 승마)의 보기건비작용(補氣健脾作用)과 처방 중 생맥산(맥문동, 오미자, 인삼)의 생진(生津), 지한(止汗), 보음작용(補陰作用)이 있다고 생각합니다.

🗣 하라 유즈루

다른 분들의 답을 참고하여 1주간 생각해 봤습니다.

구토에는 위열(胃熱), 위냉(胃冷), 정음(停飮)의 차이가 있는데, 이 경우는 증상과 경과를 보았을 때, 가벼운 열중증(熱中症)인 것으로 추측되므로 구토의 원인은 위열로 생각할 수 있을 것 같습니다. 열중증의 다량 발한은 생체가 체온이 상승되지 않게 하기 위함으로, 그 기화열을 이용하여 울열상태가 되는 것을 방지하고자 하는 것입니다. 단순히 다한(多汗)이라면 지한(止汗) 만을 목적으로 하면 되지 않을까 생각해 보았는데, 다량의 발한과 함께 저나트륨혈증과 같은 전해질 이상이나 탈수가 발생할 수도 있기 때문에 이번처럼 지한치료+수액보충을 하는 것이 좋을 것 같습니다.

그래서 이 지한작용이 있는 약재들을 생각해 보니, 고표지한(固表止汗)하는 황기, 백출이 후보에 올랐습니다. 또한 비위허(脾胃虛)에 대해서도 황기, 인삼, 백출을 사용하는 것이 좋아보였습니다. 인삼, 황기는 몸을 따뜻하게 하는 작용이 있어, 발한에 동반된 냉감에도 효과를 보일 수 있을 것으로 보였습니다. 인삼은 이허증(裏虛證), 황기는 표허증(表虛證, 자한(自汗))에 사용한다고, 나카무라 선생님의 한방 강좌에서 들었던 기억이 있으며, 같은 강의에서 백출=비위허증(脾胃虛證), 표허증(자한)에 사용한다고도….

그리고 하나 더, 이 환자분은 경도 열중증으로 생각되며, 몸을 차갑게 해줄 필요가 있으므로 한성(寒性) 약재도 넣는 것이 좋아 보입니다. 청열약(淸熱藥)은 대체로 건조 경향이 있는 약재가 많은데, 이번 환자는 추워하며, 오히려 환자가 탈수 상태이므로 습윤하게 해주는 약재 (청열자음(淸熱滋陰))로는 …… 맥문동 정도가 있지 않을까? 라고 생각했습니다. 그래서 백출+황기+인삼+맥문동 조합의 방제는? 이라는 결론에 이르렀습니다. 그렇게 생각해 보니 청서익기탕 정도가 남더군요.

마지막으로, 혀가 건조한 것은 충분히 이해가 되는데, 백태? 이상하지 않나요? 백태라면 표증(表證) 한증(寒證)일 때 잘 나타나고, 교과서를 찾아보니 특수 상황에서만 열증(熱證)을 보인다고 적혀있더군요 (백상열태(白象熱苔)라고 되어 있던데, 실제로 본 적은 없습니다). 뭐 이런 이유로 일단은 청서익기탕이 아닐까 합니다.

오노 선생님께 질문이 있습니다. 이 환자분의 설진 소견에 경도의 어혈 소견이 있는데, 전체 병태(탈수, 열증 등)와 관계가 있는 것인가요?

오노 학원장의 해답 · 해설은 〉〉 **P204**

제 2 회 │ 증례와 콘퍼런스

증례: 23세, 여성

주　소	발열(發熱)
기왕력	기관지천식, 아토피성 피부염
가족력	4~5일 전 같이 사는 조카가 비슷한 발열을 보임
현병력	X년 8월 8일 아침 일찍, 39.2℃의 발열이 나타나 내원
현　증	신장 166cm, 체중 48kg, 체온 39.0℃, 혈압 96/68mmHg, 맥박 104/분, 정

(整). 안검결막에 빈혈은 없었고, 안구결막에 황달 없음. 흉부 청진에서는 빈맥 경향 이외의 문제는 없음. 복진에서 장잡음은 들리지 않고, 압통은 없음. 신경학적 소견은 특별히 없었음

한방의학적 소견

망진: 오한 때문에 힘들어 하는 모습, 안색창백. 건강하지 못한 모습

설진: 백설태(白舌苔), 건조. 설하정맥이 조금 충혈

문진: 발한 없음. 관절 마디마디 통증, 요통이 심함

맥진: 부(浮), 삭(數)

복진: 전체적으로 연약. 체표에 열감이 있지만 발한은 없음. 심하비경(心下痞硬) 흉협고만(胸脇苦滿) 제방압통저항(臍傍壓痛抵抗) 없음

경　과 감기 유사 증상이 있던 조카와 접촉했다는 점에서 바이러스 감염이 의심되며, 부삭맥(浮數脈)이라는 점에서 태양병기(太陽病期)로 생각할 수 있었다. 게다가 오한, 발열, 마디마디 통증, 요통, 무한(無汗)이라는 점을 참고로 **【한방약 A】**를 2일간 투여. 다음날 재진하도록 했다.

이틀 뒤인 8월 10일 내원하여 오한, 신체 통증이 호전되었다고 함. 하지만 인두통이 나타났으며 왕래한열(往來寒熱), 식욕부진, 가벼운 구역, 복진에서는 흉협고만(胸脇苦滿)이 나타났다. 배뇨에 문제 없으며, 갈증 없음. 이상의 점에서 소양병기(少陽病期)로 생각하여 **【한방약B】**로 변경.

8월 12일에 내원하여 '완전히 좋아졌는데, 이제 한방약 복용하지 않아도 될까?' 라고 하여 치료를 종결했다.

【한방약A】와 **【한방약B】**는 무엇일까요? 답변 부탁드립니다.

🗣 스기스기

A는 태양병기, 골관절통, 오풍(惡風)이라는 점에서 마황탕(麻黃湯), B는 한열 왕래, 인두통, 흉협고만이라는 점에서 소시호탕가길경석고(小柴胡湯加桔梗石膏) 아닐까요? 마침 요즘 포진성 구협염(herpangina)이 유행하고 있는데, 소시호탕가길경석고가 좋은 처방 같습니다.

🗣 Shin

발열, 발한이 없다는 점과 맥진에서 부, 삭이라는 소견에서 A는 마황탕일 것 같습니다.
2일 후의 왕래한열, 흉협고만, 소양병기라는 점에서 우선 시호제, 전형적인 소시호탕증인 듯 하나, 인후통이 있으므로 B는 소시호탕가길경석고가 아닐까 합니다.

🗣 Aryama

태양병, 맥부(脈浮)라는 점에서 마황탕, 대청룡탕, 갈근탕이 후보가 됩니다. 후배부의 긴장감이 없다는 점, 실증은 심하지 않았으므로 후보들 중 A는 마황탕 같습니다. B는 소양병기이며 시호제의 전형적인 증이 나타나고 있으므로 시호제를 선택할 수 있겠습니다. 인후 통증이 남아있기 때문에 감초탕이나 길경탕에 석고 가미를 한 처방들이 후보 아닐까요? 엑기스 과립으로는 소시호탕가길경석고 같습니다.
A는 마황탕, B는 소시호탕가길경석고입니다.

🗣 M.O.

저도 A는 마황탕, B는 소시호탕가길경석고라고 생각합니다.

오노 학원장의 해답 · 해설은 〉〉 P208

증례: 85세, 남성

주　소 딸꾹질

기왕력 역류성 식도염

가족력 특이사항 없음

현병력 X년 8월 6일부터 딸꾹질이 멈추지 않아 집 근처 의원에서 진료 받음. 내시경 검사에서 식도하부의 발적이 확인되어 파모티딘(Famotidine) 20mg 2캡슐, TOUGHMAC–Ecap* 3캡슐, 테프레논(Teprenone) 50mg 3캡슐을 처방받았다. 딸꾹질이 개선되지 않아 8월 12일 지인 소개로 본원 내원

현　증 신장 166cm, 체중 64kg, 혈압 122/69mmHg, 맥박 87/분, 정(整). 안검결막에 빈혈은 없었고, 안구결막에 황달 없음. 흉복부 청진과 타진에서는 빈맥 경향 이외의 문제는 없음. 신경학적 소견은 특별히 없었음

한방의학적 소견

망진: 밭농사를 하느라 햇볕을 많이 쬐어 약간 거무스름한 안색

문진: 수족냉증이 있으며, 이전부터 뒷목덜미부터 어깨까지의 결림은 계속되고 있음. 원래 위가 약한 경향

설진: 백설태(白舌苔), 습(濕). 설하정맥충혈(±)

맥진: 지현(遲弦)

복진: 전체적으로 연약. 피부는 습윤하지 않고, 건조하지도 않음. 심하비경(心下痞硬)~심하비견(心下痞堅)과 저항 심함. 상복부는 차가움. 흉협고만(胸脇苦滿), 제방압통저항(臍傍壓痛抵抗)은 없음

경　과 위가 약한 경향이며, 수족냉증, 뒷목덜미부터 어깨까지 결린다는 호소가 있고, 복진 상 심하비경~비견을 보였기 때문에 【한방약】을 3일분 처방. 8월 15일 재내원. 하루 복용하고 딸꾹질이 멈췄지만, 3일분을 쭉 복용했다고 함. 조금 더 복용하고 싶다고 했지만, 다시 재발하면 복용하도록 하고 치료를 종료했다.

이 【한방약】은 무엇일까요? 답변 부탁드립니다.

---

* Diasmen, Diastase, Onotease, Molsin, Bonlase, Cellulosin A.P., Pancreatin, Polypase, Onoprose A으로 구성된 소화 효소 배합제

M.O.

인삼탕, 안중산, 향소산, 당귀작약산, 삼소음을 후보로 생각해 보았습니다. 당귀작약산이 아닐까 했는데, 어깨 결림이 있는 것이 괜찮을지… 인삼탕일까요?

링고

딸꾹질 치료에 한방약을 사용해 본 경험이 없어서 이번 문제를 계기로 조사해 보았습니다. 반하사심탕이나 오수유탕(吳茱萸湯)을 쓸 수 있을 것 같은데, 이번 증례에는 '상복부 냉증'이 있기 때문에 오수유탕이 아닐까 합니다.

Dr. Yasu

주소가 딸꾹질이며 수족냉증, 뒷목덜미부터 어깨까지의 결림이 이전부터 이어져왔던 점 (두통도 있지 않았나요?)에서 오수유탕이라고 생각해 봤습니다. 이전에 읽었던 오츠카 케이세츠 선생의 책에 "딸꾹질에는 오수유탕!"이라는 내용이 있었습니다.

한방의 묘미를 만끽

오수유탕 같습니다.

shinito

주소는 딸꾹질. 경과에 적혀있는 것처럼 위가 약한 경향이며, 수족냉증, 심하비경~심하비견과 저항이 심함, 복부는 차다, 흉협고만은 없다. 이상의 사항을 참고하여 오수유탕을 생각했습니다.

오수유탕의 방의는 "위에 허한(虛寒)이 있어 기의 요동이 격심하여 건구(乾嘔), 딸꾹질, 두통 등 한음(寒飮)이 상역했을 경우 사용한다"고 되어 있습니다. 고령자 두통에 아주 유효했던 경험이 꽤 있는데, 딸꾹질에는 사용해 보지 못했습니다.

허증(虛證)이 아니라면 반하사심탕, 작약감초탕 같은 처방도 괜찮을 것 같습니다.

🗣 하라 유즈루

원래 비허(脾虛)하여 비위에서 양기(陽氣) 흡수가 어려워 양허(陽虛)가 되었고, 수족냉증이 있는 경우였습니다.

양허하기 때문에 혈행장애 증상으로 뒷목덜미부터 어깨까지의 결림이 동반되어 있던 것으로 생각됩니다. 8월의 뙤약볕에서 일하다 보니 약간 탈수 경향이 되었고, 그 결과 빈맥을 보이게 되었습니다. 매우 갈증이 심하여 차가운 것을 급히 다량 섭취하여 비위에 한사(寒邪)의 부담이 걸렸고, 원래부터 있었던 비허와 겹쳐져 위기(胃氣)의 하강을 막아 심하비경~심하비견을 보이고 딸꾹질이 생겨났습니다. 흉협고만, 제방압통저항은 없었으므로, 간기(肝氣)나 어혈(瘀血)과는 관계가 없어 보입니다. 혀에는 백태(白苔), 맥진에서는 지(遲), 현맥(弦脈)을 보여 허한증(虛寒證) 같습니다. 상복부가 찬 것도 한증으로 생각됩니다.

병기는 비위허한(脾胃虛寒) 같습니다. 따라서 비위를 따뜻하게 하며 위기 하강을 돕는 약재 (건강, 오수유, 고량강, 정향), 그리고 비위의 작용을 도와 양기를 보하는 (인삼, 백출) 처방을 선택하게 되었겠죠.

딸꾹질에 잘 듣는 것이 시체(枾蔕)인데, 이 시체하면 딱 떠오르는 것이 정향시체탕(인삼, 생강, 정향, 시체)이죠? 다만 이 처방은 엑기스제가 없기 때문에 오노 선생님께서 이 처방을 쓰진 않으셨을 것 같습니다. 엑기스제로 국한시켜보면, 오수유탕(인삼, 생강, 대조, 오수유), 인삼탕(인삼, 건강, 감초, 백출), 대건중탕(인삼, 건강, 산초) 정도가 가능할 것 같습니다. 그런데 뒷목덜미부터 어깨까지의 결림이 신경 쓰이는데, 양기부족으로 발생한 증상이라면 비위 상태를 개선시킴으로써 어떻게든 개선되지 않을까요?

그렇기 때문에 인삼+생강 조합(정향시체탕, 오수유탕)과 인삼+건강 조합(인삼탕, 대건중탕)을 쓸 수 있을 것 같습니다. 타바타 타카이치로 선생님의 책에서는 "인삼+생강은 물의 동요역행을 조화롭게 하여 양기를 불러일으키고, 혈맥을 통하게 하여 비위허약을 치료한다. 인삼+건강은 양기를 통하게 하여 끌어 일으키고 혈맥을 통하게 하여 심하비경을 해소하며, 설사 복통 구토 번조를 치료한다"고 하고 있습니다. 이 증례의 딸국질은 아무래도 차가운 것을 많이 섭취하여 발생한 것으로 생각되는데, 위내정수(胃內停水)를 제거할 수 있는 인삼+생강 조합이 좋지 않을까요? 그래서 저도 오수유탕에 1표 드립니다.

"(환자분이) 조금 더 복용하고 싶다고 했지만, 다시 재발하면 복용하도록 하고 (오노 선생님은) 치료를 종료했다"고 하셨는데, 장기 복용을 권하지 않은 특별한 이유라도 있나요? 이 환자분은 기본적으로 비허(脾虛)를 가지고 있어 인삼탕이나 대건중탕은 당분간 복용시키더라도 특별히 문제가 될 것은 없어 보이는데, 바로 치료를 종료하셨을 만한 이유가 될 약재는 오수유가 아니었을까 생각해 봅니다. 교과서를 다시 찾아보니 "오수유는 대열조열(大熱燥烈)하며 한습(寒濕) 기체(氣滯)가 아닌 경우나 음허유열(陰虛有熱) 상태에는 금기"라고 적혀 있는데요…. 이 환자분의 연세가 85세라는 점에서 신허(腎虛, 신음허(腎陰虛))가 잠재적으로 있을 것 같습니다. 그렇다면 건조하여 진액을 날려버릴 약은 그다지 장기적으로 복용하지 않는 편이 낫다고 생각하신 것 아닌가 싶군요….

약을 바로 중단시키신 특별한 이유가 있다면, 꼭 해설에서 알려주시길 부탁드립니다.

🗣 야마우치 히로시

오수유탕이 가장 유력한 후보 같습니다.

냉증이 명백한 사람의 딸꾹질입니다. 원래부터 냉증이며, 수족냉증, 지맥(遲脈) 등 한증(寒證)에 해당되는 소견과 위가 약하여, 딸꾹질의 병인으로 비허 체질 위에 위한(胃寒)이 더해져 명치 부위, 횡격막의 경련이 생겨난 것 아닐까 추측해 봅니다. 오수유탕의 군약인 오수유에는 온중산한(溫中散寒(건강과 유사)), 진구제토(鎭嘔制吐(반하와 유사)), 이수(利水(복령과 유사)), 강기(降氣(지실과 유사)) 작용이 있습니다(야마모토 이와오의 설명에 따름). 여기에 인삼, 대조, 생강의 온성 건위화위(健胃和胃) 작용이 추가된 것입니다.

따라서 오수유탕은 위한 그 외의 한증(寒證)을 따뜻하게 하며, 위약(胃弱)에는 건위진구로 작용하여 냉증에 의한 경련을 진정시켜 딸꾹질을 치료했을 것이라 생각합니다.

본 증례에서의 뒷목, 어깨 결림도 냉증에 의한 어깨, 뒷목의 뭉침, 순환 불량에 의한 것으로 생각한다면 오수유탕이 치료할 수 있을 것 같군요.

두 번째 후보는 반하사심탕, 감초사심탕인데, 심하비경은 있더라도 이번 증례 같은 냉증에는 사용되지 않습니다.

시체탕도 유명하지만, 의료용 엑기스제로 개발되어 있지 않습니다. OTC로는 개발되어 있더군요.

여담이지만, 한 증례를 소개합니다. 시체탕을 오랫동안 탕제로 처방했던 환자분(고령 남성)이 있었습니다.

난치성, 재발성 상습적 딸꾹질이었는데 문제는 알코올 의존이 있어서 알코올성 간염, 역류성 식도염, 위궤양 등도 병발, 맥주 같은 냉음료도 끊지 못하여 위는 매우 차가워져 있는 상태였습니다.

시체탕을 복용하면서 면봉으로 인두부를 자발적으로 자극하자 치료되었습니다. 이번 증례를 보다보니 생각나네요. 참고만 해주세요.

오노 학원장의 해답 · 해설은 〉〉 P209

증례: 50세, 여성

주　소 열감, 전신권태감

기왕력 범불안장애, 알레르기성 비염

가족력 특이사항 없음

현병력 X년 10월 17일경부터 감기 유사 증상이 나타났고, 콧물이 심해짐. 그 후 신체 열감이 지속되었으며, 전신권태감도 생기며 몸 상태 불량이 개선되지 않아 '너무 힘들어서 집안일도 못하겠다'며 10월 24일에 내원했다.

현　증 신장 164cm, 체중 47kg, 체온 37.0℃, 혈압 112/68mmHg, 맥박 70/분, 정(整). 안검결막에 빈혈은 없었고, 안구결막에 황달 없음. 흉복부 청진과 타진에서 이상소견 없음. 신경학적 소견은 특별히 없었음

검사소견 소변, 혈액학적, 생화학적, 면역학적 소견에 이상 없음

한방의학적 소견

망진: 흙빛 같은 안색

설진: 반대(胖大), 백설태(白舌苔), 설하정맥충혈(+)

문진: 전신권태감, 몸속에 열감이 있으나 발은 차다. 변비는 아니지만 배변이 시원치 않다. 4개월 전부터 생리가 없다. 원래부터 위가 약한 경향이었으며, 이전에 십전대보탕 복용 후 위가 불편했던 경험이 있다.

맥진: 침지세(沈遲細)

복진: 전체적으로 연약, 경도의 흉협고만(胸脇苦滿), 제방압통저항(臍傍壓痛抵抗) 없음, 제방계(臍傍悸) 없음, 장 연동불은(蠕動不隱) 없음

경　과 감염에 따른 몸 상태 불량이라 생각했고, 열감이 있어 육경이론(六經理論) 중 소양병기에 해당된다고 보았다. 망문문절 상 본 증례가 전체적으로 허증 상태라는 것을 고려하여 소양병기 허증, 흉협고만을 보인 복진까지 참고하여 초진 시 (10월 24일)에 **【한방약】**을 처방했다.

10월 27일 내원 시, 체온 36.0℃로 개선. 권태감에 이 **【한방약】**이 효과가 있는 것 같다고 이야기했다. 4개월 만에 제대로 생리가 나왔다. 배변이 순조롭고 깔끔해졌다고 했다. 10월 29일 내원 시, 전신권태감이 깔끔하게 개선, 이전부터 있었던 치

질 통증도 없어졌다. 다른 병원에서 처방받고 있었던 에티졸람(Etizolam)도 감량 할 수 있었다고 했다. 이 【한방약】을 조금씩이라도 계속 복용하고 싶다고 하여 14 일분을 더 처방했다.

이 【한방약】은 무엇일까요? 답변 부탁드립니다.

▼ 콘퍼런스

igana23

소양허증이라는 점에서 보중익기탕(補中益氣湯)을 생각하게 되는데요, 어떨 지요?

야마우치 히로시

가장 유력한 후보는 시호계지건강탕입니다.

시호계지탕과 감별이 필요하다고 생각합니다.

1) 감기가 약간 장기화되어 치료되지 않아 몸 상태 불량, 열감이 있고, 소양병 기에 해당되었다고 생각된다는 점에서 일반적으로 두 처방이 후보가 됩니 다.

2) 복진에서도 침지세(沈遲細) 하므로 꽤 허증이며, 몸엔 냉증이 있는 것으로 보입니다. 시호계지탕증에서는 소양병의 맥인 현맥(弦脈)이 잘 나타납니 다. 복진에서는 가벼운 흉협고만(흉협미만), 복력 연약이 나타납니다.

시호계지건강탕의 복증(腹證)에는 동계(動悸)가 자주 나타납니다. 본 증례 에선 동계가 없지만, 그렇다고 시호계지건강탕증이 아니라곤 할 수 없습니 다. 시호계지탕증에선 복력은 중등도에서 연약까지 폭 넓게 관찰되는데, 흉협고만, 복직근 긴장은 고빈도로 나타납니다.

3) 시호계지건강탕은 모려, 계지, 감초가 들어있어 진정, 지한(止汗), 항불안, 동계를 진정시키는 작용이 있습니다. 허증인 사람의 정신안정제로도 사용 되어 본 증례에도 적용될 수 있다고 봅니다.

허증의 간울기체(肝鬱氣滯)에 유효하므로 본 증례에서처럼 간울(肝鬱)에 의한 월경부조(月經不調)에도 효과가 있을 가능성이 있습니다.

4) 위가 약했다는 점을 보면, 시호계지탕도 원래 위장이 허약하며 스트레스성 위장 증상을 잘 일으키는 사람, 간울에 의한 월경부조, IBS, 신경증 등에 유효한 처방입니다.

하지만, 허증이라는 점, 전신권태 등에서 조금 더 허증 경향에 사용되는 시호계지건강탕이 좋지 않았을까 생각합니다.

M.O.

감기 후, 소양 허, 위장 약함, 경미한 흉협고만이라는 점에서 저도 시호계지건강탕 같습니다.

사토 마코토

소양병기라면 시호제!겠죠.

허증이라는 점에서 저도 시호계지건강탕, 보중익기탕을 고려했습니다.

열을 잡는다는 의미에선 보중익기탕이 조금 효과가 약하지 않겠습니까? 같은 시호제라 하더라도 구성 약물이 꽤 다르니까요….

저 역시 야마우치 히로시 선생님의 훌륭한 해설을 읽고 나니 다른 처방은 생각하기 어렵네요. 저도 시호계지건강탕에 1표를 드립니다(그렇다고 보중익기탕도 딱 잘라버리긴 어렵네요).

shinito

기왕력에 범불안장애가 있다는 점에서 만성적 마음 피로가 있었으리라 생각합니다. 그래서 감기에 의한 몸 상태 붕괴에 이어 의욕이 사라진 것으로 이해되었습니다.

중년 이후 여성에서 허증, 마음이 약함. 복진에서 전체적으로 연약, 경미한 흉협고만이 있다는 점에서 역시 시호제 중 하나를 선택해야 한다고 생각됩니다.

시호계지탕도 생각할 수 있지만, 이 처방은 약간 젊은 연령에서 증상이 조금 더 강하고, 오한 같은 감염증상이 더 심한 경우에 사용하기 좋다는 인상을 가지고 있습니다.

역시, 야마우치 히로시 선생님의 설명대로 마음 치료에도 좋은 한방약이라는 점에서 시호계지건강탕이 정답 아닐까요?

다만, 설하정맥(+) 소견과 본 처방을 투약하고 치질이 좋아졌고, 생리가 4개월 만에 돌아왔다는 점에서 어혈 개선이나 변비 경향 개선에 관해서는 어떻게 한 것인가에 대해선 설명이 잘되지 않습니다. 전체적으로 마음과 몸의 밸런스가 좋아져서일까요?

이번에는 시호계지건강탕에 1표를 던지겠습니다.

🗣 하라 유즈루

이번 문제는 맥증(脈證)과 복증(腹證)이 도무지 이해가 되질 않아 고민했습니다. 저는 다음과 같이 생각합니다. 부디 가르침을 부탁드립니다.

이 병태를 복증을 통해 생각해 본다면, 소양병이 생각나지만 맥증은 맞지 않는 느낌이 듭니다. 맥증을 보면 이한(裏寒-沈, 遲)으로 생각됩니다. 상한론 소음병편(傷寒論 少陰病編)에는 "少陰之爲病 脈微細 但欲寐也"라 되어 있고, "少陰病 始得之 反發熱 脈沈者 麻黃附子細辛湯 主之"라고 되어 있습니다.

소음병이며 표증(발열)이 있고, 소음병 초기의 표사가 있다는 점에서 적용할 수 있다는 기록이기 때문에 우선 마황부자세신탕을 선택하면 어땠을까요? 다만 복증을 보면, 이 환자분은 원래부터 간울병태가 있었다고 생각되며 그래서 소양병이 쉽게 발생할 수 있는 병태의 베이스가 되며, 여기에 감기를 계기로 소양병과 소음병이 병발해 버린 상태로 생각됩니다.

"본래 위장이 약한 경향이 있고, 이전에 십전대보탕을 복용하고 위 불편감을 경험했다"라고 하셨는데, 이 점에선 원래부터 비기허(脾氣虛)였던 것 같습니다. 이점을 통해 혈(血)의 생성이 부족하여 간혈(肝血)도 부족해진 상태가 아닐까 생각했습니다. 간혈 부족해져 간혈을 자양하는 여성생식기 기능 저하가 출현하여 '4개월 전부터 생리가 나오지 않았다'고 생각합니다. 외사(감기)에 의한 스트레스를 통해 간기의 소설작용에 장애가 일어났기 때문에(간기울체에서 경도의 흉협고만), 비기의 운화작용에 장애가 일어나, '변비는 아니지만 배변이 시원치 않은' 상태가 되었습니다. '몸속에 열을 느낀다'는 것은 간울에 동반되는 화화(化火)라고 생각됩니다.

"설진: 반대, 백설태"라는 점에서 양허상태. "설하정맥(+). 망진: 흙빛 같은 안색. 이전부터 있었던 치질로 인한 통증도 없어졌다"라는 측면에서 어혈도 확인할 수 있습니다. 이 혈허(血瘀)는 양허에 의한 것이라 생각합니다.

곧 이 환자의 병기는 비기허(脾氣虛)가 기초가 되며 여기에 동반되는 간혈부족, 양허, [심양허(心陽虛)도 병발하여 에티졸람(Etizolam)을 병용하고 있었던 것 같습니다.] 어혈의 상태가 있었다고 보입니다. 여기에 외사(감기)가 소양(삼초, 담)에 침입하여 삼초를 막았기 때문에 간기울체를 일으키고 또한 원래부터 있던 기허 때문에 외사에 대항하는 힘이 적어졌기 때문에 바로 외사가 안에 침입하게 되어 소음병을 병발한 병태로 생각됩니다.

치료로는 간울기체를 잡는 시호제가 적당한 것 같습니다. 또한 베이스에 있는 비기허도 함께 치료할 수 있는 처방이 좋다고 생각합니다. 오노 선생님께서 육경이론 중 소양병기 허증에 맞는 처방을 사용하셨다는 것에 맞춰 생각해보면, 시호제이면서 비기허를 커버할 수 있는 것이 후보가 될 것 같습니다. 시호계지건강탕이나 보중익기탕이 맞지 않을까요?

주소는 열감, 전신권태감이기 때문에 청열작용이 있는 시호+황금 처방이 좋아 보이며, 저도 오노 선생님께서 처방한 것은 시호계지건강탕이라고 생각합니다.

다만 이번 케이스의 경우, 위에서도 적은 것처럼, 소음병 쪽에서 치료를 시작하여 우선 마황부자세신탕을 투여하고, 몸의 권태감을 잡는 단계에서 시호계지건강탕으로 변경하는 방법은 어땠을까요?

오노 학원장의 해답 · 해설은 >> P210

증례: 41세, 여성

주 소 구내염

기왕력 햇빛 알레르기

가족력 특이사항 없음

현병력 X년 10월 1일경부터 식후 위 불편감 발생. 식사를 조금씩하고 있으나 10월 10일경부터 식욕부진이 생기고 구순염, 구내염도 나타나 10월 12일에 본원 내원

현 증 신장 162cm, 체중 42kg, 혈압 104/78mmHg, 맥박 76/분, 정(整). 안검, 안구결막에 이상 없음. 흉복부 청진과 타진에서 이상소견 없음. 신경학적 소견은 특별히 없었음

검사소견 소변, 혈액학적, 생화학적, 면역학적 소견에 이상 없음

한방의학적 소견

망진: 하얀 안색 (드물게 안면홍조 발생). 마른 경향

문진: 원래 수족냉증이 있고, 연변 경향이지만 설사를 하지는 않는다. 유소년 시절부터 조금씩 식욕부진 경향이 있었고, 동시에 구내염이 잘 생겼다. 걸을 때 위에서 참방참방거리는 소리가 있다. 조금만 과식하더라도 위 불편감이 나타나며, 연변 경향~설사를 하기도 한다.

맥진: 침세(沈細)

복진: 전체적으로 연약. 심하진수음(心下振水音) 있으며, 제방계(臍傍悸)와 정중예(正中蕊)가 확인되었다. 흉협고만(胸脇苦滿)과 제방압통저항(臍傍壓痛抵抗) 없음, 장 연동불은(蠕動不隱) 없음

경 과 구내염에는 황련탕, 반하사심탕, 황련해독탕 등이 자주 사용된다. 하지만 본 증례는 냉증이 전면에 나와 있어 황금황련제는 사용하기 어렵다. 수독(水毒) 증후가 많이 보이며, 전형적인 비허(脾虛) 상태에 해당하기 때문에 【한방약】을 처방했다. 10월 19일 내원 시, 위 불편감, 식욕부진은 경감되는 경향을 보였지만, 구내염이 아직 남았다고 했다.

10월 26일 내원 시에는 위 불편감, 구내염도 개선되었다. 하루 한 번씩이라도 복용하고 싶다고 하여 1일 1회로 1개월분 처방했다.

> 이【한방약】은 무엇일까요? 답변 부탁드립니다.

▼ 콘퍼런스

igana23

비허(脾虛)와 수독(水毒)이므로 육군자탕(六君子湯) 아닐까 생각해 봅니다. 구내염에 대한 처방례도 있는 것으로 알고 있습니다.

M.O.

식욕부진, 구내염, 비허, 수독, 위내정수(胃內停水), 냉증, 연변에 드물게 설사하므로 육군자탕, 계비탕, 평위산, 이진탕, 복령음, 안중산, 인삼탕 등이 후보가 될 것 같네요.

냉증이 있고 원래부터 위가 약하므로 역시 육군자탕 아닐까요? 허증 상태의 구내염이기 때문에 우선 향소산을 처방해도 좋지 않을까 합니다.

스기스기

그다지 깊게 생각하지는 않았는데, 일단 편하게 복용할 수 있는 길경탕을 사용해 보면 어떨까 생각합니다.

요시나리 토시코

한방약이라고 하면 마냥 '좋아~'라고 생각하며 이제 막 공부를 시작해서 아직 일천한 실력입니다만, 앞으로 더욱 노력하겠습니다. 잘 부탁드립니다.

자 그럼 답변 드리겠습니다. '진무탕'이 아닐까 합니다.

저는 환자분이 진료실에 들어오기 전에 연령, 성별, 신장, 체중을 차트를 통해 봅니다. 41세, 여성, 신장 162cm, 체중 42kg (뭔가 마름. 내 체중의 반! 이라고까지는 말할 수 없지만 …)

진료실에 들어온 그녀는 '하얀 안색'과 '마른 체형' (라는 것을 보고 제 눈에 '수척함'이 떠오르며 아~ 내 살을 주고 싶네) 그리고, '주소가 구내염', 위 불편감이 있어 식사를 적게 하고 있다고 했는데, 정말로 두 입 세 입씩밖에 못 먹는 것과는 다른 상태인가요?

열흘 정도 그런 상태였다면 이 '구내염, 구순염'은 영양실조, 비타민 부족, 소모 상태가 아니었을까요?

손발이 차가우므로 이미 거의 다 타버리기 직전인 불이 꺼지기 전인 느낌! 그래서 허증(虛證)이라고 보았습니다!

우선은 '인삼탕'을 복용시켜 보면 어떨까 생각했는데, 딱 이 수족냉증이 있었습니다. 그리고 '원래부터'라는 말이 눈에 띄었습니다.

그래서 '인삼탕'만으로는 역부족! 좋아! '부자를 추가해야겠구나'라는 생각이 들었고, 그렇게 하니 '인삼탕가부자'가 되었습니다.

그런데 잠시만! 위는 찰방찰방하고, 배는 말라서 하얀선을 만지는 것 같고… 이런 사람들은 위 조영검사(upper gastrointestinal series)를 해보면, 위가 대롱대롱하게 골반강내까지 쳐져 있고 위액이 많이 차있어 큰일인 위하수 상태! 또한 혀도 '습하며 치흔'이 있을텐데…라는 이 생각이 들면서 수독(水毒)이 생각났습니다.

유소년 시절부터 계속 식욕부진과 구내염이 있다는 점에서는 지속적으로 이런 상태에 익숙하게 살아왔다는 점. 불이 꺼지기 직전이라고 생각하였으나, '인삼탕'은 곧 죽어가는 사람의 기사회생에는 잘 듣지 않을 것 같아 냉증과 수독에 잘 듣는 약을 우선시해야 하지 않을까?

라고 생각하여 '진무탕'이라는 답을 내게 되었습니다.

한 주 후 '위 불편감, 식욕부진은 경감되는 경향', 그리고 '하루 한 번이라도 복용하고 싶다'라고 했다는 점에서도 '인삼탕가부자'보다는 '진무탕'이 맞지 않을까 생각합니다.

전 사실 '진무탕' 애호가입니다.

살결이 흰 통통한 타입인데 등과 손목에 냉증이 있습니다. '진무탕'을 하루 한 포 복용하는 것이 제 건강유지 비결입니다. 이 처방을 계속 복용하고 있지만, 대변이 굳어져 고생했던 적도 없습니다.

그리고 한 입원 환자에게도 사용하고 있는데, '진무탕'으로 변비가 개선되기도 했습니다. 와상 상태이며 과거 십이지장궤양 수술 기왕력이 있는 분으로 변비가 심하여, 처음에는 주2회 관장을 했습니다.

변비는 일단 한방약으로…라고 안이하게 생각하여 우선 '마자인환'을 처방했습니다. 하지만 '마자인환'을 사용하더라도 대변이 나오지 않은 채 시간이 흐르다가, 오히려 반포만 복용해도 물 같은 설사를 하게 되어버렸다고 간호사가 고충을 호소했습니다.

지금은 '진무탕' 하루 한 포로 매일 좋은 상태의 배변을 하고 있습니다.

🗣 링고

마르고 냉증이 있으며 설사 경향, 수체(水滯)라는 점에서 진무탕을 생각해 볼 수 있겠습니다.

🗣 shinito

인삼탕 아닐까요?

인삼과 감초로 비위허(脾胃虛)를 보한다. 출(朮)로 식욕증진, 소화촉진을 하며, 구내염 개선을 도모한다. 건강으로 냉증을 개선하고 이(裏)를 따뜻하게 한다.

설사도 심하지 않고 수독 증상도 명확하지 않아 진무탕도 고려했는데, 인삼탕이 어떨까합니다.

🗣 야마우치 히로시

이번 회는 쉬운 듯 어려운 것 같습니다. 그리고 직전 증례처럼 왠지 반전이 있을 것 같은 느낌입니다.

계속 갈피를 못 잡다가 육군자탕으로 결정했습니다.

감별했던 처방으로는 인삼탕, 보중익기탕, 십전대보탕, 사군자탕, 그리고 진무탕도 있었습니다.

본 증례는 비허(비위기허(脾胃氣虛))가 명확하며 담음(痰飮)을 동반한 상태이므로 육군자탕이 최적이지 않나 싶습니다. 무언가라도 조금이나마 효과는 있을 것 같고, 만약 맞지 않다면 다음 진료에서 증(證)을 재검토 해봐도 좋을 것 같습니다.

인삼탕은 다들 알고 계신 것처럼 육군자탕증이 더욱 진행 악화된 병태이며, 냉증을 동반한 비위허한증(脾胃虛寒證, 脾胃陽虛)에 사용합니다. 냉증 때문에 옅은 소변이 많이 나오거나, 연변, 설사 경향이 있고 위가 막힘[心下痞, 痞硬], 사람에 따라서는 침이 많고, 침을 흘리기도 하며, 가슴 탐이나 위 불편감, 식욕저하 등 같은 위 증상이 있습니다.

본 증례에서는 복진 상, 심하비경 관련 기록은 없고, 소변량도 판단할 수 없으며, 지맥도 없습니다. 다만 마른 체형 경향이 비위양허를 반영하는 것일지도 모르지만, 역으로 진액이 부족한 음허증, 곧 중의학적으로 비위의 기음양허(氣陰兩虛)를 시사하는 것일지도 모르겠습니다. 이 경우는 비기허(脾氣虛)와 비음(脾陰)을 함께 보충하는 계비탕도 후보에 올릴 수 있습니다.

또한 십전대보탕도 후보가 될 것 같습니다. 기혈을 보하여, 미란이나 구내염을 치료하는 경우가 있습니다.

진무탕은 비허와 신양허[脾腎兩虛]를 보합니다. 신양이 부족하기 때문에 에너지가 충족되지 않고, 신진대사가 저하되어 위장이나 몸이 차며 연변, 설사가 잘 일어나고 위장이나 체내에 수분이 정체되어 수독이 발생하며, 소변으로 충분히 배설되지 않는 병태에 사용됩니다.

인삼탕은 소변자리(小便自利) 상태인 것에 반해, 진무탕은 소변불리라는 점이 감별 포인트가 되기도 합니다. 본 증례가 허한(虛寒) 상태라는 점을 중시한다면 인삼탕이 딱 좋을 수도 있을 것 같습니다. 보중익기탕은 비허, 기허를 보하며 중기하함(中氣下陷), 위장의 무력증상, 위하수, 탈항 등을 개선하며 일반적인 피로권태에 사용합니다. 본 증례에선 위 불편감, 식욕부진, 담음(痰飮)이 있다는 점을 고려하여 우선은 육군자탕을 처방하는 것이 좋아 보입니다(보중익기탕 합 육군자탕도 사용할 수 있을 것 같습니다!).

이상 제 짧은 의견이었습니다.

오노 학원장의 해답 · 해설은 >> P214

증례: 16세, 여성

| 주 소 | 변비 |

기왕력 알레르기성 비염

가족력 특이사항 없음

현병력 X년 10월 10일경부터 기침, 연변, 복통, 발열이 발생. 집 근처 의원에서 진해제와 정장제를 처방받았으나 배변이 시원치 않고, 저녁이 되면 37℃ 정도의 미열이 있어 10월 17일 내원. 흉협고만(胸脇苦滿)을 보였으며 백설태(白舌苔), 현맥(弦脈) 등이 나타나 대시호탕을 처방. 10월 22일에는 증상이 완전히 개선되어 독감 백신 접종을 위해 내원. 12월 상순부터 다시 변비 경향을 보여 한 주에 한 번 정도밖에 배변하지 못하여 12월 17일 다시 내원

현 증 신장 151cm, 체중 50kg, 혈압 92/66mmHg, 맥박 86/분, 정(整). 안검결막에 빈혈 없으며, 안구결막에 황달 없음. 흉부 청진과 타진에서 이상소견 없음. 복부 청진 상 장잡음은 정상이었고, 분변이 대량으로 만져졌다. 신경학적 소견은 특별히 없었음

검사소견 N.D.

한방의학적 소견

망진: 건강해 보이는 갈색 안색. 살결이 팽팽하며, 건조하지 않음. 땅땅하며 살찐 체형

설진: 설질은 자홍색(紫紅色), 얇은 백설태, 치흔 없음. 설하정맥충혈(+++)

문진: 학교에서는 항상 힘차게 반 친구들 앞에 나서 이끌어 가는 성격. 수족냉증 없으며, 원래부터 변비 경향이었다. 유소년 시절부터 잘 먹었고, 과식도 곧잘 했다 한다. 생리통이 심하여 진통제를 복용한다. 생리불순은 없음

맥진: 현맥(弦脈)

복진: 전체적으로 탄력이 있다. 심하비경(心下痞硬)이 배꼽 주변까지 촉지되었다. 제방압통저항(臍傍壓痛抵抗)과 왼쪽 소복급결(小腹急結, 좌측 사타구니 부분에 심한 압통을 보임)을 촉지할 수 있다. 흉협고만은 없음. 소복경만(小腹硬滿)이라고도 할 수 있는 징후

경　과 본 증례를 한방의학적 소견과 감염 후 지연성 병태 시 대시호탕을 사용하여 조기 치유가 되었다는 점에서 양실증(陽實證)이라 판단했다. 그래서 변비에 대황, 망초제를 사용할 수 있을 것으로 판단했다. 또한 생리통과 함께 혀, 복부 소견을 참고하여 전형적인 어혈 상태로 생각했다. 그래서【한방약】을 하루 3포 3회로 나누어 사용했다. 이틀 후 복통과 함께 대량의 배변이 있었고 시원했다. 그 후에도 3포 3회로 나누어 지속 복용했는데, 설사 없이 계속 복용할 수 있었다. 최근 생리통도 개선되는 경향을 보여 지금도 계속 복용하고 있다.

이【한방약】은 무엇일까요? 답변 부탁드립니다.

▼ 콘 퍼 런 스

igana23

양실증(陽實證), 어혈(瘀血)이라는 점에서 도핵승기탕(桃核承氣湯) 같습니다.

M.O.

소복급결이 있지만, 심하비경도 있어서 도핵승기탕 보다 조금 더 강력하게 통도산이 어떨까 합니다.

야마우치 히로시

가장 유력한 후보는 아무래도 도핵승기탕이겠죠. 양실증, 소복급결 그 외, 어혈증이 있고, 변비가 심하다면 아마도 이 처방이 가장 유력하겠죠.

통도산도 실증용 구어혈제이지만, 소복경만(小腹硬滿) 같은 어혈증후 외에 복부팽만, 가슴불편감 등의 기체 증상도 동반되어 있어야 하므로, 본 증례는 소복급결이 있다는 점에서 도핵승기탕의 전형례인 것 같습니다.

오노 학원장님께서는 엑기스제로 하루 3포 투약하신 것 같은데, 진단에 자신이 있으셨기 때문이겠죠. 전 아무래도 강한 사하 효과가 우려되어 대부분의 경우, 하루 2포 정도부터 투여하기 시작하고 있습니다.

🗣 하라 유즈루

이 환자의 소견을 살펴보니 어혈이 눈에 띄는데, 기체[현맥(弦脈), 심하비(心下痞)] 소견도 있어 보여 통도산 같습니다.

이 기체의 원인은 식체(食滯)로 보입니다. 평소 과식하다보니 비위에 부담이 걸렸고, 비위습열(脾胃濕熱)을 형성했습니다. 이 습열이 간기소설(肝氣疏泄)을 방해하여 간기울체(肝氣鬱滯)가 되었고, 이번에는 이 간기울체가 비위의 운화를 방해하여 간비기체(肝脾氣滯)의 변비를 만들어 낸 것으로 생각됩니다. 경과 중 한 가지 마음에 걸리는 것은 '왜 12월 들어서부터 변비 증상이 나타난 것일까?'입니다. 이 환자분에게는 특별히 냉증은 없는 것 같은데…. 이번 겨울이 꽤 추웠다보니 냉증이 있는 분들의 위장장애를 최근 많이 보았습니다. 이 환자분의 증상은 식적이 베이스인 것 같아 꽤 습(濕)도 있어 보이는데, 습이 있다면 차가워졌을 때 당연히 냉증에 의한 증상(비위의 운화장애)이 나타나더라도 이상치 않을 것 같습니다.

자! 그리고 이 환자분은 알레르기성 비염 기왕력도 있었으므로 이 식적 관련 치료가 가장 중요해 보입니다. 통도산 복용도 하면 좋겠지만, 식사요법(16세이므로 진한 맛이나 단맛 음식을 과도히 섭취하지 않도록) 만으로도 효과를 기대할 수 있을 것 같습니다.

🗣 요시나리 토시코

이번 증례의 정답은 '도핵승기탕'인 것 같습니다.

제게 오시는 대부분의 환자분들이 연세가 많거나 누워만 계시는 '허증(虛證)'에 해당하는 분들이다보니, 이렇게 젊은 '양실(陽實)'한 젊은 여성 환자를 만날 수 있어 매우 영광입니다.

솔직히 변비를 가진 젊은 여성들에게 한방약을 처방한 적이 없어서 '소복급결(小腹急結)은 도핵승기탕!'이라는 단순한 발상에서 답변을 적습니다.

그런데 도핵승기탕이라고 하자니 씁쓸한 생각이 듭니다. 한방약에 대해 본격적으로 공부하기 전, 저희 병원의 어떤 선생님이 중년 여성에게 도핵승기탕을 처방했습니다.

왜인지는 모르겠지만 효과가 너무 좋아서, 도핵승기탕을 복용한 후, 병원에

오려고 탄 버스에 타자마자 변의를 느껴 병원에 오지 못하고, 도중에 돌아가 버리고 마는 일이 이어졌다며 원래 처방해 주신 선생님 외래 날짜에 내원하지 못하고 제 외래에 오신 적이 있었습니다. 당시 저는 도핵승기탕의 '도'자도 몰랐으므로 도핵승기탕을 처방한 선생님에게 '이렇게 쎈 약을 함부로 처방하면 안되지 않냐'며 호되게 질책했습니다.

당시 환자분에게는 '양을 줄여 사용해 보세요'라고 이야기했었고, 이후 저 스스로 도핵승기탕을 처방해 본 적은 없습니다. 시간이 되신다면 '허'한 분들이나 개복수술 후 유착이 있는 환자분의 변비에 사용할 수 있는 한방약 사용법도 가르쳐 주시길 부탁드립니다.

• 악성 림프종에 변비가 있고, 때때로 분변이 복진에서 촉지되기도 하는 분
• 혼자서 5번의 수술을 받았고, 현재는 파킨슨병에 걸려 있는 분(충수절제술, 담낭적출술, 위궤양으로 위절제술, 복부대동맥류로 인공혈관 설치술, 교액성 장폐색(strangulation ileus)으로 대장절제)

오노 학원장의 해답 · 해설은 〉〉 P216

증례: 52세, 여성

주 소 음부소양감

기왕력 좌골신경통(물리치료를 받아 왔음), 변비(계지가작약대황탕으로 개선), 생리불순(부인과 통원), 불면증(황련해독탕으로 개선)

가족력 특이사항 없음

현병력 X년 7월 상순부터 눈 통증이 발생. 그 후 눈 통증이 반복되어 안과에서 진료를 받았다. X+3년 1월 2일 체열감이 나타나고 음부소양감이 발생. 가래가 조금씩 엉겨 붙고, 소변량이 적어졌다며 1월 16일에 내원

현 증 신장 162cm, 체중 55kg, 체온 37.2℃, 혈압 122/84mmHg, 맥박 76/분, 정(整). 안검결막에 빈혈 없으며, 안구결막이 충혈. 흉부 청진과 타진에서 이상소견 없음. 신경학적 소견은 특별히 없었음

검사소견 N.D.

한방의학적 소견

망진: 눈 충혈이 명확. 홍조를 띈 안색. 피부와 근육에는 긴장감이 있다.

설진: 설질은 자홍색(紫紅色), 회색이 끼었으며 누런 경향을 보이는 백설태, 치흔(+), 설하정맥충혈(+)

문진: 평상시 건강하지만 안면홍조 경향이 있다. 소변량 감소와 함께 방광염 증상과 열감이 잘 나타나며 그러면 입이 쓰고 식욕이 잘 떨어진다. 정신적으로는 긴장하는 경우가 많고, 가족 관련 일로 쉽게 초조해진다고 했다.

맥진: 침활맥(沈滑脈)

복진: 전체적으로 탄력이 있다. 복직근에 가벼운 긴장과 하복부에 긴장이 있어 소복경만(小腹硬滿)에 가까운 상태를 보였다.

경 과

본 증례의 기왕력으로 불면증에 황련해독탕이 유효했다는 점에서 열증(熱證)이 잘 나타나는 체질이라고 생각했다. 소변량 감소로 인해 음부증상이 나타났다는 점과 쉽게 안면홍조가 생기는 체질이라는 점에서 음부소양감은 하초(下焦)의 열증으로 다룰 수 있다고 보았다.

게다가 정신적으로 쉽게 초조해지며, 눈 충혈, 안면홍조 경향을 보이는 점에서 이른바 간화상역(肝火上逆)의 요소도 갖추어져 있었다. 이러한 점을 고려하여 **【한방약】**을 3포 3회로 나누어 사용했다. 4일 후인 1월 20일에 내원하여 '음부소양감은 1월 19일 아침 이후 완전히 없어졌다. 때때로 나타났던 음부증상이 이렇게 빠르게 개선된 적은 없었다. 가래 걸림도 거의 느껴지지 않게 되었지만, 연변 경향이 되었다'고 했다. 음부소양감과 눈 충혈, 가래가 개선되어 하루 1포씩만 복용하도록 지도하였다.

이 **【한방약】**은 무엇일까요? 답변 부탁드립니다.

▼ 콘퍼런스

M.O.

하초의 (습)열, 구고(口苦), 안구결막충혈, 침활맥, 간기상역, 복직근 긴장이 확인된다는 점에서 용담사간탕(龍膽瀉肝湯)이라고 생각합니다.

야마우치 히로시

본 증례의 모든 증상은 간경습열(肝經濕熱)에 의한 것이며, 용담사간탕으로 치료할 수 있습니다.

사토 마코토

저도 하초의 열증!에는 용담사간탕이라고 생각합니다.

오노 학원장의 해답 · 해설은 >> **P226**

증례: 23세, 여성(OL)

| 주 소 | 발열 |

주 소 발열

기왕력 특이사항 없음

현병력 X년 1월 6일 인두통, 두통, 기침이 생겨 집 근처 의원에서 진료 받음. 록소프렌(Loxoprofen), 세프디토렌피복실(Cefditoren Pivoxil), 다이하이드로코데인(Dihydrocodeine), L-카보시스테인(L-Carbocisteine)을 각각 1일 3회로 5일분 처방받았다. 하지만, 1월 11일에도 해열되지 않아 내원

현 증 166cm, 56kg, 체온 37.8℃, 혈압 122/80mmHg, 맥박 90/분, 정(整). 흉부 청진과 타진에서 이상소견 없음. 빈혈, 황달 없음

한방의학적 소견

망진: 열이 지속되어 온 것 치고는 건강해 보이는 모습. 안면홍조. 혀는 건조한 백태를 보였다. 설질은 선명한 홍색

문진: 록소프렌이 효과가 있는 시간에는 해열되나, 6시간 정도 지나면 발열. 발열 시에는 땀이 나지만 기분이 좋지 않고, 두통과 등에 약간 오한이 든다. 갈증이 심하지만, 식욕은 항상 변함이 없다. 설사 없음. 변비 없음. 배뇨에 이상 없음. 때때로 기침이 나오지만 콜록거리지는 않는다.

맥진: 부긴삭맥(浮緊數脈)

복진: 복벽은 발한으로 습윤. 흉협고만(胸脇苦滿), 복피구급(腹皮拘急), 심하비경(心下痞硬), 제상계(臍上悸)는 모두 확인되지 않음

경 과 원래 건강하게 지내던 분으로 이번 상기도염 증상을 계기로 지속적인 발열이 나타났다. 체력, 체질은 양실증(陽實證)으로 보이며, 상기도감염을 제대로 처리하지 못해 병기가 양명병기(陽明病期)로 이행하였다고 생각되었고, 갈증이 있지만 소변량이 감소하지 않고, 위장증상 호소도 없었기 때문에 【한방약】을 5일분 처방하였다.

1월 14일에 '내일이 일요일이어서 오늘 왔습니다. 체온은 어제(한방약 복용 3일 후)부터 정상 체온이 되었습니다. 더 복용하지 않아도 될까요?'라며 내원. 계류열(continued fever, 稽留熱) 징후를 보이고 있으므로 열의 상태를 보아 검사가 필요

할지도 모른다는 것을 이야기해주고 다시 한 번 내원하도록 했으나, 이 시점에서 치료는 종료했다.

이 【한방약】은 무엇일까요? 겨울철 진료실에서 자주 볼 수 있는 광경일 것으로 생각합니다. 용기 내셔서 답변해 주시길 부탁드립니다.

▼ 콘퍼런스

igana23

양명실증(陽明實證), 갈증이 있다는 점에서 백호가인삼탕(白虎加人蔘湯)을 생각해 보았는데, 어떤가요?

M.O.

양명병이란 점, 발한, 갈증을 보아 저도 백호가인삼탕 같습니다.

호리 치아키

처음 참가합니다. 이비인후과로 개업하고 있습니다.
강의와 한방방의 노트를 열어본지 이제 몇 개월 되지 않은 신참입니다. 잘 부탁드립니다.
백호탕 같습니다.
아직 변비가 생기지 않았으며 심하비경(心下痞硬)도 없고 대번갈(大煩渴)도 없는 것 같은데요… 다만 일상 임상에서 아직 양명병기(陽明病期)를 잘 파악하지 못해서인지 처방해 본 적은 없습니다.

Shin

안면홍조, 설질홍, 갈증이 심하나, 피부는 습윤, 오한이 있다는 점 등에서 백호가인삼탕이 좋아보입니다.

링고

이런 증례 경험이 없어 조금 부끄럽습니다. 교과서를 조사하여 답변합니다. 양명병임을 힌트로 하고, 갈증과 발한을 키워드로 하여 백호가인삼탕을 선택합니다.

야마우치 히로시

태양병이 치료되지 않아 고열이 지속되고, 오한은 적으며, 열감이 심하고, 발한과다, 갈증이 있으며 혀는 건조(탈수 경향) 등의 소견이 있으므로 양명병기에 빠진 상태입니다. 소변량 감소, 심한 탈수는 없다는 면에선 아직 양명병기 전기에 해당되는 것 같습니다.

처방으로는 백호가인삼탕(엑기스제)이 최적인 듯합니다. 저는 증례에 따라 소시호탕을 합방하여 소염해열 효과와 건위작용을 증강시켜 보기도 합니다.

만약 고열이며 발한이 없고, 번조(煩躁)가 있다면 대청룡탕을 사용하겠습니다.

한방의 묘미를 만끽

백호가인삼탕같습니다. 아직 이런 증례를 치료해 본 경험은 없습니다. 겨울에 많을까요? 발한해도 치유되지 않고, 양명병기로 이행하기 때문인가요? 궁금합니다.

오노 학원장의 해답 · 해설은 》 P229

증례: 68세, 남성(회사 임원)

이번에는 반년간 이어져오던 두통이 한 주 만에 깔끔하게 치료된 증례입니다. 저도 깜짝 놀랐는데, 한방처방의 전형적인 증례였습니다. 어떤 한방약의 전형 증례였을까요? 답변해 주시길 바랍니다.

주 소 두통

기왕력 충수염수술 (고교생 시절)

현병력 X년 9월경부터 두통이 발생. 집근처 의원에서 긴장형 두통으로 진단받고 근이완제, 항불안제를 처방받았으나, 두통의 빈도가 더욱 늘어 거의 매일 진통제를 복용하게 되었다며 내원

현 증 164cm, 77kg, 혈압 150/90mmHg, 맥박 88/분, 정(整). 흉부 청진과 타진에서 이상소견 없음. 빈혈, 황달 없음

검 사 WBC 11,460/㎕, TG(중성지방) 235mg/dl 외 문제 없음

한방의학적 소견

망진: 튼튼한 체격이며 체력이 좋아 보임. 안면홍조. 안구충혈이 나타남

설진: 백설태, 설질은 홍, 설하정맥충혈(±)

문진: 두통은 그 어떤 유발 요인도 없이 반년 전부터 발생. 직장에서는 최근 자주 화를 냈으며, 안면이 상기되어 있음. 식욕은 보통이지만, 가슴 쓰림을 느끼는 경우가 있음. 설사, 변비, 냉증, 갈증, 불면 등은 전부 없지만 약간 빈뇨 경향

맥진: 대겸현맥(大兼弦脈)

복진: 심하비경(心下痞硬)(++). 흉협고만(胸脇苦滿), 복피구급(腹皮拘急), 제상계(臍上悸)는 모두 확인되지 않음

경 과 평소 건강하게 지내던 분으로 이번에 회사일 관련 스트레스를 인식하지는 못했을 뿐, 쉽게 화를 내고 있었다. 안면의 상열감도 고려하여 양실증(陽實證), 기역(氣逆)으로 판단했다. 또한 갈증이 없고, 가슴 쓰림, 심하비경 등이 있음을 고려하여 【한방약】을 1주일분 처방하였다.

1주 후 내원하여 '두통은 전혀 없다. 가슴 쓰림도 없고, 기분이 상쾌해져 한방치료가 마음에 든다. 이번에는 빈뇨를 치료받고 싶다'고 했다. 혈압도 141/86mmHg로 개선 경향을 보였다. 이후 두통 치료는 종료하고 빈뇨 치료에 들어갔다. 선급후완 (先急後緩)의 치료 원칙이다.

이 【한방약】은 무엇일까요? 그럼 답변 부탁드립니다.

▼ 콘퍼런스

igana23

쉽게 화를 내며, 안면홍조, 눈 충혈 등을 고려하여 조등산을 생각했는데, 어떨까요?

Kz

가벼운 고혈압, 튼튼한 체격, 체력은 있는 듯, 안면홍조, 안구충혈, 쉽게 화를 낸다, 안면이 상열됨, 가슴 쓰림, 심하비경 (++) 등의 증상과 증후를 고려해 보면 보통 두통에 그다지 사용하지는 않지만, 황련해독탕(黃連解毒湯) 아닐까 생각해 봅니다.

링고

황련해독탕 같습니다.

shinito

이열실증(裏熱實證)이며 안면홍조와 초조해 하는 상태. 삼초의 실열(實熱). 가슴 쓰림이 있음. 맥은 현(弦). 혈압이 높음. 이상의 점에서 역시 황련해독탕이 아닐까 합니다. 황련해독탕에 1표 던집니다.

요시나리 토시코

항상 수척한 고령의 환자분들을 진료하다보니 튼튼한 체형의 남성 앞에 서면

제가 오히려 주눅 들어버리곤 합니다. 이 환자분께는 '삼황사심탕'은 어떨까
요? 답변 주실 때 WBC 증가와 병태와의 관계에 대해서도 가르쳐 주시길 부탁
드립니다.

그런데 최근 기상 시 두통이 계지복령환으로 좋아졌던 증례(조등산은 무효했
음)를 경험했습니다. 양약 만으로 치료할 때는 상상도 못했던 일이었습니다.

야마우치 히로시

양실증(陽實證)이며 안면홍조, 상열감, 안구충혈, 쉬이 분노 등의 상초 열증과
기역(氣逆) 증후가 쭉 나오고 있습니다. 게다가 두통도 기역의 증후임을 생각
해 보면 삼황사심탕이 좋을 것 같습니다. 황련해독탕으로도 충분히 유효할 것
같지만, 심하비(心下痞)가 명확하다는 점, 열독이 상초에 있다는 점, 대황이
안면홍조나 두통 같은 상기(上氣) 증상에 유효(강기(降氣) 효과)하다는 점을
생각하여 삼황사심탕이 베스트라고 느꼈습니다.

호리 치아키

황련해독탕 같습니다.

오노 학원장의 해답 · 해설은 〉〉 **P230**

증례: 50세, 여성(사무직)

최근 본원에 복부 증상을 호소하며 내원하는 분들이 늘고 있습니다. 오늘도 복통과 구역을 호소하며 약국에 근무하시는 분이 내원했습니다. 어제 복통이 있어 집 근처 의원에 들러 감염성 위장염이라 진단받고 브롬화부틸스코폴라민(Scopolamine butylbromide), 세프카펜피복실염산염수화물(Cefcapene pivoxil HCl), 비피도박테리움(Bifidobacterium)을 처방받았으나, 조금도 좋아지지 않고 내원. 복진에서 심한 흉협고만(胸脇苦滿)을 보였습니다. 뭔가 있다 싶어 X-ray, 초음파를 찍었고 그 결과 담석을 확인. 흉협고만과 구역에 대해 대시호탕을 처방, 담석에 의한 것으로 생각되는 복통에는 통증 시 바로 복용하도록 작약감초탕을 처방했습니다. 언젠가 증례 검토로 출제해볼까 합니다.

이번 문제는 이런 의미에서 복통 증례입니다.

주 소 복통, 흉복부 냉증

기왕력 난소낭종(30세), 불임치료(37세), 갑상선종(45세)

현병력 X년 말부터 상반신에 냉증을 느꼈고, 변비가 발생. 시판되고 있는 변비약을 복용하면 복통이 생겨 복용할 수 없었다. 복부 불편감, 머리의 무거운 느낌, 기력이 없음, 식욕부진, 머리카락이 곤두서는 등의 증상이 나타나 X+1년 1월 17일 내원. 보중익기탕으로 복부 불편감, 머리의 무거운 느낌 등의 증상은 거의 개선되었으나, 흉배부 냉증, 위부 냉증, 구역, 복통이 다시 심해져 1월 30일에 재진

현 증 신장 157cm, 체중 55kg, 혈압 130/74mmHg, 맥박 72/분, 정(整). 흉부 청진과 타진에서 이상소견 없으나 장잡음은 약간 항진되어 있음

검 사 N.D.

한방의학적 소견

망진: 중간 체형. 안면, 복부의 살결은 매끈하며 하얀 편

설진: 치흔(++), 백설태, 습윤, 설하정맥충혈(+)

문진: 어쨌든 흉복부 냉증이 심함. 수족 냉증이나 두통은 없음. 설사와 어지러움은 없고, 약간 변비 경향이었으며, 장의 연동운동이 느껴지면 가벼운 구역이 발생

맥진: 침지색맥(沈遲嗇脈)
복진: 전체적으로 냉감, 매우 연약

경 과 흉복부의 냉증과 복통이 심했기 때문에 이한허증(裏寒虛證) 증례로 보아 이를 온보(溫補)하는 처방이 적당할 것으로 생각했다. 우선 부자갱미탕이 좋을 것으로 생각했지만 부자갱미탕을 쓰기엔 간헐적으로 나타나는 구역은 심하지 않았다. 구토가 없고 복통도 견딜 수 없을 정도로 극심하지 않았고 혈허(血虛) 징후도 없었다는 점을 고려하여 의료용 과립제인【한방약】을 처방했다.

14일 후 내원 시 "몸 전체가 따뜻하다" "대변이 기분 좋게 나온다" "기력이 나긴 하는데 아직 충분하지 않다. 이 한방약을 계속 더 복용해 보고 싶다"며 1개월분 추가 처방을 받아갔다.

1개월 후 "기력이 조금 더 난다"고 했다. 절진(切診) 시 복부 냉감이 소실. 장잡음도 정상화되었다. 다시 보중익기탕 복용을 제안했지만, 아직 냉증과 복통에 대한 걱정을 하고 있어 다시 같은【한방약】을 1개월분 처방했다.

이【한방약】은 무엇일까요? 그럼 답변 부탁드립니다.

▼ 콘 퍼 런 스

igana23

냉증, 변비, 비허(脾虛), 장잡음 항진이라는 점에서 대건중탕(大建中湯)을 생각해 봅니다.

M.O.

위상(胃上)의 한, 흉상(胸上)의 한이므로 인삼탕 아닐까요?
저라면 거기에 합 진무탕하여 복령사역탕으로 사용할 것 같습니다.

사토 마코토

위의 냉증, 변비, 혈허가 없다는 점에서 저도 인삼탕에 1표 던집니다.

🗣 shinito

대건중탕 아닐까요?

복부가 차고, 변비 경향이 있다. 장관 연동을 조절함으로써 진경 효과를 기대했고, 그 결과 복통이 좋아진 것 같습니다.

대건중탕 또는 경우에 따라 중건중탕을 사용해 보면 좋을 것 같습니다.

🗣 링고

복부 냉증과 복통이라는 점에서 인삼탕이나 계지가작약탕이 가장 먼저 떠오릅니다. 여기에 온보제(溫補劑)라면 인삼탕이 생각나지만, 변비 경향이라는 점이 걸립니다. 제가 많은 경험을 한 것은 아니지만, 설사에 인삼탕이 즉효인 경우와 인삼탕 복용 후 변비가 생긴 분들도 있었습니다. 하지만 인삼탕으로 변비가 개선된 경험은 별로 없습니다. 그래서 아무래도 이번에는 계지가작약탕일 것 같습니다.

🗣 야마우치 히로시

이한허증(裏寒虛證)에 쓸 수 있는 온중산한(溫中散寒), 보허제(補虛劑)에 속하는 의료용 한방제제를 열거해보면…. 대건중탕, 소건중탕, 황기건중탕, 당귀건중탕, 계지가작약탕, 안중산, 인삼탕, 계지인삼탕, 오수유탕, 당귀탕, 오적산이 있습니다. 그리고 온경산한(溫經散寒)의 대표 처방은 당귀사역가오수유생강탕입니다.

이번 증례에는 몸의 냉증(흉복부), 복통(지속 반복되는 둔통?), 연동 약간 항진, 변비 경향, 맥침지(脈沈遲)하다는 점에서 대건중탕을 가장 유력한 후보로 봐야할 것 같습니다. 경우에 따라서는 소건중탕을 합방해도 좋을 것 같습니다.

수족냉증이 없음, 두통이나 구토가 없음, 혈허 소견이 없다는 점에서 당귀사역가오수유생강탕, 오수유탕, 계지인삼탕, 당귀건중탕, 당귀탕 등은 배제했습니다. 설사가 없고 변비라는 점에서 인삼탕, 오적산도 배제할 수 있을 것 같습니다. 복부 냉증, 복통은 그렇다 치더라도 연동항진, 변비가 있다는 점에서 안중산도 배제됩니다.

그리고 냉증과 변비가 개선되었지만 기허 증상이 남아 보중익기탕 재투여를 고려하셨던 것 같은데요. 그런데 환자 희망에 따라 대건중탕을 유지 하셨군요 [持重]. 저라면 어떻게든 지속적으로 보중익기탕 추가병용(1~2포)이라는 안이한 처방을 했을 것 같아 반성하고 있습니다.

🗣 호리 치아키

대건중탕 같습니다.

🗣 마츠모토 사토루

이번 증례는 이한허증(裏寒虛證)이며 변비, 장잡음이 약간 항진되어 있었다는 점과 특히 복진 상 냉감, 연변이 키워드가 되지 않나 생각합니다.
제 답은 '대건중탕'. 쯔무라 엑기스제였다면 7.5g을 하루 3회로 나누어 복용시 켰을 것 같습니다.

오노 학원장의 해답 · 해설은 >> P232

제 **11** 회 | 증례와 콘퍼런스

증례: 70세, 여성(무직)

'장마의 예고편'일까요? 5월인데 계속 비만 오더니 드디어 해가 뜨곤 합니다. 이번 달 증례는 한방의학적으로는 다소 복잡하지만, 한 특징적인 증상을 근거로 사용한 한방약으로 증상의 개선과 함께 서양의학적 검사 데이터도 개선되었던 증례입니다.

주 소 인후통, 물을 마시면 구토, 입에 침이 고인다.

기왕력 다른 병원에서 당뇨병, 변비, 위염으로 치료 중 (글리메피리드 (Glimepiride), 시사프라이드(Cisapride), 산화마그네슘(Magnesium oxide)을 복용 중)

가족력 할아버지−위암, 아버지−치매, 어머니−기관지 확장증

현병력 X년 3월 중순부터 상기 증상이 나타남. 평소 통원 중이던 내과에서 위내시경 검사를 받았으나 이상은 없었고, 이비인후과에서 시행한 검사에서도 이상은 없었다고 하나, 증상이 개선되지 않아 4월 8일 내원했다.

현 증 신장 152cm, 체중 46kg, 혈압 148/81mmHg, 맥박 98/분, 정(整). 인후부 발적이 관찰됨. 청진 상 흉부에는 이상소견이 없으나, 장잡음은 정상

검 사 WBC 9090/㎕, Hb 14.2g/㎗, Platelet 34.0/㎕, T−P 7.8g/㎗, A/G: 1.23, α2−globulin 10.0%, γ−globulin 21.1%, CRP 2.12mg/㎗, IgG 1827mg/㎗, ESR 35mm/h

한방의학적 소견

망진: 마른체형. 안면, 복부의 살결은 매끈하며 하얀 편

설진: 혀가 가늘며, 무태(無苔), 습윤, 치흔(+), 설하정맥충혈(+)

문진: 입 안에 침이 고인다. 전신적 냉증이 있다. 연변 경향이나 어지럼, 복통은 없다. 최근 물을 마실 때마다 구역감을 느끼고, 구토한다. 이전부터 물을 마실 때 심하진수음(心下振水音)이 들린 적 있었다.

맥진: 침세약(沈細弱)

복진: 전체적으로 연약하며, 가벼운 심하비경(心下□硬)을 만질 수 있다. 상복부에는 냉감이 느껴지나, 제방압통저항(臍傍抵抗壓痛)과 소복구급(小腹拘

急), 흉협고만(胸脇苦滿) 등은 없었다.

경 과 인후부 발적이 있었지만 경과가 길어 단순 인두염이나 상기도염으로 대처할 순 없다고 판단. 전신냉증과 연변이라는 점에서 이한허증(裏寒虛證) 증례로 판단. 이(裏)를 온보(溫補)하는 제제가 적합하다고 생각했다. 또한 치흔설이 있고, 구토를 반복한다는 점에서 수독(水毒)의 징후도 치료 대상이 되어야 한다고 생각했다. 명확한 설하정맥충혈이 확인되었지만, 증상, 복진 상으론 어혈 징후가 적었기 때문에 일단 나중에 대처하기로(선급후완, 先急後緩)하고, 의료용 과립제인 【한방약】을 처방했다.

14일 후 '인후통이 개선' '입에 침이 고이지 않는다'면서 2주일분을 더 처방받아갔고, 이후 재검사를 했다. 그 결과, WBC 9090 → 7730/㎕, T-P 7.8 → 7.5g/㎗, A/G: 1.23 → 1.51, α2-globulin 10.0 → 8.2%, γ-globulin 21.1 → 19.2%, CRP 2.12 → 0.19mg/㎗, IgG 1827 → 1631mg/㎗, ESR 35 → 16mm/h로 모두 개선되었다.

그리고 설하정맥충혈은 5월 13일 시점에서 거의 사라져 구어혈제(驅瘀血劑) 투여는 하지 않았다.

이 【한방약】은 무엇일까요? 그럼 답변 부탁드립니다.

▼ 콘퍼런스

🗣 igana23

침이 많아졌고, 냉증, 심하진수음, 이한허증이라는 점에서 인삼탕(人蔘湯)인 것 같습니다.

🗣 호리 치아키

인삼탕이라고 생각합니다.

🗣 마츠모토 사토루

이한허증이며 입 안에 침이 고인다, 연변 경향, 가벼운 심하비경, 진수음을 종합했을 때, 특징적인 증상은 '침이 많아짐'이라고 생각되며, 사용된 한방약은 '인삼탕'이라고 생각합니다.

🗣 M.O.

위상(胃上)의 한이므로 인삼탕인 것 같습니다.

🗣 사토 마코토

저도 이한허증, 침이 많다는 점에서 인삼탕이라고 생각합니다.

🗣 야마우치 히로시

인삼탕을 처방한 비허(脾虛), 허한증(虛寒證)입니다.

"이 처방은 흉비허증(胸痺虛證)을 치료하는 처방이고, 이중환을 탕으로 만든 것이다. 중한(中寒), 곽란(霍亂) 전반의 태음토리(太陰吐利)증상에 사용된다. 궐랭한 사람에게는 국방(局方)에 근거하여 부자(附子)를 추가한다. 출부(朮附, 창출과 부자)와 배오했을 때 출부탕(朮附湯), 진무탕(眞武湯)의 의미가 생겨 내습(內濕)을 제거하는 효과가 있다. 사역탕과는 방의가 조금 다른데, 사역탕은 하리청곡(下利淸穀)을 제1 목표로 한다. 이 처방은 토리를 목적으로 하고 있다(『勿誤藥室方函口訣』)."

비위허한증(脾胃虛寒證)인 이 환자의 인후통, 물을 마시면 구토하는 등의 염증성 질환에 대해서도 인삼탕이 증(證)에 잘 맞으면 유효할 수 있지 않을까 생각합니다.

🗣 한방의 묘미를 만끽

인삼탕 같습니다.

오노 학원장의 해답 · 해설은 〉〉 P233

증례: 76세, 여성(무직)

이 증례 검토모임에서는 한방에 아직 익숙해지지 못한 분들도 쉽게 참여할 수 있게끔 되도록 단순 의료용 과립제 1가지로 호전되었던 증례 위주로 출제하고 있습니다. 이번에는 새로운 형식으로 과립제로는 아무리해도 해결이 되지 않아 전탕약을 사용해야만 했던 증례를 소개합니다. 응용문제라기보다는 한방약 선택의 폭을 조금 넓혀본 것입니다. 기본적인 증례라는 점에선 변함이 없습니다.

주　소 오한, 전신권태감, 구강건조, 이명

기왕력 다른 병원에서 고혈압, 협심증, 부정맥 치료 중 (암로디핀(Amlodipine), 이소소르비드(isosorbide dinitrate), 디소피라미드(Disopyramide phosphate) 복용 중)

가족력 특별한 가족력 없음

현병력 X-1년 11월경부터 상기 증상이 나타남. 평소 다니던 내과에서 시행한 검사에서는 특별한 이상소견은 없다고 했다. 그 내과의원에서 십전대보탕을 처방하여 복용했으나, 증상은 개선되지 않았고, 전신의 냉증과 안면의 상열감이 나타나며 차차 식욕이 없어졌고, 연변 경향이 되어 X년 2월 13일에 내원했다.

현　증 신장 147cm, 체중 39kg, 혈압 129/67mmHg, 맥박 95/분, 정(整). 청진 상 흉복부에는 이상소견이 없음. 피부에 이상소견 없음

검　사 WBC 3930/$\mu\ell$, Hb 10.8g/$d\ell$, Platelet 22.0/$\mu\ell$, T-P 7.4g/$d\ell$, A/G: 1.47, α2-globulin 9.6%, γ-globulin 17.9%, CRP 〈 0.05mg/$d\ell$, BNP 73.9pg/$m\ell$, IgG 1321mg/$d\ell$, IgM 371mg/$d\ell$

한방의학적 소견

망진: 마른체형. 안면, 복부 살결은 매끈하며 하얀 편. 허한증(虛寒證)으로 보이는 외모

설진: 혀가 가늘며, 무태(無苔), 습윤, 치흔(+), 설하정맥충혈(-)

문진: 수족냉증이 심하나, 때때로 권태감과 함께 안면에 열감, 이명도 느껴진다. 연변~설사 경향이었고, 소화되지 않은 음식물을 배출하기도 했다. 어지럼, 복통은 없었다. 최근 색이 옅은 소변을 보는 경향이 있다. 식후 심하진수음

(心下振水音)을 보이기도 한다.

맥진: 침지약(沈遲弱)

복진: 전체적으로 매우 연약하며 힘이 없다. 복부 전체에 냉감이 있으나, 제방압통
저항(臍傍壓痛抵抗)과 소복구급(小腹拘急), 흉협고만(胸脇苦滿) 등은 보이
지 않았다.

경 과 11회에 출제한 증례보다 더 한증(寒證)이 심하며 허증인 상황으로 진단했
다. 허증에 사용하는 대표격인 십전대보탕으로도 냉증, 권태감에는 무효였다. 하
리청곡(下利淸穀, 完穀下痢)이라는 점도 있고, 전신오한, 목의 갈증, 때때로 발생
하는 상열감이 일어난다는 점(진한가열, 眞寒假熱), 맥진, 복진을 참고하여 과립
제로는 대처하기가 어렵다고 판단. 궐음병기(厥陰病期)의 대표처방인【한방약】을
전탕약으로 처방했다.

14일 후 '몸이 따뜻해지고 지금까지 느꼈던 증상들이 없어져 기분이 좋다' '대변이
단단해지기 시작했다'며 2주일분 더 처방받아갔다. 4주 후 생글생글하며 온화한
표정으로 '모든 증상이 개선되었다'고 했다. 한동안 이 처방을 계속 유지할 예정이
다.

이【한방약】은 무엇일까요? 그럼 답변 부탁드립니다.

▼ 콘퍼런스

🗣 igana23

허한증, 옅은 소변, 완곡하리라는 점에서 복령사역탕이라 생각합니다.

🗣 야마우치 히로시

항상 좋은 증례 감사드립니다. 많은 도움을 받고 있습니다.

궐음병기의 대표라면 사역탕류 같네요. 사역탕이 가장 유력한 후보지만, 안면
부의 상열감을 생각하면, 건강을 증량한 통맥사역탕(通脈四逆湯)이 좋지 않을
까 합니다.

번조(煩躁), 동계(動悸) 등이 없었기 때문에 복령사역탕이 가장 유력한 후보가
될 순 없지 않나 생각합니다.

일상 임상에서 사용할 수 있는 건강보험용 사역탕 엑기스제가 없어 곤란한 것
같습니다. 감초말, 건강말, 가공부자(수치부자)말 등을 적절히 조합하여 사용
하는 법도 배운 적은 있지만, 역시 이런 경우엔 전탕약을 사용하는 것이 간단
하겠지요.

M.O.

수족냉증, 완곡하리, 옅은 소변, 궐음병기의 대표적 처방, 그래서 사역탕류 가
는 혀, 치흔(+), 이명, 인후부 마름, 식후 심하진수음에서 혈허, 수독 경향을
보여 복령사역탕이 아닐까 생각했으나, 그렇다면 진무탕+인삼탕 엑기스 조합
으로 어떻게든 처방할 수 있었을 것이므로 저 역시도 통맥사역탕 같습니다.

마츠모토 사토루

사지궐역, 하리청곡, 진한가열, 궐음병이라는 힌트에서 상한론의 "下利淸穀
裡寒外熱 汗出而厥者 通脈四逆湯 主之"라는 문구가 떠올라 통맥사역탕이라
생각합니다.

한방의 묘미를 만끽

사역탕 같습니다.

호리 치아키

사역탕증에 심하진수음, 이명으로 수독(水毒)이 더해져 있어 복령사역탕 같습
니다.

요시나리 토시코

사용해본 적은 없지만, 여러 책을 읽어보니 '통맥사역탕' 같습니다.

그런데 초심자인 저로선 '궐음병'이라고 하면 걸어서 내원할 수 없고, 침대에
누워만 있는 중증의 마치 죽을 것 같은 환자를 떠올리곤 합니다.

그리고 그런 병기의 환자임에도, 같은 처방을 2주, 그리고 2주 더, 그 후 계속

유지한다는 것이 믿어지지 않습니다.

제가 가지고 있는 '궐음병' 이미지가 잘못된 것일까요? 가르침 부탁드립니다.

오노 학원장의 해답 · 해설은 〉〉 P234

증례: 26세, 여성(사무직)

완연한 장마철입니다. 비도 이제 지긋지긋하네요. 가끔 느껴지는 햇빛에 한 여름 더위가 다가옴을 느끼기도 합니다.

자! 이번에는 다시 기본적인 과립제가 주효했던 증례를 살펴보겠습니다.

주 소 무월경, 여드름

기왕력 아토피성 피부염, 알레르기성 비염(진드기, 집먼지, 개상피, 삼나무 등에 양성). 다른 병원에서 중학생 때부터 여드름 치료를 받고 있다(세프카펜피복실염 산염수화물(Cefcapene pivoxil HCl), 메퀴타진(Mequitazine), 나디플록사신 크림 (Nadifloxacin Cream) 등)

가족력 특별한 가족력 없음

현병력 X−1년 12월 하순부터 무월경 상태가 되었고, 턱 주위 위주로 여드름이 악화되어 X년 2월 20일에 내원

현 증 신장 148cm, 체중 48kg, 안면에 광범위하게 검붉은 여드름이 보인다. 청진 상 흉복부에는 이상소견이 없음

검 사 N.D.

한방의학적 소견

망진: 중간 체형. 피부는 검고, 안면에는 여드름이 다수 확인된다.

설진: 혀에 붉은 반점이 다수 보이며, 얇은 백태가 있음. 설하정맥충혈(++)이 현저하게 나타나나, 치흔설은 없음

문진: 어깨 결림과 수족냉증이 있으며, 안면의 상열감은 있으나 안면홍조까지는 아님. 식욕에는 문제없음, 배변과 배뇨는 순조로움. 수면은 충분히 취하고 있음

맥진: 침현맥(沈弦脈)

복진: 전체적으로 힘이 있고, 제방압통(臍傍壓痛)과 저항이 현저. 소복급결(小腹 急結)도 보인다. 아주 약하게 흉협고만(胸脇苦滿)도 보이나, 자각적인 흉협 부 불편감이나 심번(心煩)은 없다.

경　과 2월 20일. 실증(實證) 경향이며 수독(水毒) 징후는 거의 없고 명확한 어혈 (瘀血) 징후를 보였다. 소복급결은 있으나, 변비 경향은 아니고 상열, 기역(氣逆) 징후는 적었기 때문에 도핵승기탕 대신 생리불순을 개선시킬 목적으로【한방약】을 처방했다.

4월 5일. 생리가 나왔다 하며 연고는 전혀 사용하지 않았지만 안면부 여드름이 거의 소실되었다. 환자의 희망에 따라 치료를 중단했으나, 다시 생리가 중단되었고, 안면부 여드름이 심해져 6월 12일 내원. 다시 같은【한방약】을 처방.

6월 26일. 여드름도 개선되었고, 생리도 다시 나와 당분간은 같은 처방을 지속하도록 했다.

생리불순은 조금 더 관찰해 볼 필요가 있다고 생각되나 여드름에 매우 유효했다는 점에서 본 증례에는【한방약】이 매우 유용했다고 생각된다.

이【한방약】은 무엇일까요? 그럼 답변 부탁드립니다.

▼ 콘퍼런스

🗣 igana23

실증, 어혈이니까 계지복령환(桂枝茯苓丸)이라 생각합니다.

🗣 사토 마코토

어혈 소견이 심하고, 여드름이 있으므로 계지복령환가의이인 같습니다.

🗣 마츠모토 사토루

피부가 검고 실증 경향, 명확한 어혈과 약간의 흉협고만, 아토피 체질로 여드름이 있으며 생리불순 개선을 목적으로 처방했다면 '온청음' 같습니다.

황련해독탕이 들어있으므로 대개는 월경과다에 사용하지만, 사물탕의 월경조절작용을 기대해 볼 수 있지 않을까요? 이런 증례에서 약간 허증이라면 '가미소요산'이 좋지 않을까요?

🗣 야마우치 히로시

이번 증례에 사용한 한방약은 실증(경향), 어혈이 주요 요소, 월경불순 개선을 목적으로 하므로 표준적 구어혈제인 계지복령환이 가장 유력한 후보가 될 것 같습니다. 여드름이 있으므로 의이인을 추가해도 좋겠군요. 월경과 여드름을 동시에 치료해 버리는 것이 한방의 묘미겠지요.

감별해야 할 처방으로 실증, 어혈이라는 측면에서 도핵승기탕, 통도산 등이 있는데, 변비도 없고 상열감도 적어 제외.

젊은 여성이라면 스트레스로 인한 무월경일 가능성도 높지만, 이 여성은 간울혈허(肝鬱血虛) 소견이나 자율신경실조 등이 없기 때문에 가미소요산, 사역산 등의 시호제도 제외. 혈허가 심하지 않기 때문에 당귀작약산, 궁귀조혈음, 사물탕 등의 보혈제도 제외. 기허, 기혈양허도 없으므로 보중익기탕, 십전대보탕 등의 보기혈제도 제외.

혹시 월경은 개선되더라도 여드름이 그대로라면 형개연교탕(해독증체질), 청상방풍탕, 십미패독탕 중 하나를 계지복령환과 병용해 보면 좋을 것 같습니다.

🗣 요시나리 토시코

'기본 증례' '도핵승기탕 대신 생리불순을 개선시킬 목적으로'라는 점에서 초심자로서 '계지복령환'을 생각해 보았습니다.

오노 학원장의 해답 · 해설은 〉〉 P237

증례: 58세, 여성(주부)

벌써 잔쇼미마이*의 계절입니다. 선생님들은 어찌 지내고 계시나요? 이번 달은 여름과 관련된 증례를 올려봅니다.

주　소 구역, 구토, 두통

기왕력 기관지천식, 꽃가루알레르기, 고지혈증, 좌각전지차단

가족력 특별한 가족력 없음

현병력 X년 7월, 더운 날 정원 일을 하다 많은 양의 땀을 흘렸고, 점심 식사 준비를 위해 집에 돌아왔는데 두통, 구역, 구토가 발생했다. 그날 저녁 내원

현　증 신장 148.4cm, 체중 52.2kg, 혈압 122/81mmHg, 맥박 82/분, 정(整). 안색 불량. 흉부 청진 상 이상소견이 없고, 복부 청진에서 장잡음 들림. 촉진 결과 경결 등의 이상은 없었음

검　사 N.D.

한방의학적 소견

망진: 중간 체형. 안색이 좋지 않으나 허증으로 보이는 인상은 아니다.

설진: 습윤하며, 치흔설을 보이고 박백설태(薄白舌苔)가 있다. 설하정맥충혈(++)

문진: 내원 시 이미 발한은 사라졌다. 매년 여름 비슷한 증상이 나타나며, 그러다 보면 수분섭취량이 많아지고 그 즉시 위장 상태가 나빠진다. 두통을 동반했으며, 갈증이 심하다. 그런데 물은 마셔도 소변량이 감소하고, 변비 경향을 보인다고 했다.

맥진: 부활맥(浮滑脈)

복진: 열감이 있고 미미한 심하비경(心下痞硬)과 제방압통저항(臍傍壓痛抵抗)이 만져진다.

경　과 허실간(虛實間) 열중증으로 진단할 수 있지만 오심, 구토, 두통, 갈증, 소변량 감소 등에서 청서익기탕은 부적절하다고 보았다. 열증과 변비 경향이므로 대승기탕도 고려할 수 있겠지만, 확실한 어혈 징후가 있는 변비에 가깝다는 것을

---

* 역자 주: 입추 후부터 8월말까지 안부 인사 엽서를 보내는 일본의 연중행사 중 하나.

고려하여 취침 전 도핵승기탕을 복용하도록 하고, 아침 식사 전, 점심 식사 전, 저녁 식사 전에 【한방약】을 처방했다.

1주 후 내원하여 처방 받은 다음날부터 소변량이 보통으로 돌아왔고, 두통이 개선되었다고 했다. 이틀째부터는 구역, 구토도 없어졌지만 【한방약】을 복용하면 정원 일이 편하다'며 '여름철 내내 이 【한방약】을 복용하고 싶다'고 했다. 복통도 없이 대변을 잘 보고 있었다.

이 【한방약】은 무엇일까요? 자신 있게 답변 주시길 바랍니다. 그럼 답변 기다리겠습니다.

▼ 콘퍼런스

🗣 M.O.

두통, 수독(水毒)으로 오령산(五苓散)이군요. 여름철에는 ADH가 상승하고 혈장 삼투압이 내려가므로 오령산증이 잘 발생한다고 지난달 "한방의 임상(한방의학잡지)"에서 보았습니다.

🗣 호리 치아키

오령산인 것 같습니다. 변비를 어떻게 해결할지 헤맸습니다.
어제 나카무라 켄스케 선생님의 강의가 있었습니다. 명쾌한 해설과 체계적인 사고방식 덕에 초심자로서 큰 도움을 받았습니다.

🗣 igana23

증(證), 수독 경향, 두통을 보았을 때 오령산 같습니다.

🗣 야마우치 히로시

매년 여름 갈증, 물을 마셔도 소변량이 감소하고 두통이 잘 생기므로 수독 체질로 오령산증 같습니다.

이번 열중증에서는 수독 체질이다보니 대량으로 땀을 흘린 뒤 두통과 구토가 있었고 아마도 탈수가 있는 정도였지 않나 싶은데, 오령산 투여를 통해 소화관 내의 과잉 수분정체가 흡수되고, 혈류량이 증가, 탈수도 개선된 것 같습니다. 구토는 수역(水逆)에 의한 것이겠지요.

설진에서 서양의학적 탈수 징후는 보이지 않았고, 오히려 습윤하여 수독담음증(水毒痰飮證)임을 시사했으며, 맥에서는 열에 의한 부맥(浮脈)과 담음에 의한 활맥(滑脈)을 볼 수 있었습니다. 반면 어혈증(변비 있음)에는 도핵승기탕 소량겸용으로 대처했습니다.

이상, 본 증례는 오령산을 주방으로 도핵승기탕을 부방으로 처방하여 주효했던 훌륭한 열중증 치험례라고 생각합니다(틀렸을지도 모릅니다만…).

🗣 링고

오심, 구토, 두통, 수독 경향이 있으므로 이수제 오령산을 사용한 것 같습니다.

🗣 마츠모토 사토루

이번 증례에서 목마름, 소변량감소[小便不利]가 키워드 같습니다. 상한론 태양병중편(傷寒論 太陽病中篇)에 "發汗已 脈浮數 煩渴者 五苓散 主之"라고 되어 있으므로 여기서 쓴 한방약은 '오령산'이라 생각합니다.

🗣 요시나리 토시코

저도 '오령산' 같습니다.

감소된 소변량이 처방 다음날 개선되었고, '정원 일이 편해졌다'는 점에서 아마도 대량의 발한이 조절된 것이 아닐까 싶어 수분 조절작용이 있는 오령산을 골랐습니다.

🗣 한방의 묘미를 만끽

오령산인 것 같습니다.

Aryama

소화기 증상도 고려하여 시령탕을 선택합니다.

Kimihiko

초심자입니다. 이번 회부터 처음 참여합니다.
이번 증례의 모든 증상이 수독에 동반된 것이라 생각되어 오령산을 선택합니
다.

오노 학원장의 해답 · 해설은 ⟩⟩ P238

증례: 75세, 여성

이젠 제법 가을 같은 느낌이 납니다. 선생님들 모두 진료하시느라 고생하고 계시죠?

한방진료를 하다보면 때때로 '역시 한방약을 써서 참 좋았다'는 생각이 들 때가 있습니다. 어제 바로 이런 증례를 경험했습니다. 자 그럼 같이 검토해 보실까요?

주 소 어지러움

기왕력 불면증(오랫동안 일해서 모은 저금을 은행원에게 사기당하여 신경증 경향이 있다고 함)

가족력 특별한 가족력 없음

현병력 불면증을 수면도입제로 치료 중이다. 과거 위통, 감기 등의 치료를 위해 내원했을 때, '한방약은 너무 먹기 힘드니까 절대 처방해 주지마세요'라고 했었다. X년 9월 1일, 뭔가 특별한 유발 원인도 없이 '어제 밤부터 눈이 뱅글뱅글 돌아 일어날 수 없다' '몇 번이나 토했다'며 남편이(간질성 폐렴으로 본원에서 진료 중) 끌고 내원

현 증 신장 140cm, 체중 53.5kg, 혈압 110/60mmHg, 맥박 58/분, 정(整). 호흡촉박 경향. 안색불량. 흉부 청진 상 이상소견이 없고, 복부 청진에서 장잡음 저하. 안진은 확인되지 않음

검 사 CBC, 생화학검사, 소변검사에서 이상 없음

한방의학적 소견

망진: 약간 비만한 체형이지만 물살 경향. 안색이 좋지 않으며, 허증으로 보이는 인상

설진: 습윤하며, 치흔설, 박백설태(薄白舌苔)가 있다. 설하정맥충혈(+)

문진: 어지러움과 함께 구역, 심한 두근거림을 느낀다(실제 빈맥은 아님). 더운 날이 지속되어 조금씩 수분 섭취량이 많았고, 위 상태가 나빠졌다는 느낌이 들었다. 두통을 동반하지 않았고, 갈증은 있지만 물을 마시면 토해버린다. 설사, 변비는 없다.

맥진: 부침중간현맥(浮沈中間弦脈)

복진: 제상계(臍上悸)가 심하게 느껴지며, 심하진수음(心下振水音)이 들림. 연약하며 흉협고만(−), 제방압통(臍傍壓痛)과 저항(−)

경 과 허증, 수독(水毒), 기역(氣逆) 징후가 명확한 상황이라고 판단. 급성 양성 자세 현훈으로 진단. 수독이기 때문에 오령산도 고려했지만, 제상계(臍上悸)가 심하고 소변량 관련 이상이 없어 사용을 배제했다. 비허(脾虛) 상황도 있어 보였지만, 만성적으로 비허 상태가 지속된 것은 아니라고 생각하여 반하백출천마탕도 아니라고 판단. 그래서 이 【한방약】을 3일분 처방. 약을 3일분밖에, 그것도 한방약만 처방해 주었다고 매우 불만에 찬 모습을 보였다.

다음 날 내원하여 검사결과가 양호하다는 점에 안심했다. 어지러운 느낌만 남았다고 했다. 오심 구토는 없음.

9월 4일에 내원하여 '이 한방약은 맛있다. 효과도 좋다'며 만족해함. '당분간 쭉 더 복용해보겠다'고 하여 한 번 더 1주일분 투약했다. 이 【한방약】으로 위 상태도 좋아지고 머리도 깔끔해져 '계속 복용하고 싶어요'라고 했으나, 일단 중지했다. 이렇게 한방팬이 한 명 더 늘었다.

이 【한방약】은 무엇일까요? 자신 있게 답변 주시길 바랍니다. 그럼 답변 기다리겠습니다.

▼ 콘퍼런스

M.O.

허증, 수독, 기역, 제상계, 비허인 것으로 보아 영계출감탕(苓桂朮甘湯) 같습니다.

호리 치아키

이번에는 비위의 수독동요(水毒動搖)와 관련된 이야기군요. 반하백출천마탕으로도 가능할 순 있겠지만, 기역, 심계항진, 불면, 제상계 등에 주목하여 영계출감탕으로 결정했습니다. 근데 이 처방으로 구역이 진짜 멈출 것인가에 대해선 자신이 없네요.

요시나리 토시코

'영계출감탕' 같습니다.
제 외래엔 아직 한방약을 처방으로 오는 환자분들이 적어 영계출감탕을 써보진 못했습니다. 어지러움에는 진무탕을 몇 번 사용해 본 정도입니다.

링고

영계출감탕이라 생각합니다.
수독이 있는데 오령산도 아니고 반하백출천마탕도 아니라면, 영계출감탕밖에 떠오르지 않는군요. 영계출감탕증을 조사해 보니 제상계, 허증, 기역으로 나오는데, 아무래도 이번 증례는 전형적인 영계출감탕증이라 생각됩니다.

사토 마코토

저도 어지러움, 수독, 허증인데 반하백출천마탕이 아니라면, 영계출감탕이 아닐까합니다. 아! 근데 이거 말곤 생각이 안 나긴 합니다.

Kimihiko

증례를 읽는 내내 오령산이라고 생각했는데, '제상계가 심하고, 소변량에 이상이 없는' 경우에는 오령산을 배제할 수 있다는 포인트가 꽤 큰 공부가 되었습니다. 급성 림프성 어지러움에는 영계출감탕이 좋지 않나 싶습니다.

igana23

저도 허증, 수독이라면 영계출감탕을 생각해 봅니다.

야마우치 히로시

저도 영계출감탕입니다.
담음(痰飮)과 기의 상승(수기상승(水氣上昇))으로 인한 모든 증상을 치료하죠. 이번 증례 같은 양성 자세 현훈에는 일단 가장 유력한 후보겠지요.
저도 병원 근무를 하던 중 어지러움이 생겨 일어나지 못하고 비틀거리며 휴게실 소파에 누워 간호사에게 영계출감탕을 받아 2포를 따뜻한 물에 녹여 바로 복용. 이후 점점 메슥거림이 잡히고 30분 후에는 어지러움이 절반으로 감소하여 일을 할 수 있었던 적이 있습니다. 매우 고마운 약이었습니다.

저는 보통 이른바 올빼미 타입의 환자에게 자주 사용합니다. 늦잠 자는 잠꾸러기. 아침에는 어떤 수단을 쓰더라도 일어나지 못하고 아무리 노력해도 엔진에 시동이 걸리지 않고, 오전 중에는 일을 잘하지 못하는 타입에 자주 씁니다. 기립성 저혈압, 본태성 저혈압, 기립성 어지러움, 두통, 위 불편감, 몸이 무거움, 쉬이 피로함, 두근거림, 그 외 다양한 호소도 많은 것이 특징입니다. 특징은 오후부터 밤에 걸쳐 서서히 몸 컨디션이 올라온다는 것입니다. 특히 밤늦게는 최고 절정에 달합니다(마치 저 같군요!).

야마모토 이와오 선생님의 "동의잡록(東醫雜錄)"이라는 한방의학서적에 영계출감탕과 올빼미형 간의 관계에 대한 글이 있는데, 꽤 참고가 되었습니다.

🗣 한방의 묘미를 만끽

저도 영계출감탕에 1표 던집니다. 개인적으로 어지러움을 겪는 환자들에게는 침치료도 병용합니다.

🗣 마츠모토 사토루

이번 증례에선 어지러움을 주소로 하며 허증, 수독, 기역의 징후가 명확. 호흡촉박, 제상계, 심하진수음을 보였기 때문에 '영계출감탕'이라고 생각합니다. 그리고 반하백출천마탕에 비해 영계출감탕은 복용하기 편한데, 실제로 복용해 보곤 '맛있다'고 해주신 환자분들도 몇몇 더 계셨습니다.

오노 학원장의 해답 · 해설은 〉〉 P240

증례: 35세, 여성

어제는 산인지역 마츠에에 다녀올 기회가 있었습니다. 마츠에성 밑에서 축제를 보았는데 모처럼의 풍경에 일상 진료를 잊고 고성의 청량함을 맛볼 수 있었습니다. 이번 달 증례 검토를 시작합니다. 서양의학적 치료에 한방약을 병용하여 상승효과를 얻었던 증례입니다.

주 소 미열

기왕력 류마티스 관절염(활동성이 높아 반년 전부터 생물학적 제제를 사용 중)

가족력 특별한 가족력 없음

현병력 류마티스 관절염 치료로 메토트렉세이트(methotrexate), 프레드니솔론(prednisolone), 인플릭시맙(infliximab)을 사용하고 있으나, 류마티스 관절염의 활동성이 높고 37.4℃ 정도의 열감이 지속되어 한방치료를 추가하길 원해 내원했다.

현 증 신장 156cm, 체중 51kg, 혈압 116/77mmHg, 맥박 96/분, 정(整). 호흡촉박 경향. 흉부 청진 상 이상소견이 없고, 복부 청진에서 장잡음 저하

검 사 CBC Hb 10.5g/dℓ, WBC 7960/㎕, 생화학 검사에선 특별한 이상 없음, 소변검사에서도 이상소견 없음. 면역혈청학에서는 ESR 66mm/h, CRP 9.97mg/dℓ, RA factor 110U/mℓ

한방의학적 소견

망진: 안색 양호하며 약간 발한 경향이 있다. 실증(實證)으로 느껴짐

설진: 설질홍(舌質紅), 약간 건조하며 황설태(黃舌苔)를 보인다. 설하정맥충혈(±)

문진: 발열하며 변비가 발생했고, 정신적으로 불안정해졌다고 한다. 갈증은 없음. 소변불리도 없음. 생리불순하나 생리와 관련된 증상은 없다고 했다.

맥진: 침현맥(沈弦脈)

복진: 심하비경(心下痞硬)을 심하게 느낄 수 있고, 흉협고만(−), 제방압통(臍傍壓痛)과 저항(−)

경 과 실증, 기역(氣逆)의 징후가 나타났다고 판단. 양명병기(陽明病期), 이열실증(裏熱實證)이라고 진단했다. 이열실증과 변비, 심한 심하비경을 목표로 【한방약】을 2주분 처방. 2주 후 내원 시에는 대변 상태가 좋아졌다고 했다. 체온은 약간

내려갔으나 37.2℃ 전후였다. 【한방약】을 다시 2주분 처방

이 【한방약】 복용 1개월 후에는 체온이 37℃ 이하가 되어 쾌적한 생활을 할 수 있게 되었다. 그리고 관절통도 개선 경향을 보였으며, CRP도 3.96mg/dℓ로 나타나 시너지 효과를 보였다고 생각된다. 현재도 1일 3회 복용 중

선생님들 어떤 한방약일지 상상이 되시나요? 자신 있게 답변 주시길 바랍니다. 그럼 답변 기다리겠습니다.

▼ 콘퍼런스

🗣 마츠모토 사토루

이번 증례는 양명병기, 이열실증, 변비, 심한 심하비경을 목표로 처방했기 때문에 양명병기의 대표 처방인 대승기탕(大承氣湯)이라 생각합니다.

🗣 M.O.

기역, 심하비경, 변비가 있으니 대승기탕 같습니다.

🗣 igana23

양명실증의 변비이며 제방압통저항이 없으므로 대승기탕이라 생각합니다.

🗣 링고

양명병기, 이열실증, 변비, 심하비경이기 때문에 대승기탕이나 조위승기탕이라 생각합니다. 저는 둘 다 아직까지 사용 경험이 없어 자신이 없지만…

🗣 사토 마코토

양명병기, 이열실증, 변비라는 점에서 저도 대승기탕이라 생각합니다.
감기 경과 중에 양명병기가 발생하는 것은 이해가 되는데, 만성질환 경과 중에도 이런 일이 있는지… 잘 모르겠습니다.

오노 학원장의 해답 · 해설은 ≫ P241

증례: 79세, 남성

저희 병원은 독감 예방 접종과 마이코플라즈마 폐렴으로 내원하시는 환자분들로 정신없이 바쁩니다. 예방접종 차 내원하여 마이코플라즈마를 가지고 돌아간다면 큰일이겠죠.

이번에 증례는 방광 관련 증상인데 항콜린제 등 배뇨장애 관련 양약이 잘 듣지 않아 내원했던 증례입니다.

주 소	방광에 소변이 모이면 회음부에 격심한 통증이 나타난다.

기왕력 고혈압(니페디핀(Nifedipine) 복용 중), 역류성 식도질환(란소프라졸 (Lansoprazole) 15mg 복용 중), 고지혈증(아토르바스타틴 (Atorvastatin), 플루바스타틴 (Fluvastatin) 등을 복용하다가 CK가 상승하여 치료하지 않음), 알레르기성 피부염(질환활동성 없음), 위궤양(질환활동성 없음)

현병력 고혈압, 역류성 식도 질환 치료 중 주소가 나타남. 같은 병원 비뇨기과에서 배뇨장애 치료제를 투약했으나 개선되지 않았음. 진통제를 복용하면 위궤양이 재발하지 않을까 걱정되어 진통제 투여는 거부하고 내원

현 증 신장 166cm, 체중 66kg, 혈압 122/68mmHg, 맥박 68/분, 정(整). 흉복부에 이상소견 없음

검 사 소변 검사에서 요단백(+), 당(+), Urobilinogen(+), PH(6), 잠혈(−)

한방의학적 소견

망진: 가족들에게 부축 받아 내원. 요하지부의 쇠약함이 느껴짐, 허증

설진: 습(濕), 얇은 백태(白苔). 설하정맥충혈(+)

문진: 야간 빈뇨(3회)가 있지만 소변량은 적다. 방광에 소변이 모여들면 바로 회음부에 격심한 통증이 온다. 가을이 되어 발이 차지면 이 증상이 한층 더 심해진다. 최근에는 하지 쇠약이 더 심해져 외출하려면 가족들의 도움이 필요해질 정도가 되었다. 식욕은 있고 최근에는 위와 관련된 걱정은 없다.

맥진: 침(沈)

복진: 제하불인(臍下不仁)

경 과 【한방약】을 처방. 식욕부진과 기왕력인 위궤양을 고려하여 식후에 복용하도록 지시하고 10일 후 내원하기로 했다.

하지만 부인 혼자 약만 받기 위해 내원하였고, 환자 본인은 5주 후 내원했다. 우선 회음부의 격심한 통증은 사라졌다며 기뻐했다. 소변량이 늘었고 야간뇨는 2회 정도뿐이라고 했다. 이제 혼자서 걸을 수 있다며 스스로 걸어 내원했다고도 했다.

이 【한방약】은 어떤 처방일까요? 여러분의 의견 기다리겠습니다.

▼ 콘퍼런스

M.O.

우차신기환 같습니다.

igana23

신허(腎虛)+냉증이기 때문에 우차신기환이라 생각합니다. 메이지시대에 아사다 소하쿠가 영국 공사를 치료한 치험례와 비슷하지 않나요?

호리 치아키

팔미지황환(八味地黃丸)이라 생각했는데, 약간 중증인 감이 있어 우차신기환인 것 같네요.

야마우치 히로시

> 야간 빈뇨(3회)가 있지만 소변량은 적다.

신허이므로 팔미지황환의 적응증이긴 할텐데, 소변량 자체가 적다고 하여 조금 더 이뇨 효과를 기대해 볼 수 있는 우차신기환이 가장 유력한 후보가 되리라 생각합니다.

> 방광에 소변이 모여들면 바로 회음부에 격심한 통증이 온다. 가을이 되어 발

이 차지면 이 증상이 한층 더 심해진다.

제 경험을 하나 적습니다. 비슷한 증상이 있었던 50대 남성, 병원 근처의 자영업자. 새벽 3시부터 일어나 일을 한다. 매년 11월부터 다음해 3월까지 (추운 계절에), 배뇨통, 배뇨장애가 있다. 양약은 무효하며, 소변검사도 정상. 하지가 냉하여 옷을 몇 벌씩 겹쳐 있고 있다. 밖에서 주로 일을 한다. 점포 내도 겨울에는 춥다. 하지쇠약은 그다지 없고, 건강히 바쁘게 일하고 있다. 복진에서 제하불인(臍下不仁)은 보이지 않고, 실증 타입. 고지혈증이 있으나 약물 복용은 하지 않음.

작년 10월 하순 상담차 내원하여 팔미환에 저령탕을 병용하고 바로 효과를 보았습니다. 3월까지 복용을 계속한 결과(하루 1포~2포), 매년 발생하던 방광염이 깨끗이 사라졌습니다. 날씨가 따뜻해지면 증상이 나타나지 않아 중지. 올해도 11월부터 다시 처방을 시작했습니다. 이 가게에서 만드는 절임은 아주 맛있습니다.

🗣 마츠모토 사토루

이번 증례는 허증. 냉증이 있으면 증상이 심해지는 배뇨장애, 요하지 쇠약, 맥침(脈沈), 제하불인 등이 키워드라고 생각합니다. 이 한방약은 신양허(腎陽虛)의 대표 처방인 팔미지황환 같습니다.

🗣 사토 마코토

저도 팔미지황환에 1표 던집니다.

🗣 한방의 매력을 만끽

우차신기환 같습니다. 이번 기회에 몇 가지 질문을 드리고자 합니다.
①우차신기환과 팔미지황환의 차이는 우슬, 차전자의 이뇨작용의 차이라고 생각하면 될까요?
②그리고 청심연자음과 팔미지황환의 차이는 위장 허약으로 지황 관련 부작용이 발생할 수 있는지 여부뿐 아니라, 좀 더 중요한 차이점이 뭔가 있을 것 같은데 제 수준에서는 설명이 잘 안됩니다. 팔미지황환과 청심연자음의 번열(煩

熱)은 같은 것인가요?

최근 30년째 잔뇨감(초음파에서 잔뇨는 확인되지 않고, 소변검사 상 이상 없음)을 호소하는 피부가 하얀 약간 살집 있는 54세 여성분이 청심연자음으로 큰 효과를 보았습니다. 팔미지황환은 마른 체형이면서 약간 검은 피부의 남성 노인약이라는 이미지를 가지고 있습니다.

오노 학원장의 해답 · 해설은 ⟩⟩ P242

증례: 38세, 여성

요즘 들어 대부분의 선생님들께서 정답을 맞히고 계셔서 조금 문제를 꼬아보려합니다. 이번 증례는 과립제 2가지를 병용하여 특정 한 가지 한약처방을 만들어 사용했습니다.

주 소 어지러움

기왕력 학생 시절부터 때때로 빈혈 진단을 받은 적이 있다. 2년 전 메니에르병으로 진단받았다.

현병력 3주 전부터 어지러움이 발생. 이전부터 이명이 있어 메니에르병 재발인가 생각했지만, 증상은 심하지 않아 상태를 지켜보았다. 하지만 증상은 개선되지 않고, 전신이 무겁고 힘들어져 내원

현 증 신장 155cm, 체중 49kg, 혈압 118/76mmHg, 맥박 89/분, 정(整). 흉복부에 이상소견 없음

검 사 CBC에서 Hb 9.8g/dl였던 것 외에는 소변검사, 생화학검사 상 이상 소견은 없었다.

한방의학적 소견

망진: 안색이 창백하고 쓰러질 듯한 체격에 허증

설진: 치흔(+), 습(濕), 얇은 백태(白苔), 어혈점, 설하정맥충혈(+)

문진: 식욕이 있으며, 어떤 약을 복용하더라도 위에 부담은 없다. 주소 외에 어깨 결림, 두근거림, 냉증, 불면, 생리불순이 있으며, 특히 이번 달 생리가 10일 이상 늦어졌다.

맥진: 세활삭맥(細滑數脈)

복진: 제상계(臍上悸)가 심하게 느껴지며 연약한 배

경 과 허증이지만 위장 관계 문제는 없었고, 혈허(血虛), 기역(氣逆), 수독(水毒)이 복잡하게 얽혀 생긴 어지러움이라 생각하여 A라 불리는 한약약을 복용시키는 의미에서 과립제 한방약 2가지를 함께 병용시켰다.

1개월 후 내원했을 때, 불면과 어깨 결림이 개선되었고 몸이 가벼워졌다. 어지러움은 기상 시에 조금 느껴지는 정도라고 했다. 2개월 후에는 이명은 있지만 신경

쓰이지 않을 정도라 했다. 3개월 후 생리불순이 개선되었다. 위장 관계 문제는 없었다. 당분간 이 처방을 계속 복용하기로 했다.

【한방약A】는 어떤 처방일까요? 여러분의 의견 기다리겠습니다.

▼ 콘퍼런스

마츠모토 사토루

이번 증례는 허증이며 수독의 상충(上衝)과 기의 상역(上逆)에 의한 어지러움으로 제상계(臍上悸)를 느낄 수 있었기 때문에 한 가지는 영계출감탕, 그리고 위장 관계 장애가 없는 사람의 혈허(血虛)에 대한 기본 처방인 사물탕을 사용한 것으로 생각합니다. 곧, 한방약A는 '연주음(連珠飮)'이 아닐까 합니다.

igana23

혈허, 기역, 수독, 어지러움이기 때문에 연주음이라 생각합니다.

한방의 매력을 만끽

저도 연주음에 한 표 던집니다.

야마우치 히로시

허증, 혈허이며 수기의 상충(담음수독(痰飮水毒)과 기의 상충)이 확인됩니다. 혈허(냉증, 가벼운 빈혈, 안색창백, 세맥(細脈) 등), 경도 어혈(설하정맥충혈, 월경불순 등)에 사물탕으로 보혈활혈(補血活血)하고, 수기상충(水氣上衝; 어지러움, 몸 무거움, 두근거림, 제상계, 활맥(滑脈) 등)에 영계출감탕을 적용한 것으로 생각해 본다면, 두 처방의 합방인 연주음(혼마 소우켄 "내과비록(內科秘錄)")일 것 같습니다.

저는 연주음 사용 경험이 적지만, 혈허를 보이는 사람의 어지러움에 처방해야 할 때, 추후 충분히 고려해 볼 만한 후보인 것 같습니다. 다만 본 문제의 정답인지는 잘 모르겠네요.

참고로 저는 어지러움 환자에게 영계출감탕을 사용할 때 기허하함증(氣虛下陷證)의 경우 보중익기탕, 간울혈허(肝鬱血虛)의 경우 가미소요산, 담기울결(痰氣鬱結)과 매핵기를 동반한 경우 반하후박탕을 자주 병용 투여하곤 합니다.

오노 학원장의 해답 · 해설은 〉〉 P244

증례: 18세, 여성(대학생)

새해를 맞이하여 다들 일상으로 복귀하셨을 것 같아 인사 올립니다.

이번 시즌에는 다행히(?) 독감 유행이 아직 찾아오지 않은 것 같습니다. 조류들만 재난을 겪고 있는 것 같습니다. 도쿄는 12월 강수량이 예년의 2배 이상으로 많았는데, 이와 관련된 영향들은 없으신지요? 온난화의 영향으로 이런 날씨 변화가 있는 것 같아 걱정이 됩니다.

자 그럼! 이번 달 문제입니다.

"근처에 있는 아이의 목소리가 시끄러워 견딜 수가 없다. 공부를 할 수가 없다" 빈맥, 손가락 떨림, 발한이상, 체중감소와 같은 증상을 보였습니다. 타 의료기관에서 검사를 받았지만 어떤 이상도 없어 항불안제를 처방받았으나 너무 졸림이 심해져 공부를 할 수 없다며 내원했던 분이었습니다.

주 소 빈맥, 손가락 떨림, 발한이상, 체중감소

기왕력 1세 때—돌발성발진, 2세 때—폐렴으로 입원

가족력 특별한 가족력 없음

현병력 대학에 입학하여 혼자 살게 된 후, 상기 증상이 발생. 집 근처 의원에서 갑상선 호르몬과 기타 검사를 받았으나 이상소견 없어 항불안제를 처방받았다. 증상은 호전 경향이었지만, 낮 시간에도 너무 졸려 항불안제는 복용하고 싶지 않다며 내원했다.

현 증 신장 154.5cm, 체중 62kg, 혈압 118/76mmHg, 맥박 96/분, 정(整). 청진상 흉복부에 이상소견 없음. 신경학적으로도 이상 없음

검 사 소변, CBC, 생화학, 갑상선 호르몬 검사에 이상 없음

한방의학적 소견

망진: 피부색이 검고 땅땅하게 살찐 타입

설진: 설첨은 심한 홍색. 어혈점을 보임, 설하정맥충혈(++)

문진: 최근 들어 근처에 사는 아이의 목소리가 시끄러워 참을 수 없다. 공부를 할 수 없다. 불면 경향이며, 낮과 밤이 바뀌었다. 배변, 배뇨에 이상 없음. 냉증 없음

맥진: 현맥(弦脈)

복진: 양측 상복부에 복피구급(腹皮拘急)을 보였다.

경 과 허실중간(虛實中間). 정신신경계의 과민상태가 저변에 있다고 생각하여 【한방약】을 처방.

1주 후 내원하여 기분이 약간 진정되었다고 했다. 다시 4주분 투약.

4주 후 빈맥, 손가락 떨림이 개선되었지만 불면 경향은 지속되고 있었다. 다시 4주 뒤에는 낮─밤 역전현상이 호전. 하지만 '체중이 조절되지 않는다. 이 처방으로 조금씩 진정되어가는 것 같다'고 하여 1일 2회 복용으로 지속하게 했다. 현재 4개월째 투약 중이며 1일 2회 복용을 지속하고 있다.

이 【한방약】은 어떤 처방일까요? 여러분의 의견 기다리겠습니다.

▼ 콘 퍼 런 스

호리 치아키

최근 이 사이트를 본 친구에게 연락을 받았습니다. 보고만 있는 분들도 많은 것 같더군요.

이번 증례의 정답은 억간산(抑肝散) 같습니다.

마츠에의 오가이

최근 잔혹한 범죄 발생이 늘어나는 것이 이런 사소한 초조함에서 시작되는 것 아닐까요? (생각이 지나쳤나요?) 자아가 강한 여성 (물론 남성도)이 늘어나고 있기 때문일까요? 한방약이 이런 증상에도 도움이 된다면 좋겠습니다.

증례 검토를 해보면, 현맥(弦脈)과 진전마비 등의 진경(鎭痙)과 어혈증임을 고려했을 때 억간산+반하후박탕+소경활혈탕이라고 생각합니다. 급성 상복부 복피구급(腹皮拘急)과 진전경련과 불면에는 감맥대조탕을 처방해도 좋을 것 같습니다. 체중감소가 좀 걸리는데, 그럼 정답 해설 부탁드립니다.

링고

상복부의 복피구급과 손가락 떨림, 정신 신경증상이 있기 때문에 억간산이나 억간산가진피반하 등을 생각해 볼 수 있겠습니다. 제상계(臍上悸)가 없기 때문에 억간산으로 하면 좋을 것 같습니다.

마츠모토 사토루

이번 증례는 어렵군요. 초조함이라는 정신신경 과민상태가 저변에 있는 주소이며 허실중간, 현맥(弦脈)이면서 상복부에 복피구급이 있기 때문에 '억간산'이라 생각됩니다.

감별 진단을 해보면, 계지가용골모려탕은 허증이면서 소복현급(小腹弦急)을 보이며 허맥(虛脈), 가미소요산은 허증이며 한열교착(寒熱交錯)이 있고 흉협고만을 보입니다. 시호가용골모려탕은 체격이 장대하며 두근거림과 흉협고만이 있고, 시호계지건강탕은 허증이며 이한(裏寒)이 있고 흉협고만과 제상계를 보입니다. 하지만 모두 다 사용할 수 있을 것 같아 좀 어렵습니다.

igana23

어려운 문제군요. 저도 억간산가진피반하, 시호가용골모려탕, 시호계지건강탕 등을 고려했으나, 허실중간, 상복부의 복피구급, 혈압 정상이라는 측면에서 억간산인 것 같습니다.

야마우치 히로시

한 가지 처방을 사용했다면 억간산이 가장 유력하겠지요.

간기(肝氣)의 항진, 간양상항(肝陽上亢)에 평간식풍(平肝熄風)하며 동시에 비기허(脾氣虛)를 보충하고, 혈허(血虛, 肝血虛)도 보충하여 전신의 혈류를 개선합니다. 기혈을 보함으로써 간기(肝氣)의 조달을 돕고 평간(平肝)하여 정신신경증상, 자율신경실조를 누그러뜨립니다.

억간산이 잘 듣는 성인 환자는 연령에 비해 약간 어린아이 같으며, 정서나 감정 조절이 미숙, 쉬이 노하며 공격성을 보이는 경향이 있습니다. 어떤가요? 의사에게 덤벼드는 타입도 있는데, 저는 정신과가 아니다보니 솔직히 억간산증의 신경증 여성 환자는 진료하기 너무 힘듭니다(한방약에 대해 잘 알고 있는 정신건강의학과 의사에게 소개하곤 합니다).
엑기스제로 가미소요산, 반하후박탕, 감초소맥대조탕, 산조인탕 등을 병용해도 좋으리라 생각합니다.

> 4주 후 빈맥, 손가락 떨림이 개선되었지만 불면 경향은 지속되고 있었다. 다시 4주 뒤에는 낮-밤 역전현상이 호전. 하지만 '체중이 조절되지 않는다. 이 처방으로 조금씩 진정되어가는 것 같다'고 하여 1일 2회 복용으로 지속하게 했다. 현재 4개월째 투약 중

오노 학원장님께선 그냥 지켜보고 계신 것 같은데, 어떤 특별한 생각이 있으신지요? 원래부터도 살쪄있는 것 같은데, 만약 담음(痰飮), 수독(水毒)이 있다면 여기에 진피, 반하를 추가하든지, 방기황기탕 같은 처방을, 아니면 기허를 고려하여 보중익기탕 같은 처방도 병용을 고려할 수 있을 것 같은데 말입니다.

오노 학원장의 해답 · 해설은 >> P246

증례: 62세, 여성

올해는 독감 유행이 늦어지는 것 같습니다. 하지만 본원에는 요즘 들어 매일 4~5명의 A형 독감 감염 환자들이 내원하고 있습니다. 작년에 너무 많이 주문한 것 같아 걱정했던 진단 키트를 사용기한 내에 쓸 수 있을 것 같습니다.

자 그럼 이번 달 증례입니다.

한방치료로 잘 알려진 진료 시설에는 어디든 '만성 감기증후군'이라 이름붙일 수 있는 분들이 내원하곤 합니다. 오늘은 그런 증례입니다.

주 소 인두통

기왕력 고혈압, 두위 변환성 어지러움, 갱년기장애

현병력 갱년기장애로 치료를 받았던 X년 2월 24일, 감기 유사 증상, 어지러움이 발생하여 내원. 갈근탕으로 개선. 4월 18일, 인두통이 지속되며 미열이 있어 증상 발생 5일째에 내원. 소시호탕가길경석고로 개선. 그 후에도 가벼운 감기 유사 증상이 여러 차례 나타났다. 6월 12일에는 인두통, 숨참, 전신의 굳어지는 느낌 등의 증상이 심해져 다시 내원

현 증 신장 155cm, 체중 60kg, 청진, 신경학적 검진 상 이상 없음

검 사 CRP 1.66mg/dℓ, ESR 42mm/h. 소변, CBC, 생화학검사에서 이상 없음

한방의학적 소견

망진: 혈색이 좋지 않고 건조한 피부. 두부에 약간의 발한을 보임. 신경질적으로 보이는 몸짓

설진: 설질은 담홍색이며 무태(無苔). 약간 건조한 경향

문진: 때때로 미열(37.2℃ 정도)이 있으며, 마른기침도 한다. 최근 소변량이 적고, 갈증이 있어 탈수가 아닌가 의심했다. 하지만 물을 마시면 위 불편감, 대변이 물러져 그렇게 물을 많이 마실 수가 없다고 한다.

맥진: 침세맥(沈細脈)

복진: 전체적으로 연약하며 경미한 흉협고만(胸脇苦滿), 제상계(臍上悸)

경 과 【한방약】을 7일분 처방. 1주 후 '소변이 잘 나오기 시작하며 인두통, 기침,

미열이 개선되었다' 하지만 '숨참과 두부 발한은 유지된다'고 하여 계속 투여했다. 투여 6주 후 숨참, 수족냉증, 두부 발한, 도한(盜汗)도 개선되었다. 계속 복용하면 갱년기장애 증상에도 효과가 있는 것이 아니냐며 계속 복용하고 싶다고 했다. X+1년 2월 10일 현재도 계속 복용하고 있는데, 되돌아보면 X년 6월 이후 감기 유사 증상은 단 한 번도 없었다.

이 【한방약】은 어떤 처방일까요? 여러분의 의견 기다리겠습니다.

▼ 콘 퍼 런 스

🗣 호리 치아키

인두통이 주소지만, 기상충(氣上衝), 흉협(胸脇)의 열증(熱證) 관련, 허증(虛證), 비위의 수독(水毒) 등에 주안점을 두자면 시호계지건강탕(柴胡桂枝乾薑湯)일 것 같습니다.

길경탕을 추가하거나, 길경석고를 병용하면 좋을 것 같습니다. 또는 이 약으로 가글한 후 복용하면 더 좋지 않을까 합니다.

🗣 야마우치 히로시

감기 유사 증상이 낫지 않으며, 미열, 경미한 흉협고만 등이 있으므로 소양병 열증(少陽病熱證)이며, 이른바 시호제(柴胡劑)를 적용할 수 있을 것 같습니다. 갈증과 같은 조증(燥證), 기상충(제상계(臍上悸), 숨참), 두한(頭汗), 비위의 수독(水毒; 물을 마시면 위 불편감, 연변), 정신증상(신경질, 불안감, 갱년기증상) 등을 동반하고 있고, 허증이기 때문에 시호계지건강탕의 정증(正證)이지 않나 합니다.

감기가 반복되는 환자들에게는 보중익기탕, 시호계지탕 같은 처방이 많이 사용되는데, 소양병, 허증, 기상충, 두한, 특징적인 복진소견을 참고했을 때 시호계지건강탕이 좋아보입니다.

igana23

소양병기(少陽病期)이며 허증입니다. 흉협만미결(胸脇滿微結)을 보이므로 시호계지건강탕이 아닐까 합니다.

마츠모토 사토루

이번 증례는 허약한 여성이면서 신경질적. 쉽게 연변을 보이며, 두한과 미약한 흉협고만과 제상계를 보이고 있기 때문에 '시호계지건강탕' 같습니다.
이런 증례에 저는 엑기스제 5g을 2회로 나누어 복용하도록 하는 경우가 많은데, 이 증례에서는 7.5g을 3회로 나누어 지속 복용하도록 하셨나요? 궁금합니다.

한방의 묘미를 만끽

시호계지건강탕 같습니다. 근데 CRP, ESR이 약간 높은데 혹시 다른 질환을 놓치고 있는 것은 아닌지가 좀 불안하네요. 오노 선생님, 결합조직질환을 전문으로 하시는 입장에선 어떠신지요? 의견을 듣고 싶습니다.

링고

시호계지탕 같습니다.

사토 마코토

미열, 흉협고만, 허증이라면 시호계지건강탕인가요? 시호계지탕으로도 좋아질 순 있을 것 같습니다.
오늘 내원하신 환자분 중에 89세 여성으로 이 분과 비슷하게 감기 후 미열이 지속되는 분이 있었습니다(37.0~37.5℃). 염증 반응은 음성입니다. 이 분은 특별히 느끼는 증상은 없지만 데이케어 서비스에 가서 미열을 보이다 보니 목욕을 하지 못하여, 데이케어에 갈 때만 시호계지탕을 복용하도록 하고 있습니다. 그렇게 하자 미열이 없어졌습니다. 이런 사용 방식이 혹시 사도(邪道)인가요…?

오노 학원장의 해답 · 해설은 >> P248

증례: 45세, 남성

이번 회는 과민성 대장증후군 증례입니다. 서양의학적 치료가 그다지 듣지 않아 내원했던 증례입니다.

| 주 소 | 식후 물 같은 변 |

주 소 식후 물 같은 변

기왕력 검진 결과, 위하수 진단

가족력 특별한 가족력 없음

현병력 수년 전부터 상기 증상 외에 복창(腹脹)이 발생. 다른 병원에서 정밀검사를 한 후 과민성 대장증후군으로 진단되었다. 지사제를 사용하면 변비가 생겼고, 그 후 완하제(緩下劑)를 복용하면 복통과 설사가 발생하여 X년 7월에 내원

현 증 신장 176cm, 체중 58kg, 맥박 66/분, 정(整). 청진 상 흉복부에 이상소견 없음, 신경학적 검진 상 이상 없음

한방의학적 소견

망진: 안색불량, 신경질적인 몸짓이 눈에 띈다.

설진: 반대(胖大), 설질은 담홍색, 경미한 치흔, 설하정맥충혈(+)

문진: 식욕은 보통이며 먹을 수는 있으나 식후 2시간이면 반드시 복통과 함께 물 같은 변을 본다. 전신적으로 냉증 경향이 있다.

맥진: 침지세(沈遲細)

복진: 양측 복직근이 긴장된 이른바 복피구급(腹皮拘急)

경 과 【한방약A】를 14일분 처방. 복용 3일째부터 효과가 나타나 배변은 연변 경향으로 변했고 1일 2회로 개선. 1개월 후에는 보통변이 되었고 복통도 개선되어 지속 복용했다.

11월에 추워지자 복명(腹鳴), 연변과 복통이 나타남. 복피구급이 없어졌고, 제하(臍下)의 냉증과 불인(不仁)을 보여 신양허(腎陽虛) 요소가 추가된 것으로 보아 진무탕으로 변경. X+1년 2월 18일까지 추운 기간 동안 진무탕을 복용했다.

그 후, 다시 복피구급이 나타나 【한방약A】를 사용하였고, 현재 하루 2회로 계속 복용 중. X+2년 겨울은 따뜻해서인지 이 한방약이 효과가 있는 것 같다고 했다.

이 【한방약A】는 어떤 처방일까요? 여러분의 의견 기다리겠습니다.

▼ 콘퍼런스

마츠모토 사토루

이번 증례는 허증이며 이한(裏寒)도 있다고 생각되며 복통, 설사와 복피구급이 있습니다. 따라서 한방약 A는 과민성 대장증후군에 가장 먼저 써 볼 수 있는 처방인 '계지가작약탕(桂枝加芍藥湯)'으로 생각됩니다.

igana23

태음허증(太陰虛證)으로 보이며 복피구급이 있다는 점에서 계지가작약탕 같습니다.

shinito

이번 회는 과민성 대장증후군의 first choice인 계지가작약탕인 것 같습니다. 저희 병원의 빈용처방은 소건중탕과 사역산입니다. 경우에 따라 위장관운동 조절제인 트리메부틴(Trimebutine)이나 가벼운 안정제를 추가하기도 합니다.

마츠에의 오가이

계지가작약탕이라 생각합니다.
이번 겨울에는 노로바이러스가 유행하여 하복부 중심의 허만(虛滿), 복피구급을 보이는 환자분들에게 이 처방을 자주 사용했습니다.

링고

과민성 대장증후군 환자에게서 복피구급이 관찰되었다면 계지가작약탕일 것이라 생각합니다.

호리 치아키

너무 고민됩니다.
복진 상 시호증이 없고 한증(寒證)이 있긴 하지만, 사역산인 것 같습니다.

야마우치 히로시

이한(裏寒), 허증이다보니 소건중탕, 계지가작약탕 등과 같은 건중탕류, 인삼탕(비위허한(脾胃虛寒)) 등이 떠오릅니다. 소건중탕은 복피구급, 복통에 적용되지만, 본 증례는 냉증이 심했다는 점, 허로(虛勞), 영양저하 등은 없었다는 점, 그리고 소건중탕은 소아에게 널리 사용된다는 점에서 가장 유력한 후보로 보긴 어려웠습니다.

인삼탕을 냉증, 설사라는 측면에서는 적용할 수도 있겠으나 본 증례에는 인삼탕증에서 나타나는 엷은 소변량 증가, 희타(喜唾), 식욕저하 등이 없었고, 출제자께서 복피구급을 강조하셨다는 점을 보았을 때 제외할 수 있습니다.

그래서 복진 소견을 종합하여 생각해 보면 계지가작약탕으로 우선 상태를 지켜보지 않았을까 합니다.

그 후 추워져 연변, 복통, 제하(臍下)의 냉증, 복피구급 소실, 신양허(腎陽虛), 수독(수기내정(水氣內停)) 소견을 보여 진무탕으로 전방하여 유효했던 경과를 보았을 때, 당초에도 인삼탕의 요소도 있었음은 부정할 수 없습니다. 하지만 추위가 누그러지자 복피구급이 다시 나타났고, 이전 처방증으로 돌아갔기 때문에 아무래도 계지가작약탕이 좋지 않았을까 싶습니다.

IBS는 때때로 심인(心因)이 매우 심하여 치료하기 어려운 증례가 많습니다. 이런 경우 시호계지탕, 가미소요산, 사역산 등과 같은 시호제, 소간제(疏肝劑)를 많이 적용하기도 합니다. 심료내과(心療內科)와의 협진, 연계도 꽤 필요하더군요.

비허(脾虛)가 심하면 육군자탕, 보중익기탕, 계비탕, 인삼탕 등도 사용할 수 있습니다. 마지막으로 복통과 냉증이 심하면 한산(寒疝)으로 다루어 당귀사역가오수유생강탕 등이 유효했던 경험도 있습니다.

사토 마코토

과민성 대장증후군도 논의될 사항이 많군요. First choice는 계지가작약탕인 것 같습니다. 이번 증례는 계지가작약탕에 1표 씁니다.

한방의 묘미를 만끽

계지가작약탕 같습니다. 감기를 진료하다보면, 질병의 경과과정 중 복증(흉협고만)이 자주 변하는 것을 자주 봅니다. 본 증례처럼 복증(腹證)이 무언가의 요인으로 변화했던 경험이 또 있으시다면 지도 부탁드립니다.

오노 학원장의 해답 · 해설은 〉〉 P250

증례: 69세, 남성

요즘 들어 계속 날씨가 좋지 않군요. 저희 지역은 이제야 독감, 꽃가루 알레르기가 자취를 감추고 안정을 되찾고 있습니다.

이번 달 증례 검토는 2월에 경험한 증례입니다. "상한론(傷寒論)" 내용이 큰 역할을 했던 경험이었습니다.

주 소	발열과 권태감
기왕력	아토피 기침 치료 중 (로라타딘(Loratadine), 맥문동탕), 신성(腎性) 당뇨
현병력	X년 2월 17일, 산책하던 중 하지권태감을 느꼈음. 2월 18일 체온 37.6℃. 발한이 반복되고, 열감이 잡히질 않아 2월 21일에 내원
현 증	신장 160cm, 체중 65kg, 체온 37.1℃. 청진, 신경학적 검진 상 이상 없음
검 사	Urine protein(−), Urine glucose(+++), Urobilinogen(±), Urine Occult blood(++). ESR 8mm/h, CRP 0.83mg/㎗

한방의학적 소견

망진: 안면홍조, 조황설태(燥黃舌苔), 치흔설(+), 설하정맥충혈(±)

문진: 체간부에는 열감이 있지만 손발은 찬 이른바 열궐(熱厥) 상태. 소변이 생각처럼 잘 나오지 않음. 갈증이 심하다.

맥진: 현맥(弦脈)

복진: 복벽에 열감

경 과 상기도 감염 후 가벼운 탈수 병태로 의심했다. 열궐, 갈증, 소변량 감소, 요잠혈양성이었기 때문에 【한방약】을 처방. 다음 날부터 갈증이 사라졌고 2일 후에는 36.1℃로 해열. 그 후 발열은 없었고 권태감도 사라짐.

2월 26일 검사에서 Urine protein(−), Urine glucose(+++), Urobilinogen(±), Urine Occult blood(−)로 회복되었다.

이 【한방약】은 어떤 처방일까요? 여러분의 의견 기다리겠습니다.

▼ 콘퍼런스

🗣 마츠에의 오가이

발열, 발한이 반복되지 않았고, 염증 소견이 적어 저령탕(猪苓湯)이라고 생각했지만 수족냉증이 있었기 때문에 오림산을 처방하지 않았을까 합니다.

🗣 igana23

양명병기(陽明病期), 이열(裏熱), 허실간, 열궐, 배뇨불리라는 점에서 저령탕이라 생각합니다.

🗣 호리 치아키

양명병, 이열증(裏熱證), 오한이 없는 장열(張熱)에 의한 탈수, 열궐 등을 단서로 삼았을 때 백호가인삼탕 같습니다.

🗣 링고

발한, 황설태(黃舌苔), 갈증, 상기도 감염 후 등을 참고하여 양명병기라 보았고, 그래서 백호가인삼탕 같습니다.

🗣 마츠모토 사토루

이번 증례는 발열, 권태감을 주소로 하며 갈증, 소변량 감소, 복벽 열감, 요잠혈 양성이 확인되므로 상한론 양명병편의 "陽明病 脈浮而緊 咽燥口苦 腹滿而喘 發熱汗出 不惡寒 反惡熱 身重 (중략) 若渴欲飮水 口舌乾燥者 白虎加人蔘湯主之 若渴欲飮水 小便不利者 猪苓湯主之"라는 문구를 참고했을 때, '저령탕' 같습니다.

🗣 한방의 묘미를 만끽

저령탕이라 생각합니다.

오노 학원장의 해답 · 해설은 》 P252

증례: 78세, 남성

지난달 제게 25년째 결합조직질환으로 진료 받던 분이 돌아가셨습니다. 뒤이어 그 남편분도 어제 저녁 자택에서 돌아가셨습니다. 친척들이 모두 모여 긴 세월 돌보아드린 것에 대한 감사 인사를 전해왔는데, 역시나 마음 한편에 쓸쓸함이 남는 건 어쩔 수가 없네요.

이번 달은 '한방약이 아니었다면 과연 대처할 수 있었을까?' 싶은 증례입니다.

주 소	전신의 빨개짐과 몸의 흔들리는 느낌

기왕력 파킨슨병 치료 중 (트리헥시페니딜(Trihexyphenidyl), 레보도파/벤서라지드(Levodopa/Benserazide) 등)

가족력 특별한 가족력 없음

현병력 파킨슨병 치료 중. X년 1월 들어 전신의 빨개짐과 몸의 흔들리는 느낌이 나타남. 겨울인데도 난방을 하면 기분이 좋지 않고, 몸의 흔들리는 느낌이 나타난다며 내원

현 증 신장 156cm, 체중 32kg, 혈압 109/58mmHg, 맥박 74/분, 정(整). 안면홍조, 전신의 떨림이 확인됨. 청진 상 흉복부에는 이상소견 없음. 신경학적 검진 상 Myelson sign 양성, Muscle rigidity를 보임

검 사 N.D.

한방의학적 소견

망진: 마른 체형, 탈모, 틀니. 안면홍조. 전신의 떨림. 식욕양호하며 위장상태는 괜찮음. 변비 경향이 있어 도핵승기탕을 복용 중

설진: 얇은 백태(白苔), 치흔(+), 설하정맥충혈(+)

문진: 요통과 특히 하반신의 권태감. 특히 저녁부터 빨개짐이 나타나며, 신체의 흔들림을 느낀다.

맥진: 침약(沈弱)

복진: 전체적으로 연약, 제하불인(臍下不仁)

경 과 【한방약】을 처방. 2주 후 배변이 순조로워져 그동안 복용해 오던 도핵승기탕이 필요 없어졌다고 했다. 하지만 빨개짐 증상은 변화가 없다. 하지만 이【한

방약]이 매우 복용하기 편해서 계속 복용하길 원한다고 했다. 전신의 떨림이 개선되었다. 4주 후에는 전신의 빨개짐도 개선 경향을 보였다.

5월 들어 따뜻해졌지만 빨개짐은 나타나지 않았고, 동요감도 완전히 소실. 파킨슨병에 의한 떨림은 가벼워지지 않았고 계속되었다.

이 **【한방약】**은 어떤 처방일까요? 여러분의 의견 기다리겠습니다.

▼ 콘퍼런스

Mheart

이 분은 신허(腎虛)하며 상열(빨개짐)이 있으므로 육미환(六味丸) 아닐까? 합니다.

마츠모토 사토루

이번 달의 증례는 요통, 특히 하반신 권태감이 있고 맥은 침약(沈弱)하며 복부는 전체적으로 연약, 제하불인(臍下不仁)하기 때문에 신허증(腎虛證)의 병태로 보입니다. 고령자의 신허증에는 팔미지황환이 대표적인 처방인데, 이 증례의 주소는 전신의 빨개짐과 몸 흔들리는 느낌이며, 겨울인데도 난방이 싫다는 점에서 한증(寒證)은 아니라고 보았습니다. 도핵승기탕을 복용하고 있었으므로 원래는 실증(實證)인 분이 아닌가 생각이 들 수도 있지만, 이 전신의 빨개짐은 허열(虛熱)로 보아야만 할 것 같습니다. 신허증과 한증의 처방인 팔미지황환에서 계지와 부자를 뺀 '육미환' 같습니다.

하라 유즈루

이번 증례는 간신음허(肝腎陰虛)로 육미환이라 생각합니다.

호리 치아키

Parkinson에서 우선 좀 주눅이 들었는데요.

신허(腎虛)와 기상충(氣上衝)의 조증(燥症)으로 단순하게 생각하여 팔미지황환 같습니다.

야마우치 히로시

신음허(신허이며 열증. 허열)가 베이스인 증례입니다. 육미환이 기본 처방인 것 같습니다.

사토 마코토

저도 신허와 상열로 보아 육미환에 1표 던집니다.

오노 학원장의 해답 · 해설은 〉〉 P254

제 24 회 증례와 콘퍼런스

증례: 54세, 여성

6월의 증례입니다. 24번째 증례로 어느덧 이 인터넷 한방학원이 벌써 2년이나 되었네요.

이번에는 한방약이 생각도 못했던 효과를 발휘한 증례를 검토해 보도록 하겠습니다. 한방치료를 하고 계신 선생님들 모두 종종 이런 경험을 하시지 않을까 싶네요.

주 소 전신권태감과 전신부종

기왕력 쇼그렌증후군, 변비

현병력 쇼그렌증후군과 변비로 자음강화탕 7.5g 1일 3회 분복, 도핵승기탕 2.5g 1일 1회 복용(취침 전)으로 복용해 왔다. 전신권태감과 전신부종은 여러 의료기관에서 검사를 받아보았지만 특별한 문제는 없었다. 동시에 X년 2월 27일에는 꽃가루 알레르기가 재발하였는데, 항알레르기약으로는 이 증상이 잡히질 않아 꽃가루 알레르기 치료도 한방치료로 하고 싶어 했다.

현 증 신장 166cm, 체중 62kg, 혈압 110/63mmHg, 맥박 65/분. 흉복부에 이상소견 없음

검 사 ANA 320배(speckled), SS-A 18배, 기타 CBC, 생화학검사에 이상소견 없음

한방의학적 소견

망진: 담홍색 무태, 설하정맥충혈(±)

문진: 부종이 심하면 전신권태감이 더욱 심해진다고 했다. 입마름 정도가 아니라 갈증도 있지만 물을 마시면 위내정수(胃內停水)가 심해져 구역이 생겨 마시지 않는다고 했다.

맥진: 활맥(滑脈)

복진: 연약. 심하진수음(++)

경 과 X년 2월 27일, 자음강화탕을 중단하고 일단 꽃가루 알레르기를 목표로 **【한방약】**을 처방.

3월 25일 내원. 꽃가루 알레르기에는 이 **【한방약】**이 잘 듣는 것 같다고 했다. 전신

권태감은 호전되는 경향이지만 아직 남아 있다고 했다.

4월 27일 내원. 꽃가루 알레르기 증상이 개선. 권태감, 부종도 거의 소실되었다. 일단 약 복용 중단.

6월 5일 내원. 배뇨량이 감소, 다시 부종 경향과 권태감도 나타났다고 했다. 이 【한방약】을 재투여.

6월 12일 내원. 부종이 깨끗이 없어졌고 권태감도 없다고 했다. 이 【한방약】을 당분간 지속하기로 했다.

이 【한방약】은 어떤 처방일까요? 여러분의 의견 기다리겠습니다.

▼ 콘퍼런스

호리 치아키

오령산 같습니다.

경험은 없지만, 표한증(表寒證)도 있으므로 비염에도 잘 들을 것 같습니다. 확실친 않지만 자음강화탕을 장기복용하고 있었는데, 이번 증상과 관련이 있는 건 아닐까요?

링고

부종, 갈증, 꽃가루 알레르기를 목표점으로 하므로 월비가출탕 같습니다.

Mheart

꽃가루 알레르기를 목표로 하기 때문에 월비가출탕 같습니다. 갈증 같은 증상도 있으니까 아무래도 월비가출탕 같습니다.

마츠모토 사토루

이번 증례는 복부가 연약, 심하진수음(++)이기 때문에 허증(虛證). 그리고 꽃가루 알레르기를 목표로 한 처방이기 때문에 소청룡탕의 이처방(裏處方)인 영감강미신하인탕(苓甘薑味辛夏仁湯) 같습니다. 이 처방은 심장이 약하고 가볍게 부종이 있는 때도 사용할 수 있는 것으로 알려져 있습니다.

야마우치 히로시

자음강화탕이 잘 듣는 음허체질, 진액부족, 건조증후군인 사람이 위내정수, 부종, 수독, 알레르기성 비염을 보이다보니 어렵게 느껴지네요. 일단 비염의 대증치료로 생각해 보면 소청룡탕, 마황부자세신탕, 마행감석탕, 월비가출탕, 영감강미신하인탕 등이 후보가 될 것 같고, 마츠모토 사토루 선생님의 말씀처럼 허증임을 고려하면 비마황제인 영감강미신하인탕이 유력해 보입니다.

사토 마코토

꽃가루 알레르기 치료약 중에서 유일하게 약한 사람에게 사용할 수 있는 것이 영감강미신하인탕이죠. 저도 1표 던집니다. 명확한 확신은 없지만….

오노 학원장의 해답 · 해설은 》 P259

증례: 56세, 여성

간토 지역은 장마 같은 날씨가 이어지고 있는데요, 호우를 맞이한 지역도 있다고 들었습니다. 선생님들 계신 곳은 모두 안녕하신지요?

자 이번 달 증례입니다.

지금까지는 대부분 의료용 과립제 증례였는데, 이번 회는 전탕약이 유효했던 증례입니다. 굉장히 유명한 처방으로 의료용 과립제 2가지를 합방하면 유사한 처방을 만들 수 있습니다. 이 사이트에서도 감기 관련 주제로 이야기가 되었던 처방이라는 점이 힌트입니다.

자 그럼 도전해주세요!

주 소 두통

기왕력 전반성 불안장애

현병력 2년 전, 딸의 뇌종양이 발견된 후로 정신적 불안정 상태에 놓였고 두통이 발생. 집 근처 병원에서 알프라졸람(Alprazolam), 카르바마제핀(Carbamazepine)을 처방받았다. 갈수록 카르바마제핀 사용빈도가 많아지고 불안이 더욱 심해져 X년 5월 10일 내원

현 증 신장 161cm, 체중 49kg, 혈압 110/75mmHg, 맥박 86/분, 정(整). 흉복부에 이상소견 없음

검 사 소변검사에서 잠혈(+), 생화학검사에서 총 콜레스테롤 262mg/dℓ 이외엔 이상 없음

한방의학적 소견

망진: 창백한 얼굴. 설질은 자홍색, 조(燥). 설하정맥충혈(+)

문진(聞診): 말하는 태도가 딱딱해 보인다.

문진(問診): 정신적으로 불안정하며 초조하고 안정이 되지 않는다. 소리에 민감하여 두통이 나타난다. 불안감이 지속되어 체력적으로도 저하되고, 기진맥진한 느낌이 든다고 한다. 위 주변에 뭔가 뭉쳐있다. 올해 겨울은 특히 냉증이 심했다.

맥진: 침지색(沈遲嗇)

복진: 심하비견(心下痞堅), 흉협고만(胸脇苦滿)은 없음. 제방압통저항(臍傍壓痛抵抗) 없음

경　과 정신적 쇼크를 받아 발생한 케이스이며 기혈(氣血) 모두 허하고 한(寒)이 겹쳐져 두통이라는 표증(表證)이 발생했다. 거기에 심하비견(心下痞堅), 침지색맥(沈遲嗇脈)이 있음을 참고하여 X년 5월 17일부터 【한방약】을 처방. 5월 31일에는 식욕이 개선. 수면이 개선되었고 이전에 다른 병원에서 받은 알프라졸람이 필요 없어졌다.

9월 5일 내원 시에는 증상이 거의 개선. 카르바마제핀도 필요 없어졌다. 10월 하순까지 복용.

그 후 1년 반째 편하게 지냈는데, X+2년 6월 15일 발저림이 생겨 내원. 이 【한방약】을 복용하길 원하여 복용. 6월 30일에는 증상이 개선되었고, 현재까지 복용을 지속하고 있다.

이 【한방약】은 어떤 처방일까요? 여러분의 의견 기다리겠습니다.

▼ 콘퍼런스

igana23

허증, 기역(氣逆), 표한(表寒), 음양착잡(陰陽錯雜)의 냉증, 불안, 두통이 있으면서 심하비견하기 때문에 계강조초황신부탕(桂薑棗草黃辛附湯) 같습니다. 엑기스제로는 계지탕과 마황부자세신탕의 합방에 해당합니다.

마츠모토 사토루

이번 증례는 허증이면서 한증. 주소인 두통은 경과를 보았을 때 심인성으로 생각됩니다. "금궤요략 수기병맥증병치 제십사(金匱要略 水氣病脈證竝治 第十四)"에서 "氣分 心下堅 大如盤 邊如旋盤 水飲所作 桂枝去芍藥加麻黃附子細辛湯主之"라는 구절이 있는데, 여기서 기분(氣分)을 심신증으로 해석할 수 있다고 생각하여 여기서 사용한 한방약은 계지거작약탕과 마황부자세신탕의 합

방인 계강조초황신부탕이라고 생각합니다. 저는 감기에는 사용해 본 적이 없지만, 이번에 조사를 해보니 심인성 두부사지요부의 통증, 심신증, 우울 상태 등에 광범위하게 응용해 볼 수 있을 것 같아 사실 조금 놀랐습니다.

야마우치 히로시

계강조초황신부탕이 아무래도 가장 유력한 것 같습니다. 계지탕과 마황부자세신탕의 엑기스 병용으로도 대용할 수 있기도 하구요(작약이 포함되긴 하지만…). 바쁜 임상 진료에서 좀처럼 이 처방을 떠올려보지 못했던 것을 반성합니다.

감기, 인후통, 추위, 피로권태 등을 주소로 할 때 한 번쯤 감별대상이 되리라 생각은 해왔는데, 정신증상이 있을 때 이 처방의 존재를 떠올리지 못했던 것 같습니다.

오늘은 초진 환자로 어깨, 가슴의 이유를 알 수 없는 만성 통증으로 대학병원 통증클리닉에 다니고 있는 분이 내원했습니다. 심신증 같은 느낌도 있었습니다. 다음 진료 시에 이 처방 적용 여부에 대해 검토해 보겠습니다. 이 처방의 증(證)을 꼭 기억해 두고 일상에서 활용해 보아야겠습니다.

오노 학원장의 해답 · 해설은 >> P260

증례: 44세, 여성(주부)

늦더위 문안 인사드립니다.

이번 달은 과립제를 사용한 증례입니다. 불안 증상에 자주 쓰이는 처방입니다.

주　소 발작성 두근거림

기왕력 소아기에 기관지천식

현병력 1개월 전부터 유발요인 없이 발작적인 두근거림이 발생. 평상시에는 아무렇지도 않은데 언제 또 발작이 일어날지 몰라 걱정되어 내원

현　증 신장 158cm, 체중 46kg, 혈압 152/77mmHg, 맥박 82/분, 정(整). 안검결막과 안구결막에 이상은 없었고, 흉복부에 청진 이상 없었음. 신경학적 검사에서도 이상소견은 없었음

검　사 심전도 외의 검사에서 특별한 이상소견 없음

한방의학적 소견

망진: 불안감이 느껴지는 표정임. 체격은 보통

설진: 백태(白苔), 경미한 설하정맥충혈이 확인됨

문진: 두근거림이 있을 때 숨이 차며 이번 주 들어서는 식욕이 없어졌다. 가슴이 불편하며 어깨 결림이 느껴진다. 약간 변비 경향이 있지만 사하제가 필요하진 않다. 생리불순은 없음, 생리통 없음

맥진: 침현맥(沈弦脈)

복진: 중등도의 흉협고만(胸脇苦滿), 심하비경(心下痞硬)

경　과 증상, 한방소견을 목표로【한방약】을 처방. 2주 후까지 두근거림 발작이 없었고, 식욕이 생겨 잘 먹을 수 있게 되었다. 배변, 수면도 순조로워 4주분 처방을 다시 가지고 갔다.

6주 뒤, 혀의 백태는 얇아졌고, 맥은 완(緩)해졌다. 반년 후인 현재까지 계속 복용하고 있다.

이【한방약】은 어떤 처방일까요? 여러분의 의견 기다리겠습니다.

igana23

이번 증례는 불안감, 두근거림, 침현맥, 흉협고만을 보이고 있어 소양허증(少陽虛證)으로 보이며, 시박탕(柴朴湯)인 것 같습니다.

마츠모토 사토루

이번 증례는 44세 여성이므로 갱년기장애가 아닐까하고 읽어 갔는데, 생리불순은 없더군요. 하지만 심신증 양상의 여성이며 두근거림, 가슴 불편감, 식욕부진, 어깨 결림, 변비 경향 같은 호소가 있었고, 중등도의 흉협고만이 있으므로 역시 한방약 중에서 신경안정제 성격이 짙은 시호제가 좋을 것 같군요. 시호제 중에서도 허증 여성에게 많이 사용되는 가미소요산이 아닐까 합니다.

야마우치 히로시

늦더위가 너무 심해 낮에는 외출할 수 없을 정도네요. 오노 선생님, 더위를 날려 버릴 연습문제를 주셔서 감사드립니다.

이 환자분은 천식체질이며 두근거림을 호소했군요. 전체적인 허실(虛實)에서 완벽한 허증(虛證)은 아니라고 생각합니다. 흉협고만, 심하비경, 맥은 현(弦), 혀에 백태(白苔)가 있으므로 시호제를 유력한 후보로 생각해야 할 것 같습니다. 그리고 두근거림, 불안, 흉협부의 불편감은 기체(氣滯), 기울(氣鬱) 같은 기의 이상이라고 생각할 수도 있을 것 같습니다.

시호제 중에는 소시호탕, 시호계지탕, 시호계지건강탕, 그리고 가미소요산이 후보가 될 것 같습니다. 허실 중간증으로 보이므로 앞의 2처방 중 하나가 좋지 않을까요?

월경이 순조롭고 어혈 증상이 그다지 없어보이므로 가미소요산이라는 근거는 적은 것 같은데 그렇다고 완벽히 배제하긴 어려워 보입니다. 자율신경안정, 변비에도 좋은 처방이니까요.

기제(氣劑), 이기제(理氣劑) 중에는 반하후박탕, 향소산 등이 후보가 될 수 있을 것 같습니다. 두근거림이라는 호소를 생각해 보면, 계지가용골모려탕, 시호가용골모려탕도 감별해야만 할텐데 복부소견에 제상계(臍上悸) 같은 것이 없기 때문에 유력 후보가 될 수는 없을 것 같네요.

시호계지건강탕도 불안이나 두근거림을 진정시키는 작용이 있다고 알려져 있으나, 복부의 동계(-), 냉증(-)이므로 제외할 수 있을 것 같습니다.

따라서 보통 많이 사용되는 처방이라고 하셨던 점, 엑기스 한 종류로 치료했다는 점에서 시박탕(소시호탕 합 반하후박탕)이 아닐까 생각해 봅니다. 반하후박탕 만으로도 효과는 나지 않았을까요?

🗣 마츠에의 오가이

이번에 올려주신 환자분에게는 저도 시박탕이 가장 유력하지 않나 합니다. 어깨 결림이나 어혈에도 시호제로 대응할 수 있다고 생각합니다. 본원에서는 성인 천식 환자분들에게 이 엑기스제를 많이 사용합니다.

기침 천식처럼 기도과민성이 가벼운 환자분들에게도 스테로이드나 항알레르기제 보다 기침 같은 부작용 증상도 없이 증상이 빠르게 경감되는 경우가 많습니다.

🗣 요시나리 토시코

이 더운 계절에 우선 '식욕저하'를 치료하여 약해진 몸을 일으켜 세우는 것이 좋지 않을까요? '보중익기탕'은 어떨까요?

오노 학원장의 해답 · 해설은 〉〉 P261

증례: 23세, 여성(사무직)

9월입니다. 선생님들 아직 여름철 피로가 남아있진 않으신지요? 본원에서는 청서익기탕 대신 보중익기탕의 사용폭이 넓어져 가고 있습니다.

자! 이번 달은 복진(腹診)이 큰 단서가 되었던 증례입니다.

주 소 두통, 불면

기왕력 특별한 기왕력은 없음

현병력 고교 시절부터 어깨 결림 증상이 있었는데, 일이 바빠지면서 두통이 빈번해졌다. 시판되는 진통제를 복용했지만 식욕부진, 구역이 나타나 9월 5일 내원

현 증 신장 158cm, 체중 51kg, 혈압 104/78mmHg, 맥박 72/분, 정(整)

검 사 N.D.

한방의학적 소견

망진: 중간 체형이지만 단단해 보이는 몸집

설진: 얇은 백태(白苔), 치흔(+), 설하정맥충혈(++)

문진: 두통은 시판 진통제로 몇 번은 나아졌으나, 여러 차례 발생하면서 매일 같이 진통제를 복용하자 위 상태가 나빠졌다. 불면 경향, 변비 경향도 악화되어 사하제도 필요해졌다. 생리불순, 생리통은 없었다.

맥진: 침현맥(沈弦脈)

복진: 폭 넓은 흉협고만(胸脇苦滿)이 명확했다. 제방압통저항(臍傍壓痛抵抗)은 없었다.

경 과 23세 여성이라는 점, 설하정맥충혈되었다는 점, 변비라는 점에서 도핵승기탕을 고려했으나, 기역(氣逆) 징후가 적고, 설하정맥충혈 이외에는 어혈 징후가 없었다. 그래서 맥진, 복진을 참고하여 9월 5일 【한방약】을 처방. 두통이 심했으므로 양약 진통제를 아플 때마다 복용하도록 처방.

9월 10일 '한방약이 이렇게 잘 듣냐'며 내원했다. 복용한 다음 날 아침부터 대변이 기분 좋게 나왔고, 두통과 어깨 결림이 깨끗하게. 진통제는 사용하지 않았다고 했다. 복진 상 흉협고만은 없어졌고, 완맥(緩脈)이었다. 불면 경향이 지속되어 안정

제를 복용하고 싶다고 했다. 이【한방약】과 가벼운 안정제를 병용하기로 했다.

이【한방약】으로 부작용도 서서히 개선될지 기대가 됩니다. 어떤 처방일까요? 여러분의 의견 기다리겠습니다.

▼ 콘퍼런스

🗣 마츠모토 사토루

이번 달 증례는 단단해 보이는 몸집이며 맥도 침(沈)하고 변비 경향이기 때문에 소양병(少陽病)~양명병(陽明病), 그리고 실증(實證)으로 보입니다. 복후(腹侯) 상 폭 넓은 흉협고만이 명확하므로 대시호탕(大柴胡湯)증이 확실하지 않나 싶습니다. 문제는 제방압통과 저항은 확인되지 않았는데 도핵승기탕증이 숨어 있는 것 아닌가 하는 점입니다. 적어도 설하정맥충혈과 변비 경향이 악화되었으므로 이 한방약을 합방하면 대시호탕 합 도핵승기탕이 됩니다. 엑기스제라면 대시호탕 3포 3회 분복과 취침 전 도핵승기탕 1포 1회 복용이 아닐까요? 합방을 한 것이 아니라면 대시호탕만으로도 좋지 않았을까요? 하지만 변비의 정도가 심했다면 대황 증량이 필요했을 것 같습니다.

제 답은 대시호탕 합 도핵승기탕입니다.

🗣 마츠에의 오가이

밤 날씨는 선선해졌는데도 상열감과 미열이 지속되는 환자분이 내원하시어 상기도염 같은 감염증과의 감별로 고민하고 있습니다.

자 이번 증례에 대해 말씀드리겠습니다. 실증이면서 광범위한 흉협고만을 보이므로 대시호탕을 우선 생각해 봅니다. 다른 1가지를 더 생각해 보면, 두통이나 어깨 결림도 고려하여 통도산을 처방할 수 있을 것 같습니다.

도핵승기탕은 20% 정도의 환자들이 '숙변?'이 나오더라도 좌하복부 통증이나 불쾌감이 악화된다는 이유로 싫어하더군요. 그래도 복용시켜도 될까요?

여담입니다만, 도핵승기탕을 설사를 하는 여성에게 사용한 오토모 카즈오 선생님의 강의 내용은 사법(瀉法)에 대해 다시 한 번 생각해 보게 만들어 주었습니다.

igana23

이번 증례는 이열(裏熱) 실증(實證), 소양~양명병기 그리고 어혈 중등도 등이라는 점에서 대시호탕 같습니다.

야마우치 히로시

점점 아침저녁으로 선선한 바람이 불어옵니다.
이번 환자분은 대시호탕을 복용했던 것 같은데, 맥현(脈弦), 흉협고만 명확, 변비가 단서가 되지 않을까요?
그런데 이 경우는 그렇게 명확한 단서가 있는 것 같지는 않고, 비만도 없는데… 만약 이 처방을 써서 낫게 하신 거라면 역시 명의이신 것 같습니다!

호리 치아키

시호가용골모려탕 같습니다.

Mheart

주소만 봐선 생각이 진전되질 않아 복진을 통해 시호제 아닐까 생각해 보았습니다. 양실증(陽實證)이라는 점에서 대시호탕을 선택한 것이 아닐까 생각해 보는데요, 주소를 통해 보면 시호가용골모려탕 같은 처방도 생각해 봐야 할 것 같습니다.
지금부터는 전혀 관계가 없는 이야기인데, 고산병에 효과가 있을 만한 한방약을 가르쳐 주실 수 있을까요? 겨울 휴가철에 마추픽추 티티카카 호수에 갈 예정입니다.

오노 슈지

고산병에 잘 듣는 한방약이라…
본원에 다니시는 등산가가 한 분 계십니다. 티벳에 갈 때 고산병 관련 한방약을 원하셨습니다. 고육지책으로 고산병의 증상인 두통, 숨참, 부종, 두근거림 등을 목표로 오령산을 드렸습니다.

돌아오셔서는 '오령산이 잘 들었습니다' '다른 때와 다르게 전혀 두통이 없었고, 숨참도 적어졌습니다'라고 했습니다. 참고가 된다면 좋겠네요.

마추픽추라… 1990년경인가에 가본 적이 있습니다. 쿠스코 호텔(mheart 선생님도 아마도 같은 호텔에 숙박하시지 않을까 합니다)의 일기장(숙박하는 사람들이 쓰는 방명록)에 저도 한 마디 적어 두었으니 읽어보시길 바랍니다. 내용은 벌써 잊어버렸네요.

Mheart

오노 선생님. 고산병 관련 한방약에 대해 **빠른** 답변 주셔서 감사드립니다. 오령산의 이수작용(利水作用)을 이용한 것이군요.

아세타졸아마이드(Acetazolamide)는 고산병 초기에 효과를 보이지만, 고산병에 일단 걸려버리면 오히려 증상이 악화가 된다고 들었습니다. 오령산이라면 초기에는 이뇨작용을, 걸려버리고 나면 이수작용을 기대해 볼 수 있겠군요. 복용해 보고 효과에 대해 보고하도록 하겠습니다.

사토 마코토

이번에는 시호제 중에서… 변비를 목표로 하였으니 대시호탕 같습니다.

물론 불면……이라고 하니 저도 시호가용골모려탕을 생각해 보게 되는데요. 문제로 나온 것은 전자가 아닐까 합니다.

야마우치 히로시

mheart 선생님, 고산병과 직접 관계는 없지만 OTC 한방제제 중에 구심(救心)이 있습니다. 말씀드리지 않아도 아시겠지만, '두근거림, 숨참에 쓰는 민간약?' 같은 느낌이 드는 약입니다. 강심작용이 있습니다. 등산을 하기 전이나 등산 중에 사용하면 나름 효과가 있습니다. 한 번에 2알입니다. 숨참이 편해집니다. 부작용은 거의 없습니다. 저는 부적처럼 항상 휴대(전화에 붙여서)하고 다닙니다. 참고해 주세요.

야마우치 히로시 선생님, 구심이 등산에 도움이 된다니 처음 들었습니다. 저는 사실 두근거림을 잘 느끼는 편인데, 다음번 등산을 갈 때 시도해 보아야겠습니다. 그리고 구심도 수트케이스에 넣어 두어야겠네요. 일단 빨리 사야겠습니다. 유익한 정보 주셔서 감사합니다.

오노 학원장의 해답 · 해설은 〉〉　**P264**

증례: 29세, 남성

가을 같은 날씨네요. 감기 환자가 늘어 바쁘게 지내고 있습니다. 선생님들은 어떠세요?

이번 달 증례는 29세 남성입니다. 젊다고 해서 꼭 열증(熱證), 실증(實證)은 아니라는 것을 가르쳐 주기도 하는 증례입니다.

주 소 두통, 구토

현병력 1개월 전부터 등 통증, 두통이 나타남. 근처 병원에서 X-ray, 혈액검사를 받았지만 이상소견이 없어 COX-2 선택적 억제제와 레바미피드(rebamipide)를 처방받았다. 두통, 등 통증에는 일부 효과가 있었지만 구역감이 발생. 진통제를 복용하지 않으면 등 통증, 두통이 심해서 다시 복용하면 구역, 구토가 생겨 내원

현 증 신장 161cm, 체중 58kg, 혈압 102/52mmHg, 맥박 64/분, 정(整). 흉복부에 이상소견 없음

한방의학적 소견

망진: 하얀 피부에 중간 살집이며 약간 호리호리

설진: 설질은 담자홍색. 얇은 백태에 포말상 침이 붙어 있음. 설하정맥충혈(±)

문진: 원래 위장이 약해서 진통제를 복용하면 위가 불편하고 스트레스 받으면 설사하는 경우가 많다.

맥진: 지완(遲緩)

복진: 심하비경(心下痞硬), 제상계(臍上悸), 심하지결(心下支結)

경 과

초진일:

원래 위장이 약하고, 구역이 있었다는 점에서 '비위허(脾胃虛)', 설사를 잘한다는 점에서 '이한증(裏寒證)'이 있을 것으로 생각했다. 그리고 두통이라는 점에서 표증(表證)에 대한 대응도 필요하다고 생각하여 【한방약】을 처방해 봄.

17일 후:

두통, 구역 모두 개선. 때때로 구역이 있다고 하여 1개월 분 더 처방.

혀는 담홍색이 되었고, 포말상 침은 소실. 맥은 침지활(沈遲滑)해졌다. 복진 상 심하지결은 호전 경향을 보였다.

어떤 【한방약】이라고 생각하십니까? 여러분의 많은 의견 기다리겠습니다.

▼ 콘퍼런스

야마우치 히로시

이번 달 증례는 비위허한(脾胃虛寒)과 함께 표증(表證; 표한두통(表寒頭痛))이 동반되었다고 생각되어 계지인삼탕(桂枝人蔘湯) 아닐까 합니다. 그 외로는 오수유탕, 인삼탕, 천궁다조산, 오령산, 보중익기탕 등을 감별해야 할 것 같습니다.

마츠모토 사토루

오노 선생님, 그리고 다른 선생님들께. 지난달에는 멋대로 합방이라고 생각해 버려 엉뚱한 추론을 해버리고 말았습니다. 여러분께 혼선을 드려 죄송합니다. 자! 그럼 이번 달 증례는 비위허증(脾胃虛證), 이한증으로 두통과 같은 표증(表證)을 동반하고 있으므로 인삼탕(人蔘湯)으로 비위허(脾胃虛)를 보하고 계지로 발표(發表)하는 계지인삼탕이라고 생각합니다. 복진소견도 이 처방을 가리키고 있네요.

호리 치아키

구중포말(口中泡沫)은 비위허증(脾胃虛證)의 일반적인 증상이라고 생각합니다. 보중익기탕 조문에만 이 문구가 등장하기 때문입니다. 묽은 침과 희타(喜唾)가 어떻게 다른지는 잘 모르겠습니다.

사실 자신은 없지만, 표한증(表寒證)과 비위허증(脾胃虛證)이 함께 있는 것 같아 계지인삼탕으로 하겠습니다.

이번 증례에서 나타나는 심하지결(心下支結)은 어떤 이유로 있는 것인지 아직 이해가 잘되지는 않습니다.

사토 마코토

이번 회는 좀 어렵군요. 아마도 답변이 좀 적지 않을까 합니다.
저도 인삼탕(비위허증 때문)이나 사역산(심하지결 때문)?? 음… 잘 모르겠
다…고 하고 있었는데, 다른 분들의 댓글을 보고 '아~ 그런가?'하고 생각했습
니다.
전 사실 계지인삼탕을 사용해 본 적은 없습니다… 그래도 계지인삼탕에 한 표
던집니다.

Mheart

저는 아직 약을 많이 사용해 보지 않아 제한된 처방들 중에서 생각해 보면 오
수유탕을 골라야겠다 싶습니다. 두통, 구역이 있으며 진통제를 복용하면 구토
한다. 허증 경향이라면 그 외에는 생각이 나지 않네요.
저희 약국에는 계지인삼탕이 구비되어 있지 않다보니 처방해 본 경험이 없습
니다. 이 약은 왠지 다른 약으로도 대용이 가능하겠다 싶어 절대적으로 필요
한 약이라 생각이 되진 않았거든요.

마츠에의 오가이

저도 바로 계지인삼탕이 떠올랐습니다.
복진 소견과 혀의 담자홍색, 얇은 백태에 포말상의 침이라는 점 때문입니
다. 이전에 다른 뇌신경외과 두통외래에서 편두통 진단을 받고 수마트립탄
(Sumatriptan), 졸미트립탄(Zolmitriptan) 등을 처방받았으나 효과를 보지
못하고, 오히려 복용 후 쇼크로 입원한 남자 고등학생이 내원했습니다. 대학
입학시험 모의고사 때마다 두통이 있다고 호소했는데, 계지인삼탕과 오수유
탕(아플 때 복용) 조합으로 1년 정도 가깝게 두통이 개선되었습니다.

오노 학원장의 해답 · 해설은 〉〉 P266

증례: 52세, 여성 (주부)

가을이 깊어져 기침 환자와 독감 예방접종을 원하는 환자분들이 몰려와 매우 힘든 하루하루가 되고 있습니다.

선생님들은 어떤가요? 감염질환 환자분들과 예방접종을 위해 몰려온 분들을 어떻게 응대하고 계신가요? 참 쉽지 않습니다.

자 그럼 이번 달 문제입니다.

중의학적 변증에 기초한 치료를 주로 하는 선생님들도 계시리라 생각합니다. 그래서 이번에는 중의학적 변증이 큰 역할을 했던 증례입니다. 물론 일본한방의학적 사고로도 비슷한 처방이 도출되었으리라 생각합니다. 그럼 도전해 보세요.

주　소 서혜부 통증

기왕력 15년 전 메니에르병, 유주신(遊走腎), 꽃가루 알레르기(가을부터 눈물이 많이 흐름)

현병력 3년 전부터 때때로 흉통. 의료기관에서 검사를 했지만 이상 없음. 최근 좌측 서혜부 통증이 하루 2~3회로 발생. 부인과에서 이상이 없다고 하여 내원

현　증 신장 162cm, 체중 46kg, 흉복부에 이상소견 없음

한방의학적 소견

망진: 약간 마른 체형, 힘이 없어 보이는 표정, 피부는 거침, 손톱이 약함

설진: 포말상 타액, 설질은 담자홍색(淡紫紅色), 설하정맥충혈(+)

문진: 꽃가루 알레르기로 눈물 흐름이 심하며 눈이 가렵다. 기온이 내려가자 손발 저림과 복통이 발생, 설사 없음, 변비 없음, 불면증이 있어 안정제를 복용

맥진: 침세약맥(沈細弱脈)

복진: 전체적으로 연약, 제상계(臍上悸), 제방압통저항(臍傍壓痛抵抗)이 미약하게 나타남, 좌측 서혜부 압통 심함

경　과 메니에르병 기왕력이 있으며, 어지러움이 때때로 발생. 눈의 가려움, 손발의 저림, 추워지자 흉통, 복통이 발생하였기 때문에 중의학적으로 간혈허(肝血虛) (엄청난 눈물 흘림 후에 잘 발생), 허한(虛寒) 등으로 변증할 수 있다고 생각하여

치법으로 양혈산한(養血散寒)의 처방, 그리고 기허(氣虛)도 고려하여【한방약】을 투약.

1주 후 복통이 완전히 없어졌으며 조금 건강해졌다. 약간 변비 경향이 있었으나, 이전에 센노시드 A B(Sennoside A B)를 복용했을 때, 복통이 심했기 때문에 윤장탕 2.5g을 취침 전에 추가 투여하도록 했다. 이후 편하게 지내고 있다.

어떤【한방약】이라고 생각하십니까? 여러분의 많은 의견 기다리겠습니다.

▼ 콘퍼런스

🗣 igana23

음증(陰證), 허증(虛證), 기허(氣虛), 수독(水毒), 간혈허(肝血虛) 등이라는 점에서 당귀작약산 같습니다.

🗣 마츠에의 오가이

이번 증례는 손발의 궐한(厥寒)을 보이곤 있으나 상열이나 번열은 없으므로 서혜부 통증에 중점을 두어 당귀사역가오수유생강탕도 처방할 수 있겠습니다. 하지만 한 처방만 꼽으라면 연령과 피부의 거침, 복부소견을 고려하여 최종적으로는 온경탕을 처방하였을 것 같습니다.

🗣 호리 치아키

명확한 조증(燥證)과 혈허(血虛)가 심했기 때문에 사물탕이라 생각합니다. 확실하게 어혈(瘀血)과 수독(水毒)을 의심할 수 있는 메니에르병, 어지러움. 한증(寒證)이라기엔 소견이 조금 충분치 않나 싶습니다. 이런 점에서 당귀작약산을 생각해 보았습니다.

다만 역부족이란 느낌이 있습니다. 지황의 자윤작용도 필요할 것 같아서 아무래도 사물탕일 것 같습니다. 지황을 추가하여 사물탕합방으로 사용할 수도 있을 것 같은데, 그것도 선택지가 될 수 있는지 모르겠네요.

어제 학회에서 복부 촉진 시의 냉감이나 온감은 참고하지 말라는 의견을 들었습니다. 촉진 시 타각적인 사지(특히 손가락)의 열감이나 냉감, 복부의 온감이나 냉감 등은 환자분들의 자각적인 '상열'이나 '냉증' 만큼 신경 쓰지 않아도 되는 것일까요?

그리고 오노 선생님께서도 강연에서 '대건중탕을 수술 후 장폐색에 처방하는 것은 반대'라고 하셨던 것 같은데, 수술 후 이외에도 잠복성 장폐색(subileus) 같은 연동불온(蠕動不穩) 시에 대건중탕이 그다지 좋지 않았던 증(證), 그리고 대건중탕과 (복령)사역탕 간의 감별 포인트가 있다면 알려주시길 부탁드립니다.

히로시마에 계신 오가와 아라타 선생님이 '복진 시의 한열은 신경 쓰지 말라'고 하신 것 같군요. 복진 만으로 한열을 진단해서는 안 됩니다. 복부가 차가울 때도 청열제인 대황제가 잘 듣는 경우도 종종 있습니다. 다만 복진 상의 한열도 치료방법 선택에는 충분히 참고가 될 수 있다고 생각합니다.

대건중탕 이야기는 묻고 따지지도 않는 방식의 '수술 후 장폐색은 대건중탕'은 안 되며, 대건중탕의 복증을 제대로 확인하고 처방하라는 말씀이었습니다. 촉진 시 복부의 냉증(뱃속에서 냉기가 솟아 올라오는 듯한 감각), 복부 피부의 부종 경향이 있는 상태, 연동불온 등이 있다면 수술 후 장폐색에도 대건중탕을 추천해야겠죠.

사역탕과의 감별

대건중탕은 팔강변증에 따르면 '이한허증(裏寒虛證)'용 처방으로 위장관 증상에 적합합니다. 반면 사역탕은 표리가 모두 차가워지며 심기능의 저하, 순환장애 등이 목표가 된다는 점이 크게 다릅니다. 복령사역탕은 사역탕에 인삼과 복령을 가미한 것으로 사역탕을 위장 관계 개선 쪽으로 향하게 한 것이며, 거기에 복령을 추가가 되어 번조(煩躁), 심계항진, 부종에도 대응할 수 있게 해둔 것입니다.

마츠모토 사토루

이번 증례는 허증인 환자의 서혜부 통증 호소이므로 당귀사역탕, 냉증이 심하면 당귀사역가오수유생강탕 등을 우선 생각할 수 있을 것 같습니다.

증(證)을 보면 이 분은 허증이며 기혈양허(氣血兩虛)이고, 한증(寒證)이기 때문에 십전대보탕, 귀비탕이 후보가 될 수 있을 것 같은데, 불면이나 건망 같은 신경증상은 없으므로 전자가 아닐까? 생각합니다.

그래서 주소인 서혜부 통증에 십전대보탕이 효과가 있을지를 생각해 보니, 키타오 슌포의 "당장암가방구해(當壯庵家方口解)"에 "허한 사람이 때때로 복통이 있다고 자주 이야기하는 경우"에 해당하는 것 같습니다. 양혈산한(養血散寒)의 처방이며 거기에 기허도 고려하여 투여를 하자면 사물탕과 사군자탕의 합방에 황기와 계지를 추가한 십전대보탕이라 생각합니다.

야마우치 히로시

이번 문제는 꽤 어렵군요.

후보로는 마츠에의 오가이 선생님처럼 양혈산한의 처방으로 당귀사역가오수유생강탕, 온경탕 등이 떠오르고, 추가적으로는 당귀탕(當歸湯), 오적산 등 외에 마츠모토 사토루 선생님 의견처럼 기혈쌍보제도 떠오릅니다.

'기허도 고려하여'라는 문구가 있는데, 익기건비(益氣健脾)하는 효능도 필요하다고 생각해 보면 당귀사역가오수유생강탕의 대조, 감초만으로는 약의 힘이 부족해 보입니다.

온경탕[溫經散寒, 養血活血]이라면 인삼, 감초, 생강, 반하로 익기건비화위(益氣健脾和胃)의 효능이 포함되어 있을 것 같습니다. 만약 제가 이 환자분을 초진했다면 우선 당귀사역가오수유생강탕을 처방하고 경과에 따라 처방을 변경했을지도 모르겠습니다. 당귀사역가오수유생강탕은 당귀, 세신, 계피로 몸의 외표(外表)를 따뜻하게 함과 동시에 오수유, 생강, 대조로 복부를 따뜻하게 하며 복통을 완화시키고, 작약, 감초로 진경진통(鎭痙鎭痛), 목통으로 관절 등의 부종을 잡아 통증을 잡는 구성을 했을 것 같습니다. 차가우며(안에 구한(久寒)이 있음) 서혜부 통증이라면, 이 처방을 시도해 보고 싶습니다.

이번에는 많은 분들의 의견대로 매우 어려운 문제 같습니다. 저는 사실 전혀 모르겠습니다.

그래도 일단 처방을 해야 한다면 진무탕으로 해보지 않았을까 싶습니다. 부자의 진통 효과는 어떨까요? 어지러움도 있고 약간 변비 경향도 있고…

오노 학원장의 해답 · 해설은 >> P267

증례: 25세, 여성

연말이 다가와 다들 이런 저런 일로 바쁘게 지내시고 계시죠?

본원에는 아직 독감 소식이 들려오지 않아 평온한 연말을 보내고 있습니다.

조용한 밤이네요.

자 그럼 이번 달 증례입니다.

주　소 만성 설사

기왕력 위장관 증상이 반복된다.

현병력 X년 여름, 식후 위통이 발생. 동시에 하루 5~6회의 수양변이 발생하여 내원. 인삼탕 5일분으로 개선. 하지만 열흘 후 횟수는 적어졌지만 비슷한 양상의 증상, 식욕부진, 위통, 소화불량도 느껴 내원

현　증 신장 162cm, 체중 47kg, 혈압 102/66mmHg, 맥박 70/분, 정(整). 복부에 이상소견 없음

한방의학적 소견

망진: 안면은 빈혈 같이 보이며 기운이 없다. 마른 체형

설진: 치흔설, 설질은 담백색이며 습윤하고 반대(胖大), 설하정맥충혈(±)

문진: 식욕부진, 소화불량 같은 느낌이 있다. 위통은 느끼고 있으나 하복부 통증은 없다. 갈증은 없으며 소변량은 유지되고 있다. 상열감은 없고, 냉증 경향은 있다. 생리불순 없음

맥진: 침세약(沈細弱)

복진: 복부는 연약하며 제상계(臍上悸) 있음

경　과 치흔설이라는 점에서 수독(水毒)의 존재를 생각했지만, 갈증이 없고, 소변량이 유지되고 있다는 점에서 수독은 가볍고, 냉증 경향이 있고 열증(熱證)은 없지만 심한 한증(寒證)도 아니라고 판단했다. 문진에서 식욕부진을 호소했고, 소화불량 경향이 있다는 점에서 '비위기허(脾胃氣虛)'로 생각했다. 설사가 주소이지만, 하루에 1~2회로 이급후중(裏急後重)을 동반하지 않는 만성적인 상황이었다. 이상의 진단을 근거로 **【한방약】**을 선택.

2주 후 설사, 상복부 통증, 구역이 개선. 하지만 소화불량이 약간 남아 있어서 28일분 처방.

28일 후 혈색이 좋아진 느낌이었고 체중도 증가하여 기뻐했다. 다시 28일분을 투여했다.

어떤 【한방약】이라고 생각하십니까? 여러분의 의견 기다리겠습니다.

▼ 콘퍼런스

🗣 igana23

이번 증례는 음증(陰證)이며 허증, 이한(裏寒), 비위기허이며 위통이라는 점에서 계비탕(啓脾湯) 같습니다.

🗣 마츠에의 오가이

이번 증례는 식후 위통과 설사, 가벼운 수독이라는 점에서 평위산도 가능하겠지만, 만성화된 위한(胃寒) 증상으로 생각하여 최종적으로는 온성 처방인 안중산을 처방한 것 같습니다.

🗣 mheart

제가 사용해 본 처방으로 한정 지으면 진무탕이 아닐까 합니다. 하지만 igana23 선생님의 답변을 보니 계비탕이 맞는 것 아닌가 싶기도 합니다. 저는 아직 경험이 부족합니다.

🗣 호리 치아키

사군자탕증보다 만성화되어 있는 점을 고려하여 계비탕인 것 같습니다.

🗣 마츠모토 사토루

이번 달 증례는 허증이며 주소는 설사, 비위기허하며 이한은 심하지 않고, 복후(腹侯)는 연약하고 제상계를 촉지할 수 있기 때문에 허증 만성위염에 많이 사용되는 보기제인 육군자탕 같습니다. 위와 관련된 설사에는 이중탕, 장에 관계된 설사에는 진무탕이 좋다고들 하는데, 비위기허의 설사에는 육군자탕 이 듣는 경우가 많은 것 같습니다.

🗣 야마우치 히로시

이번 증례는 만성 설사가 주소군요.

비허체질을 근본적으로 개선하는 처방과 관련된 문제 같습니다. 기본은 건비 익기(健脾益氣)하는 사군자탕입니다. 담음(痰飮)이 있으면 반하, 진피를 추가 하여 육군자탕으로 합니다. 그리고 소화불량, 설사가 있으면 산사자, 산약, 연 자육 같은 소화제, 택사의 이수작용을 추가한 계비탕 두 번째 후보가 됩니다. 사군자탕의 '담음 가감인가? 설사 가감인가?'의 문제군요.

이 증례는 수독과 담음은 가볍고, 한열은 중간 정도, 만성설사는 하루 1~2회 로 가벼운 설사이며, 위장 허약체질 환자의 설사, 소화불량이라는 점에서 계 비탕 가능성이 있다고 생각합니다. 장기적으로 복용하면 위장이 건강해지고, 중의학에서 말하는 비기(脾氣)와 비음(脾陰)을 쌍보(雙補)하여 설사를 치료합 니다. 이전에 치료했던 난치성 IBS의 설사, 복통에 본 처방과 같은 방의를 가 진 삼령백출산을 시도했으나, 결국 냉증이 심한 비양허(脾陽虛) 때문에 무효 하여 당귀사역가오수유생강탕가감으로 치료한 경험이 있습니다.

육군자탕은 위내정수(胃內停水)가 많이 나타나야 하며(없어도 괜찮지만), 증 상 상으로는 상복부 소화기 부정수소, 기능성 소화불량(FD)이 주요 목표가 된 다고 생각합니다.

🗣 aryama

냉증과 위장 관계 증상이라는 점에서 반하백출천마탕을 사용하고 싶습니다.

🗣 kimihiko

장기간 이어진 위 증상과 허증을 모두 고려하여 안중산 같습니다. 이전에 안 중산은 보중익기탕을 위에 특화시킨 것이라고 배운 듯합니다.

저도 제가 알고 있는 지식의 한도 내에서 생각했을 때 육군자탕 같습니다. …
하지만 실제 임상 현장이었다면 이 증례에서 처음에 사용했던 것처럼 인삼탕
을 우선 처방했을 것 같습니다.

오노 학원장의 해답 · 해설은 〉〉 P269

증례: 52세, 여성

새해 복 많이 받으세요. 새해를 맞이하여 느꼈던 벅찬 기분에서 깨어나 이제 슬슬 일상으로 돌아갈까요?

자! 이번 달 증례에는 오랜만에 '전탕약'으로 처방했습니다. 하지만 매우 유명한 처방으로 과립제 두 가지를 조합하면 유사한 처방을 만들 수도 있습니다.

경과란에 힌트가 있으니 자신감을 가지고 도전해 보세요!

주 소 후각 장애

기왕력 알레르기 기왕력 없음. 뇌종양, 파킨슨병 같은 명확한 중추성 신경장애 가능성 없음

현병력 X년 여름 감기에 걸림. 코 막힘과 후각 장애가 남아 이비인후과에서 진찰 받음. 항균제, 비타민제, 스테로이드제(경구약과 점비약) 등을 투여했으나 개선되지 않아 내원

현 증 신장 156cm, 체중 52kg, 혈압 112/70mmHg, 맥박 98/분, 정(整). 청진 상 흉복부에 이상소견 없음. 신경학적 검사 상 이상소견 없음

한방의학적 소견

망진: 안면이 약간 홍조, 불편해 보이는 표정이지만 육체적으로는 건강해 보임

설진: 치흔설(++), 암홍색, 설하정맥충혈(+)

문진: 갈증과 두통이 있으며, 전액부에 열이 뒤집어 쓰인 듯 하며 깔끔하지 않음. 발한 없음. 초조해서 어찌할 줄 모름. 후각 장애 때문인지 식욕도 없고, 오히려 구역감이 느껴짐. 생리불순이 이어짐

맥진: 홍삭(洪數)

복진: 명확한 흉협고만(胸脇苦滿)

경 과 발병 3개월 후 내원. 감염 후 후각 장애로 보았다. 실증(實證), 열증(熱證), 흉협고만(胸脇苦滿)이 있다는 점에서 시호증(柴胡證)이 명확했다. 또한 두통, 갈증이 있어서 시령탕, 시호계지탕 등을 고려. 열상(熱狀)과 갈증이 있어 백호탕도 고려. 태양, 양명, 소양 각각의 증도 가지고 있었다. 그리고 이전부터 있었던 생리

불순과 함께 뭔지 알 수 없는 다양한 증상을 요란스럽게 이야기했다. '간기상항(肝氣上亢)'으로 볼 수 있을 듯한 호소였으며, 발한이 되지 않아 열이 두부에 울색(鬱塞)된 상태로 생각해 볼 수 있었다.

이상의 점을 토대로 삼양병(三陽病)에 사용할 수 있는 【한방약】을 처방. 이 【한방약】은 과립제 두 가지를 합방하면 아사다(浅田)가의 처방과 유사한 처방으로 만들 수 있었지만, 그렇게 하면 길경이 추가되어 버리고 만다. 그렇게 해도 괜찮겠지만, 후각 장애라는 난제란 점을 고려하여 '전탕약'으로 처방했다.

1개월 후 '복용 후 2~3일 만에 발한이 있었고 기분이 좋았다'고 했다. 전두부의 열감이 내려가고 후각 감퇴도 어느 정도 개선되었다고 했다. 이 처방을 복용하고 '제가 이전부터 흉협부가 갑갑했었다는 것을 깨달았습니다' '그게 완전히 없어졌습니다'라고 하였다. 그래서 연이어 생리불순 등의 기타 증상을 치료하게 되었다.

어떤 【한방약】이라고 생각하십니까? 여러분의 많은 의견 기다리겠습니다.

▼ 콘 퍼 런 스

● igana23

이번 처방은 양증(陽證), 실증, 표열증(表熱證), 기역(氣逆) 경향, 간기울혈(肝氣鬱血), 그리고 감염 후 이상, 삼양합병(三陽合病)이라는 점에서 시갈해기탕(柴葛解肌湯)인 것 같습니다.

● 야마우치 히로시

스테로이드제도 듣지 않고 후각 장애가 만성화되었으며, 뭔가 염증이 지속되는 것으로 보이는 증례에 이렇게 한방약이 주효할 수 있다니 놀랍습니다. 소양병 시호증과 함께 실열(實熱), 두통 등의 표증(表證)이 남아있고, 발한은 되지 않았기 때문에 두부에 열이 몰려버려 초조하고 심리적으로 쫓기게 되어 호소가 다양해지며 참지 못하는 양상을 보인 것으로 보입니다. 실열, 갈증, 맥은 홍대(洪大)하며 삭(數)한 것은 양명병(陽明病) 백호탕증이라고 생각됩니다.

이것을 삼양합병(三陽合病)이라고 생각하여 시갈해기탕(아사다의 처방)을 사용한 것 아니신지요?

힌트대로 엑기스제로는 소시호탕+갈근탕에 길경, 석고를 추가한 것(쯔무라 소시호탕가길경석고+쯔무라 갈근탕)으로 대용이 가능할 것 같습니다. 이 방식보다 길경이 더 많이 들어가고 인삼과 대조를 제거한 것이 아사다의 처방입니다.

저는 감기가 만성화되거나 독감으로 열이 내리지 않을 경우, 편도염 정도에만 사용해 보았습니다.

저의 두통, 인두통, 두부열감, 코막힘, 초조함 등이 있을 때 몇 번 복용해 본 적은 있습니다. 하지만 엑기스제 병용으로는 충분한 효과를 보지 못했습니다. 역시 이럴 때는 탕약을 처방하는 것이 좋지 않을까 새삼스레 생각해 봅니다.

전탕약은 저희 의원 가까운 곳에 바로 조제할 수 있는 조제약국만 있다면 환자분을 위해서 많이 쓰고 싶습니다. 조제뿐 아니라 자동 전탕기로 탕전을 해주는 친절한 약국이 있다면 최고겠지만, 유감스럽게도 현재 실상 그런 약국은 없죠.

의료제도나 의료비 개악이 한창인 요즘, 전탕비를 자비로 내더라도 좋으니 환자분들을 위해, 그리고 한방의 보급을 위해 그런 서비스가 가능하게 할 수 있는 사회가 실현되길 기대해 봅니다.

🗣 마츠모토 사토루

이번 달 증례는 어렵네요. 저였다면 시호계지탕이나 병명 한방 처방방식으로 갈근탕가천궁신이를 처방했을 것 같습니다.

경과 항목의 힌트를 보고 저도 태양소양의 합병에 사용하는 아사다식 시갈해기탕이 떠올랐습니다. 소시호탕가길경석고+갈근탕으로 시갈해기탕가길경인 삼감초대조를 만들 수 있겠죠. 기회가 된다면 사용해 보고 싶습니다.

답변: 아사다식 시갈해기탕

🗣 kimihiko

실증, 열증의 흉협고만, 두통, 무한(無汗), 두부의 열감 … 등의 키워드를 보고 시갈해기탕(갈근탕 합 소시호탕가길경석고)이라고 생각했습니다.

실제로 감기에 걸려 4~5일 후에도 열이 남았다, 머리에 열이 가득 찬 느낌, 무한(無汗) 등의 소견을 보일 때에 많이 처방해 봤습니다.

어제 내원했던 환자분 중에 감기에 걸린 후 열만 남았고, 머리에 열이 뭉친 느낌 등의 증상을 보인 환자분이 계셨습니다(흉협고만 있음). 다만 그 환자분은 꽤 땀을 흘려서 시갈해기탕 적응증이라 할 수 없어, 계지탕 합 소시호탕가길경석고를 처방했습니다.

이 처방에 문제는 없을까요? 기회가 된다면 한 수 가르쳐 주시길 부탁드립니다. 그럼 잘 부탁드립니다.

🗣 호리 치아키

아무래도 이번엔 항복 선언을 해야 할 것 같습니다(이비인후과 의사로서). 스테로이드 점비약도 사용했지만, 한방의 예리함만 못했군요.

선생님께서 힌트로 이끌어 주신대로 시갈해기탕입니다. 갈근탕과 소시호탕가길경석고의 합방 아닐까요? 물론, 이번 처방은 사용해 본 경험은 없지만, 시호제가 사용하고 싶으면서, 갈근탕을 처방하고 싶기도 한 분들도 있었는데 이번 증례를 보니 딱! 마음에 와 닿습니다. 이제야 이 처방을 이해했네요.

🗣 사토 마코토

삼양병(三陽病)이라는 힌트에서 저도 시갈해기탕에 한 표 던져 봅니다.

다만 실제로 환자분을 진찰한다면 그 처방을 낼 수 있었을지는… 어렵네요.

🗣 니시사코 케이

삼양병, 아사다식 처방, 두 처방의 합방이라는 힌트에서 시갈해기탕(갈근탕 합 소시호탕가길경석고) 아닐까요?

다만 힌트 없이 스스로 처방했다면 기역(氣逆), 어혈(瘀血), 수독(水毒)이라는 점에서 도핵승기탕+오령산을 사용했을 것 같습니다. 흉협고만 때문에 이건 아니려나요?…

오노 학원장의 해답 · 해설은 >> P270

증례: 56세, 여성(사무직)

올해 겨울은 특별히 더 추운 느낌입니다. 간토 지방도 눈 내리는 날이 예년보다 많은 듯합니다. 북쪽에 계신 선생님들 고생 많으시겠습니다.
자 이번 달 증례입니다. 두드러기로 생각되는 발진 증례입니다.

주　소 두근거림과 함께 발생한 전신의 소구진

기왕력 과민성 혈관염

현병력 X년 11월 상순 감기 유사 증상. 11월 19일 독감백신 접종. 11월 21일 오한, 두통. 11월 22일 두근거림과 함께 전신에 가려움을 동반한 소구진이 출현. 근처 의사에게서 베타메타손(Betamethasone)을 처방받았지만, 악화 경향을 보여 발진 출현 1개월 후 내원

현　증 신장 150cm, 체중 52kg, 체온 36.8℃, 혈압 111/52mmHg, 맥박 89/분, 정(整)

한방의학적 소견

망진: 전신에 발적이 심한 소구진

설진: 치흔(+), 얇은 백태, 설질은 담홍색, 설하정맥충혈(+)

문진: 백신 접종 후 오한, 두통 발생. 그리고 하루 뒤부터 소구진이 발생. 이 두드러기 유사 피진이 수일 간격으로 반복되었다. 두드러기 유사 피진 발생 직전에는 열감, 두근거림, 두통, 어깨 결림이 발생했다.

맥진: 부삭맥유력(浮數脈有力, 발진 시 진찰)

복진: 복부는 탄력이 있음

경　과 피진은 팽진이 아니었으므로 전형적인 두드러기는 아니었다. 직전 백신 접종이 뭔가 유발 원인이 되었을 것으로 생각된다. 발진 직전에 반복적으로 부삭맥(두근거림 호소), 두통, 어깨 결림을 동반, 오한은 없음, 흉협고만 없음, 피진에 분비물 없음, 화농창도 없음. 시호제, 청열이수제 등 두드러기에 자주 사용되는 처방을 제외하고, 이【한방약】을 처방. 본 처방은 홍역 초기에 응용되며 발진을 촉진시켜 치유를 앞당기는 것으로 알려져 있으나, 본 증례에서는 복용하는 기간 동안

발진이 나타나지 않았다고 한다. 1개월간 피진 발생이 없었고 체온 35.8℃, 맥박 59/분으로 평상 상태로 회복되어 치유된 것으로 판단하여 치료 종료를 제안했다. 하지만 걱정된다며 2주분을 더 처방받아 갔다.

어떤 【한방약】이라고 생각하십니까? 여러분의 많은 의견 기다리겠습니다.

▼ 콘퍼런스

마츠모토 사토루

이번 증례는 열감, 두통, 맥부(脈浮) 같은 표증이 있고, 가려움을 동반한 소구진이 있기 때문에 계마각반탕이 아닐까 생각하며 읽었는데 힌트를 보곤 승마갈근탕(升麻葛根湯)이라는 것을 알았습니다. 사실 이 처방은 사용해 본 적이 없습니다. 홍역 유행이 임박하였으므로 향후 사용해 볼 기회가 있을지 모르겠습니다.

정답: 승마갈근탕

igana23

표증(表證), 양증(陽證)이며 실증(實證), 열감, 어깨 결림을 동반한 발적이 심한 소구진이기 때문에 승마갈근탕이라 생각했습니다.

마츠에의 오가이

이번 증례는 저도 승마갈근탕을 처방했을 것 같습니다.

이 처방은 갈근탕을 복용하면 발진이 잘 생기는 분들의 부작용 예방에 유용합니다. 참고해 주시길!

kimihiko

저희 지역에서는 독감보다도 위장염이 유행하고 있습니다.

저도 어제부터 38℃의 발열, 수양성 설사, 위 불편감으로 고생하고 있습니다.

시령탕을 복용해 보곤 있지만 뭔가 부족합니다…. 흉협고만이 심한데도… 이번 증례는 두드러기가 있으며 열감, 두근거림, 두통, 어깨 결림과 같은 키워드와 시호제, 청열이수제 같은 두드러기에 자주 사용되는 처방을 제외했다는 힌트에서 승마갈근탕 같습니다.

호리 치아키

승마갈근탕이군요.
피부과 문제란 것을 본 순간 도망갈까도 싶었지만, 표열증(表熱證)이라는 점에서 겨우 답을 찾았습니다.

니시사코 케이

새싹마크를 달고 있는 저로선 힌트를 참고하더라도 표증(두통, 부삭맥, 근육통(어깨 결림))에 갈근탕? 정도밖에 생각이 나질 않더군요.
승마갈근탕은 전혀 사용해 본 경험이 없으며, 다른 분들의 댓글을 읽으며 공부해 가고 있습니다.

야마우치 히로시

> 두드러기 유사 피진 발생 직전에는 열감, 두근거림, 두통, 어깨 결림이…

발진성 질환이며 풍열증(風熱證), 어깨 결림도 있기 때문에 갈근탕가길경석고, 승마갈근탕 같은 신량해표(辛凉解表) 작용을 가진 처방을 후보에 올릴 수 있습니다. 저는 후자가 아닐까 합니다.

사토 마코토

저도 승마갈근탕 사용 경험이 없고, 홍역 초기에 사용하는 지도 몰랐습니다.
갈근탕이라는 이름이 붙어있지만 마황은 들어있지 않군요.
모든 분들의 의견이 일치하네요. 전 사실 잘 모르겠지만, 일단 승마갈근탕에 한 표 행사하겠습니다.

오노 학원장의 해답 · 해설은 >> P272

증례: 75세, 여성

상당히 봄다워져 시들했던 나무에 생기가 돌아 뭔가 멋있는 계절이 되었지만, 외래는 꽃가루 알레르기 환자로 넘쳐나고 있습니다. 작년까지는 소청룡탕–에피나스틴(Epinastine) 조합이 좋다는 분들이 많았는데, 일부 '전혀 효과가 없다'고 하셨던 분들도 있었습니다. 올해는 대청룡탕(마황탕 5g과 월비가출탕 5g을 합방)과 펙소페나딘(Fexofenadine) 병용을 시도해 보고 있습니다. '식욕부진, 두근거림이 있으면 감량해 주세요. 만약에 효과가 좋지 않으면 하루 3회 복용해 보세요'라고 지도하면서요. 자 그럼 이번 달 증례입니다.

"상한론(傷寒論)" 조문 그대로의 증례로 봄기운이 날아 들어오는 듯하여 다가와 두근거렸던 증례입니다.

주 소	하복통
기왕력	방광종양수술

현병력 X년 2월 감기 유사 증상 발생. 시중에 판매되고 있는 약으로 상기도 증상은 호전. 그 후 하복부에 열감과 통증이 출현. 방광종양 수술력이 있어 비뇨기과에서 진료를 받음. 문제 없다고 소견을 들어 내원

현 증 체온 37.5℃, 혈압 127/63mmHg, 맥박 73/분, 정(整). 복부 촉진 시 하복부에 분변을 촉지. 압통 있음. 청진 상 장잡음 정상

한방의학적 소견

망진: 히스테리가 떠오르는 모습

설진: 황설태, 암담자색, 조(燥), 설하정맥충혈(++)

문진: 상기도 증상은 깔끔하게 치료했다. 3일 전부터 배변 없음. '하복부가 뜨겁고 아파서 참을 수 없다'고 떠들어댔다.

맥진: 침현(沈弦)

복진: 소복급결(小腹急結)

경 과 태양병(太陽病)이 잘 치료되지 않아 태양계의 열이 태양방광경을 따라 방광경에 울색(鬱塞)된 병태로 보아 【**한방약**】을 처방. 복용 후 3일간은 순조롭게 배

변. 하복통이 개선. 4일 째에는 연변과 함께 복통이 나타나 이 【한방약】을 중지. 그 후 기분이 차분해졌고 함. 변비, 복통 모두 개선되어 재발도 없었다.

"상한론"을 그대로 펴서 읽은 것이 아닌가 싶은 증례 같습니다. 여러분의 많은 의견 기다리겠습니다.

▼ 콘 퍼 런 스

🗣 마츠에의 오가이

이번 증례에서는 변비에 가장 좋은 통도산이 떠오릅니다. 하초습열(下焦濕熱)을 사(瀉)하는 용담사간탕도 병용했을 수 있을 것 같습니다.

🗣 igana23

이번 한방약은 "太陽病 熱結膀胱 其人如狂 血自下 下者癒 但小腹急結者 宜桃核承氣湯"의 도핵승기탕(桃核承氣湯)이라 생각됩니다.

🗣 링고

양명병기(陽明病期), 대승기탕 같은 승기탕류 중에서 소복급결이라는 복증이 있기 때문에 도핵승기탕 같습니다.

🗣 호리 치아키

변비, 어혈, 소복급결, 이열증(裏熱證)이라는 점에서 도핵승기탕 같습니다.

팔강변증, 경락 등과의 관련까지 깊게 생각하지 않더라도 또 그렇다고 해서 "상한론"까지도 가지 않더라도 공부했던 그대로가 아닌가 싶습니다.

전 요즘 외래에서 사실 우치다 연교패독산 엑기스 과립을 자주 처방합니다. 갑작스런 코막힘, 콧물 악화증례, 인두통 등에 말이죠.

저희 지역 증례들이 대기오염 탓에, 중증 또는 난치증례들이어서가 아닐까 싶습니다. 베타메타손(Betamethasone)보다는 한방약을 더 많이 사용하고 있습니다.

야마우치 히로시

"상한론태양병중편(傷寒論太陽病中篇)""熱結膀胱, 其人如狂, 血自下, 下者癒 …"라는 기록이 있는데, 아마도 여기에 나오는 도핵승기탕이 아닌가 싶습니다.

저희 지역도 꽃가루 알레르기가 급증하는 것 같습니다.

소청룡탕+월비가출탕, 소청룡탕+길경석고, 소청룡탕+오호탕, 소청룡탕+오호탕+가공부자말, 소청룡탕+시호계지탕, 소청룡탕+소청룡탕가길경석고, 소청룡탕+백호가인삼탕(안면홍조, 갈증, 상열) 등의 엑기스제와 함께 에피나스틴, 베포타스틴(Bepotastine), 세티리진(Cetirizine), 펙소페나딘 같은 항알레르기약(1종류씩), 점안, 점비를 추가해 가며 처방하고 있습니다. 현재로선 스테로이드 전신 투여는 하지 않고 있습니다.

여성들은 혈허(血虛), 수독(水毒)인 경우도 많아 당귀작약산 병용이 의외로 유효합니다.

마츠모토 사토루

이번 달 증례는 선생님께서 말씀해 주신 것처럼 태양병이며(시판 감기약에 의해) 외증(外證)이 완해(緩解)되어 사라지고, 어혈증이 있기 때문에 도핵승기탕으로 공격해야만 할 것 같습니다.

그런데 처방이 엑기스제로 자기 전 1포뿐이었던 것인가요? 원래부터 변비가 있지는 않았던 환자에게 3포/일로 처방해 본 적이 없는데, 그 부분에 대한 말씀을 듣고 싶습니다.

사토 마코토

저도 도핵승기탕이라 생각합니다. 저도 변비에 도핵승기탕은 써보지 않았습니다.

그런데 통도산 쪽이 망초가 더 많이 들어있죠.

'어혈변비라서 도핵승기탕인가?'하는 생각이 들긴 하는데(아직 병명치료를 벗어나지 못하고 있습니다 (^_^;)), 변비약으로서의 효과는 어느 쪽이 더 강력한

가요?

야마우치 히로시 선생님, 꽃가루 알레르기에 대한 멘트 감사드립니다.

소청룡탕+시호계지탕, 소청룡탕+길경석고 같은 조합은 언제 사용하시나요?
이와 관련된 가르침 부탁드립니다. 잘 부탁드립니다.

🗣 야마우치 히로시

1) 소청룡탕+시호계지탕

우선은 소청룡탕을 베이스로 처방합니다. 그리고 감기 유사 증상이 다양하게
동반된 증례나 위가 약한 분들에게 사용합니다. 또한 체질적으로 시호계지탕
이 맞는 환자분들이 있는데, 체질이 딱 맞는다면 장기투여를 하기도 합니다.
감기에 잘 걸리지 않게 되는 등 몸을 건강하게 하는 효과가 있습니다. 항스트
레스 작용도 있는 것 같습니다.

일반적으로 소양병(겸 태양병, 계지탕증)의 징후, 위장 허약체질이나 위염
(FD) 증상, 신경질적이며 복통을 잘 겪음, 상열감이 잘 생김, 감기에 잘 걸림,
마황제 복용 시 위가 아픔, 혀는 담홍(淡紅) 또는 홍(紅), 얇은 백설태(白舌苔),
맥이 현세(弦細), 복진 상으로 복력중등도 또는 약간 연약, 심하지결(心下支
結), 흉협고만(胸脇苦滿) 등 중에서 몇 가지를 목표로 시호계지탕을 병용합니
다.

1년 이상, 소청룡탕+시호계지탕을 복용한 환자분들이 있습니다. 상태가 좋습
니다. 보험 적용을 위한 적응증 입력도 필요합니다.

2) 소청룡탕+길경석고(코타로 N-324)

길경, 석고는 소염배농작용이 있습니다. 꽃가루 알레르기에 동반된 인두염,
안면충혈습진, 객담 등의 열증을 동반한 경우에 병용할 수 있습니다. 소청룡
탕에 왠지 석고를 추가하고 싶은 느낌이 드는 경우에 쉽게 사용해 볼 수 있지
않을까요? 결막충혈에도 효과가 있는 경우가 있습니다.

올해 꽃가루 알레르기는 대단하네요. 보통 처방으론 듣질 않습니다.

소청룡탕 만으로 좋아지던 분들이 올해는 증상이 심하고, 알레르기제를 추가

하는 정도로는 해결되지 않는 환자분들도 꽤 보입니다. 이것도 공부라고 여기고 즐기며 진료하고 있습니다.

이상 간단하지만 참고가 되시길 바랍니다.

🗣 사토 마코토

야마우치 히로시 선생님, 감사합니다! 소청룡탕은 저도 장기간 복용하다보면 위가 상하는 것 같더군요.

시호계지탕도 체질개선에 좋군요. 저희 환자분들 중에도 하우스 재배를 하시는 분이 하우스에 들어갔다 나왔다 하다 보니 감기에 잘 걸리는 분이 있는데 그 분께 꼭 처방해 보겠습니다.

저도 올해 꽃가루 알레르기에 데뷔(?)(아직 경증이지만, 항체가 양성화되었습니다)했는데, 저 자신에게도 이런저런 시도를 해보고 있습니다.

오노 학원장의 해답 · 해설은 〉〉 P277

증례: 20세, 여성(미혼, 임신 없음)

봄바람과 함께 벚꽃이 만개했습니다.

어제 저녁, 20대 남성이 심한 두통, 구역으로 내원하여 대기실에서 의식이 혼탁해졌습니다. 체온 40.4℃, 상황으로는 독감 뇌증을 고려. 혈관확보하고 수액보충 등의 처치를 하였습니다. 보낼 곳을 찾으면서 3시간 지켜보다보니, 38.4℃까지 해열. 의식이 제대로 돌아와 마황탕을 처방하고 다음날 아침에 내원하도록 하고 귀가 시켰습니다. 다음날 아침에는 36.9℃로 두통 없이 깔끔하게 내원하여 안도했습니다. 원내에도 봄바람이 불고 있습니다.

자 그럼 이번 달 증례입니다.

주　소 건조하면 인후부가 아프다.

현병력 X년 3월 인두통이 발생. 1주 후 집 근처 의원에 방문. 상기도염으로 진단받고 항생제, 소염효소제, 메퀴타진(Mequitazine), PL과립을 처방했다. 5일간 복용. 인후 건조감과 통증이 이어져 내원

현　증 신장 150cm, 체중 43kg, 체온 36.9℃. 후두 발적 없음. 편도선 종대 없음. 흉복부에 문제없음

한방의학적 소견

망진: 뺨이 달아올라 발적

설진: 설진(자홍색), 치흔(+), 얇은 백태, 설하정맥충혈(+)

문진: 위장계에 문제없음. 뺨이 약간 달아오름. 때때로 건성 기침 발작이 있음

맥진: 세활맥(細滑脈). 복부에 특징적인 소견 없음

경　과 인후 건조감과 통증, 격심한 건성 기침을 목표로 【한방약】을 처방. 5일 후 내원 시, '이틀 복용하고 좋아졌는데, 이 한방약이 맛있어서 전부 다 복용했습니다'라며 치료를 종료했다.

본 증례는 이 【한방약】의 전형적인 증례라고 생각됩니다. 이 【한방약】은 무엇일까요? 여러분의 많은 의견 기다리겠습니다.

igana23

이번 한방약은 양증(陽證), 실증(實證), 표증(表證), 열증(熱證), 인두의 건조감과 통증, 극심한 건성기침이므로 "大逆上氣 咽喉不利 止逆下氣 麥門冬湯主之" 조문에 해당된다고 생각합니다.
정답: 맥문동탕(麥門冬湯)

kimihiko

이번 증례는 인두건조감에 동반된 기침이라는 점에서 맥문동탕 같습니다. 꽃가루 알레르기가 불어오는 시기에 목구멍이 간질간질하며 기침이 나온다고 할 때에도 맥문동탕이 유효하다는 느낌을 받는데 맞나요?

호리 치아키

맥문동탕입니다.

아직 심한 콜록거림에 대한 효과를 실감한 적은 없습니다. 보조적으로 처방하는 경우가 많다보니 그런 것 같습니다. 기의 상충을 제대로 볼 필요도 있어 보입니다. 이비인후과 의사로서 너무 지나치게 인후부에만 관심을 둔 것 아닌가 싶습니다.

이번에도 그런 것이, 전 평소 인후부 통증이 있을 때는 뭔가 걱정이 되어 길경, 석고 등을 추가하는데, 맥문동탕 하나로도 괜찮을지 잘 모르겠습니다.

꽃가루 알레르기 기침에 그다지 사용해 본 적은 없습니다. 디히드로코데인(Dihydrocodeine)+dl-메틸에페드린염산염(dl-Methylephedrine Hydrochloride)+클로르페니라민 말레산염(Chlorpheniramine maleate) 배합제 같은 약을 처방하고 한방약은 병용시키는 경우가 더 많습니다. 다른 분들께서는 기침하며 내원한 분들에게 어떤 치료를 하고 계신지요?

츠루베에

목의 건조감과 마른기침을 호소하는 20대 여성. 뺨이 달아오르며 발적. 한방소견 상 미약한 수독(水毒)과 어혈(瘀血)을 시사하는 소견 뿐. 허실중간증이며 약간 허증 경향을 보이는 상태로 보입니다.

상초의 조증(燥證)이 의심되므로 자윤작용이 있는 처방을 쓰고자 합니다. 맥문동탕이나 자음강화탕.

책을 이리저리 살펴보니 자음강화탕증에는 점성 객담이 있고, 맥문동탕증의 특징에는 '안면홍조'가 있다는 점이 눈에 띄었습니다. 맥문동탕이 나을 것 같습니다.

🗣 마츠모토 사토루

저도 다른 분들과 마찬가지로 맥문동탕에 한 표를 던집니다.

자음강화탕과의 감별점을 이야기해 보면, 가래가 잘 뱉어지지 않는 점은 두 처방 모두 동일합니다. 맥문동탕의 기침은 발작성이며 격심하고 안면에 홍조가 생길 정도라는 것은 잘 알려져 있습니다. 또한, 맥문동탕 기침은 밤에 잘 수 있지만, 자음강화탕의 기침은 밤에 빈번하게 나타나 잠을 잘 수 없다고 배운 기억도 있네요. 인두 소견 상으로도 자음강화탕 쪽이 더 건조할 것으로 생각됩니다. 어떻게 생각하시나요?

🗣 니시사코 케이

건성기침과 인후 건조감, 얼굴의 붉어짐(그래서 기침한다) 등에서 맥문동탕이라 생각합니다.

저는 산과이지만 가래가 끼어 기침도 많고, 코감기나 야간 불면을 보이는 기침 환자를 진료하기도 합니다. 그때 마행감석탕, 소청룡탕, 죽여온담탕 등을 사용합니다.

🗣 야마우치 히로시

건성기침 문제 같은데, 인후의 건조감, 안면 발적을 동반했다니 가장 먼저 떠오르는 후보는 맥문동탕이네요. 폐와 위의 진액부족(음허)을 자윤하고, 상역된 기를 내려주어 기침을 진정시키는 것으로 알려져 있습니다.

음허증이 심하며, 바싹바싹 마르고 허열(虛熱)을 띠며 홍설, 설태소(舌苔少)한 폐신음허(肺腎陰虛)의 극심한 마른기침에는 자음강화탕으로 처방합니다. 하지만, 본 증례는 아닌 것 같습니다.

이 증례는 상기도염 후 시일도 경과하여 감염성 기관지염은 아닌 것 같습니다.

매일 같이 각종 원인의 기침 환자가 내원하지만 기침 천식인지, 아토피성 천식인지, 비아토피성 천식인지 등 다양한 원인을 감별해야 하는 분들도 계십니다. 특히 오늘, 꽃가루 알레르기로 인한 완고한 기침을 보인 환자분 약제 선택을 할 때는 헤맸습니다. 천식 가능성이 높다면 흡입 스테로이드, β2자극제로 안정되는데, 한방약 중에선 마황제가 위력을 발휘하곤 합니다.

맥문동탕이 현대의학적으로 어떤 병태에 좀 더 적합할까, 좀 더 명확해지면 좋겠습니다. 기침을 멈추는 용도로는 결코 강한 약은 아니라고 느껴지는데, 그 타깃이 좁아 증에 맞아야만 효과를 발휘하는 것 같습니다. 어떻게 생각하시나요?

그리고 전 productive cough로 기관지염이 있으면 항생제를 꼭 처방하면서 증상 완화를 위해 죽여온담탕, 오호탕, 청폐탕 중 하나를 선택하고 있습니다.

오노 학원장의 해답 · 해설은 >> P284

증례: 60세, 여성(사무직)

그동안 내리던 비가 그쳐 어젯밤에는 정년퇴직한 친구들과 가나가와현 이이야마 온천에서 일본무용을 감상하며 밤새 술을 마셨습니다. 봄은 참 빠른 것 같습니다. 오늘은 5월 하늘이 눈부신 하루였습니다. 선생님들도 연휴를 마치시고 일상 업무에 복귀하셨으리라 생각됩니다.

자 그럼 이번 달 증례입니다.

주 소 위통

기왕력 고지혈증(아토바스타틴(Atorvastatin)), 불면증(졸피뎀(Zolpidem)), 자궁근종(올 3월에 수술)

현병력 X년 2월 초순부터 일에 쫓겼고, 자궁근종 수술도 있는 관계로 정신적 피로를 느낌. 상복부 통증이 발생. 원래 다니던 의료기관에서 내시경검사 결과, 표층성 위염으로 진단되었다. 수술 후라서 일단 대건중탕이 처방되었다. 4월이 되었는데도 상복부 통증이 해결되지 않아 4월 21일에 내원

현 증 신장 154cm, 체중 45kg. 흉복부에 문제없음

한방의학적 소견

망진: 약간 마른 체형. 하얀 얼굴. 신경질적인 인상

설진: 치흔(++), 얇은 백태, 설질 담홍색. 설하정맥충혈(±)

문진: 냉증. 자궁근종 수술 후 복통은 대건중탕으로 개선되었으나, 상복부 통증이 지속. 변비−설사 중 변비 경향. 식욕 있음

맥진: 완맥(緩脈)

복진: 제상계(臍上悸)를 촉지되었고, 전체적으로 연약. 심하진수음(心下振水音) 없음

경 과 변비 경향인데 아무래도 수술 영향이 있다고 보았다. 현병력을 통해 신경성 위염으로 생각하였고, 한방의학적으로는 냉증이 병인(病因) 중 하나인 것으로 생각하였다. 기 문제 중에 기허(氣虛)는 아니었고, 미약하게 기역(氣逆) 경향으로 볼 수 있어 4월 22일 【한방약】을 처방. 5월 13일 내원 시 '위통은 1주 만에 개선되

었다'고 하였다.

이【한방약】은 무엇일까요? 많은 의견 기다리겠습니다.

▼ 콘퍼런스

츠루베에

60세, 약간 마른 체형 여성의 상복부 통증. 하얀 안색, 완맥 등이라는 점에서 허증(虛證)으로 보았다. 냉증, 식욕 있음, 양허(陽虛), 수독(水毒)의 증후는 적었으므로 기역에 의한 냉증일까? 어혈 영향은 적어보임. 상복부 통증에 감별해야 할 후보는 오수유탕, 안중산(安中散), 위령탕, 육군자탕, 반하사심탕 등이 있습니다.

오수유탕은 냉증과 기역이 있어야 하므로 좋아 보입니다. 안중산은 다른 처방이 잘 맞는다면 아직 쓰고 싶지 않군요. 위령탕은 수독(水毒)의 영향이 적어보이므로 아닌 것 같습니다. 육군자탕은 비허(脾虛)가 눈에 띄지 않고 진통작용이 없으므로 일단은 아닌 것 같습니다. 반하사심탕은 심하비경(心下痞硬)이나 비위불화(脾胃不和) 증상이 없으므로 일단 아닌 것 같습니다.

그래서 오수유탕이 아닐까 싶습니다.

마츠모토 사토루

이번 증례는 허증(虛證), 한증(寒證)이며 주 호소는 위통. 식욕은 있으므로 기허는 아니고 정신적으로 피로하며 신경질, 복진에서 제상계(臍上悸)를 보였으므로 기역 경향. 완맥이 있으므로 병위(病位)는 태음(太陰)인 것 같습니다. 처방 후보로는 인삼탕, 안중산, 육군자탕, 복령음 등을 들 수 있습니다. 인삼탕은 심하비경이 있으며 원래 이한(裏寒)이 심해야 합니다. 그리고 기허가 아니므로 육군자탕도 아니겠지요. 심하진수음이 없으므로 복령음도 아닌 것 같으며, 이 처방은 약간 실증 경향인 것 같습니다. 이한허증(裏寒虛證)이며 주소가 위통, 그리고 기역 경향이 있으므로 계피를 함유한 안중산을 사용했던 것 아닐까 싶습니다.

링고

위통이라는 점에서 황련탕이나 안중산이라 생각됩니다.

심하비경이 없고, 설태 소견도 특별치 않으며 냉증이 있다는 점에서 이한(裏寒)에 대한 한방처방인 안중산인 것 같습니다. 다만, 약간 기역 경향이 있다는 점이 걸립니다. 기역이라면 황련탕이 떠오르는데, 이번에는 안중산 같습니다.

igana23

이번 증례는 음증(陰證)이며 허증, 이한증, 기역 경향이며 혈허, 수독 경향도 있으며 증상으로 냉증과 위통이 있기 때문에 안중산인 것 같습니다.

야마우치 히로시

'표층성 위염, 상복부 통증, 약간 마른 체형. 흰살. 신경질, 치흔(++), 얇은 백태, 설질(담홍색), 냉증, 복진 상 제상계를 촉지할 수 있으며 전체적으로 연약, 기허는 없음, 미약하게 기역 경향이라고 보아 4월 22일 【한방약】을 처방. 5월 13일 내원 시, 위통은 1주 만에 개선' 이상의 점에서 허증, 한증, 비위허약증이며, 비위의 허한증, 이한증에 동반된 위통이 우선 떠오릅니다. 비위기허, 담음은 적은 것 같아 육군자탕을 일단 제외하고, 기허, 중기하함(中氣下陷)의 보중익기탕도 아닌 것 같습니다.

그래서 안중산, 소건중탕(피로) 등을 생각할 수 있는데, 본 증례는 온중산한(溫中散寒)하며 진통작용도 가지고 있는 전자 쪽을 우선 시도해 볼 수 있을 것 같습니다. 만약 현대의학적으로 위의 표층성 변화가 심하다면, H2 차단제를 소량 병용하는 방침으로.

호리 치아키

이번은 한증(寒證)이네요. 안중산 같습니다.

기역, 자궁근종 등에서 오적산도 생각해 봤지만, 적응증은 하복부 통증에 가깝고 증은 불충분했습니다. 그 다음으론 작약이 함유된 처방도 떠올려봤지만, 도무지 위에 대한 처방은 없는 것 같았으며 하부 소화기 관련 처방뿐, 그리고 기체(氣滯)의 복만이 없었으므로 안중산으로 결정했습니다.

🗣 **니시사코 케이**

냉증이 있는 위 통증이기 때문에 안중산 같습니다. 임산부의 입덧 증상으로 오심, 구토가 있다면 메토클로프라미드(Metoclopramide)를 쓰겠지만(입덧일 때 한방약을 쓰기 꺼려지더군요), 가슴 쓰림 또는 위통은 어떤 처방을 생각할 수 있을까요?

가슴 쓰림 … 반하후박탕, 육군자탕

위통 … 안중산, 시호계지탕

다른 선생님들께서는 어떤 처방이라고 생각하십니까? 많은 가르침 부탁드립니다.

🗣 **kimihiko**

냉증, 허증, 위통, 제상계라는 키워드로 생각해 보면 안중산 같습니다.

오노 학원장의 해답 · 해설은 ≫ P286

제 **36** 회 | 증례와 콘퍼런스

증례: 38세, 남성

올해는 장마가 조금 빨리 찾아왔네요. 건진 문제, 후기고령자 문제, 5분 진료 문제 등도 겹쳐 음울한 계절이 되어 버렸습니다. 저도 대사증후군 해소를 위해 최근 다이어트를 시작했습니다. 2개월 만에 6kg을 감량했습니다. 그래서 이번 주말 센다이에서 개최될 일본동양의학회총회에서는 걱정 없이 먹고 마실 수 있을 것 같습니다.

자 그럼 이번 달 증례입니다.

주 소 저체온(34.9~35.5℃)

기왕력 소아기에 장중첩증, 경도 우울 상태로 정신건강의학과 통원 중, 교통사고

가족력 특이사항 없음

현병력 교통사고 이후, 저체온을 느꼈다. 통원 중인 정신건강의학과에서 소개하여 내원

현 증 신장 164cm, 체중 67kg. 청진 상 흉복부에 이상소견 없음. 신경학적으로 이상 소견 없음

한방의학적 소견

망진: 창백한 얼굴을 하고 있으며, 오만상을 찌그리고 있다. 전신적으로 무기력한 인상을 보인다.

설진: 설질은 담홍, 설열(舌裂), 습윤, 미세한 백포말상의 타액을 보인다, 설하정맥 충혈(±)

문진: 저체온은 전신에서 느껴지나 특히 하복부에 심하고, 연변 경향이며, 때때로 복통이 있다. 그 외 두근거릴 때가 있다. 경부통, 두통, 어지럼(동요감)이 때때로 나타난다. 평소에는 몸이 흔들리는 듯한 느낌이 있고, 전신이 무거워 바로 눕게 되곤 한다.

맥진: 대맥(大脈)이며 지(遲), 무력

복진: 전체적으로 연약, 제상계(臍上悸) 촉지, 소복(하복부) 냉감을 촉지. 흉협고만(胸脇苦滿) 없음, 제방압통저항(臍傍壓痛抵抗) 없음, 위내정수(胃內停水) 없음

경   과 한방의학적 소견에서 허증(虛證)이며 한증(寒證), 육병위에서는 소음병기 (少陰病期)라고 진단하였다. 온보제(溫補劑) 중에서 연변, 복통, 소음병기에 많이 사용되는 【한방약】을 14일분 처방하였다. 저체온이 바로 개선되겠지만 꼭 어떻다 고 말할 수는 없어 '이 한방약으로 체력을 뒷받침합시다' '몸이 따듯해지고 대사가 좋아질 겁니다'라는 말을 덧붙이며 14일 후 진찰받도록 약속했다. 복용 10일 후부 터 전신 상태가 좋아졌다는 것을 실감할 수 있었다고 한다. 복용 2개월 후 내원 시 에는 '최근 체온이 36.5℃ 정도로 유지된다'고 했다. 그 후 복용을 지속하고 있다.

이 【한방약】은 무엇일까요? 여러분의 많은 의견 기다리겠습니다.

▼ 콘퍼런스

🗣 마츠모토 사토루

이번 증례는 주소가 저체온. 허증(虛證), 한증(寒證), 소음병기(少陰病期)이며 연변, 복통이 있다. 그리고 몸을 따뜻하게 하며 대사를 좋게 하는 처방이라면 우선 진무탕(眞武湯)이 떠오릅니다. 동요감, 전신이 무거움, 두근거림, 복부 연약, 제상계(臍上悸)라는 점도 진무탕을 지지합니다. 복력이 약하고 기력이 적음을 목표로 하여 진무탕 같습니다.

🗣 링고

온보제(溫補劑)이며 연변, 복통, 소음병기의 한방약이라니 진무탕이 생각납 니다. 최근 "상한론(傷寒論)" 공부를 시작했습니다. 진무탕은 어제 바로 읽었 던 처방으로, 이번 증례를 읽다보니 우선 진무탕이 떠올랐습니다.

🗣 igana23

저체온, 무기력한 인상, 동요감이 있으며 음, 허, 한증이며 소음병기이기 때문 에 "身瞤動 振振欲擗地者 眞武湯 主之"를 참고하여 진무탕이라 생각합니다.

호리 치아키

계비탕, 인삼탕, 사군자탕 등을 고민했는데, 이 처방들은 태음병(太陰病) 처방이므로 진무탕 같습니다. 최근 정신건강의학과 선생님들이 어지러움 등으로 환자를 자주 소개해줍니다. 사실 약 부작용에 의한 경우도 있는데, 일단 허증, 한증, 비위의 수독으로 볼 수 있어 이 약들이 꽤 잘 들어맞지 않을까 합니다. 앞으로 살펴보겠습니다.

야마우치 히로시

이 증례는 전신적으로 냉증이 있으며, 양허(陽虛, 신양부족(腎陽不足))와 그에 따른 수독이 주병태입니다. 저체온, 연변(설사), 복통, 두통, 어지럼, 몸이 무거움[四肢沈重] 등은 무언가의 한사(寒邪)에 의해 신양기(腎陽氣)가 부족해져 신(腎)의 수(水)를 조절할 수 없게 되어 수기내정(水氣內停)하며 신진대사가 전반적으로 저하된 상태라고 생각됩니다. 본 증례에는 신양(腎陽)을 회복시켜 수(水)를 제어하는 진무탕이 적용되리라 생각합니다.

감별 처방해야 할 처방으로 인삼탕이 있는데, 이 처방은 비위양허(脾胃陽虛)에 적용되며 냉증으로 설사, 복통도 일어나지만, 맑은 소변이 많다는 것[小便自利]이 특징입니다. 반면, 진무탕은 신(腎)이 수(水)를 제어할 수 없기 때문에 요로에서 부드럽게 배출되지 않고, 일반적으로 소변량이 감소[小便不利]하는 특징이 있다는 것이 감별 포인트입니다.

니시사코 케이

냉증 설사, 복통, 한증이라면 진무탕이 떠오릅니다. 그런데 이번 증례를 보면서는 그걸 떠올리지 못했습니다.

아무래도 저체온이라는 주소에만 초점이 맞추어져 그런 것 같습니다. 환자 전체를 보는 습관이 아직 익숙하지 않음에 반성합니다. 좀 더 공부를 해야겠습니다.

오노 학원장의 해답·해설은 》 P289

증례: 40세, 여성(주부)

저희 지역은 맑게 갠 파란 하늘이 펼쳐졌습니다. 하지만 이제 장마가 시작되겠죠? 대혼란 속에서 대사증후군 건강 검진이 시작되었습니다. 저도 다른 사람들에게 뒤지지 않을 정도의 대사증후군이었습니다. 하지만 5시에 기상하여 1시간씩 조깅을 하고, 방풍통성산을 복용하며 3개월 만에 8kg 감량을 해냈습니다.

자 그럼 이번 달 증례입니다.

주 소 연변과 복통

기왕력 **가족력** 특이사항 없음

현병력 X년 5월 중순부터 주소가 발생. 6월 중순부터 복통을 동반한 연변이 나타나 3일 후에 내원

현 증 신장 158cm, 체중 53kg, 체온 35.8℃, 혈압 92/70mmHg. 맥박 56/분. 흉복부에 청진 상 이상소견 없음

한방의학적 소견

망진: 안색불량, 피로 권태한 모습

설진: 눈(嫩), 치흔설(++), 설질담백색, 무태(無苔), 열문(裂紋), 설하정맥충혈(+)

문진(聞診): 목소리가 작고 상냥한 말투

문진(問診): 뒤돌아보는 동작을 하면 어지럼. 복통을 동반한 연변이 하루 3~4회. 이전부터 두중감, 등[背] 통증이 지속되어 왔지만, 지금은 돌발적인 복통과 연변이 힘들다고 한다. 가벼운 갈증이 있고, 배뇨가 약간 적음. 힘이 나지 않아 권태감이 심함

맥진: 세색약(細嗇弱)

복진: 미약한 흉협고만(胸脇苦滿), 전체적으로 연약

경 과 선급후완(先急後緩)의 치료 원칙에 따라 복통과 연변, 기력, 체력 저하를 우선 치료하기로 했다. 기허(氣虛), 비허(脾虛), 수독(水毒) 등을 목표로 보기(補氣)와 이수(利水)가 필요하다 보고, 복통을 고려하여 **【한방약】**증이라고 생각. 하지만 의료용 과립제가 없어 과립제 두 가지를 합방하여 이 **【한방약】** 유사 처방으

로 처방했다.

5일 후인 6월 하순에는 연변과 복통이 개선됨과 동시에 두중감, 등[背] 통증 같은 증상이 모두 소실. 하지만, 두중감, 배부통(背部痛), 복통 재발이 걱정되어 7일분을 처방했다.

이 두 처방은 무엇이며, 이 둘을 합방한 【한방약】은 무슨 처방일까요?
3처방이 각각 무엇일지 답변해 주시길 바랍니다.
이번 증례는 상급 레벨로 출제했습니다. 도전해 보세요!

▼ 콘 퍼 런 스

🗣 야마우치 히로시

이번엔 조금 어려운 문제네요. 혹시 조금 힌트를 주실 수 있을까요?
1) 이 처방은 근대에 들어 나온 처방인가요? 이른바 일본서 나온 처방인가요?
2) 오츠카 케이세츠(大塚敬節) 선생님 같은 분들이 사용한 현대경험방인가요?
3) 아니면 "상한론(傷寒論)"을 출전으로 한 단일처방인가요?
4) 허증(虛證)이며 비위허(脾胃虛), 기허(氣虛), 수독(水毒)이라고 하셨는데 복진에서 위내정수(胃內停水), 복직근 긴장은 있었나요? 식욕은 양호하다고 생각해도 될까요? 그리고 냉증은 그다지 나타나지 않았나요? 이한(裏寒, 虛寒?)에 의한 복통, 설사 요소도 고려해야만 할까요? 혀의 무태, 열문(진액부족)은 이번 호소와는 무관한 것으로 보아도 될지요?
진행에 지장이 없는 범위 안에서 답변 부탁드립니다.

오노 슈지

야마우치 히로시 선생님, 질문 주셔서 감사합니다.
출제한 처방은 2) 오츠카 케이세츠 선생님 같은 분들이 사용했던 현대경험방에 해당한다고 보시면 될 것 같습니다.

이 처방명은 "만병회춘(萬病回春, 두통편)", 카즈키 규잔의 "우산활투(牛山活套)" 외 여러 의가들의 동명처방으로도 볼 수 있는데, 약재 배합은 다릅니다. [同名異方]

복진 상으론 심하진수음(心下振水音)은 들리지 않았지만, '"내외상변혹론(內外傷辨惑論)"이 출전인 보기제(補氣劑) 만으로는 수독(水毒), 복통에 대응할 수 없지 않나?'라고 생각했던 증례입니다. 복직근 긴장은 없었습니다.

식욕, 냉증 쪽으로는 그다지 문제가 없어보였으므로 이한(裏寒)으로 인한 복통, 설사 요소는 적다고 생각됩니다.

혀의 무태, 열문은 기음양허(氣陰兩虛) 등으로 표현될 수 있는데, 본 증례 병태의 요체는 기허(氣虛)에 있고 연변이 지속되어 진액부족이 생길 수 있는 상황이었다고 해석할 수 있습니다. 설상(舌象)이 가장 큰 의의를 가지는 것은 아닙니다.

같은 이름의 처방으로 다른 처방들이 존재한다는 것이 처음부터 부적절한 문제가 아니었나 하는 생각이 듭니다. 하지만 이런 의논도 가능하리라 생각해서 출제했습니다. 그럼 이어서 다른 선생님들의 의견과 질문 들어보겠습니다.

igana23

이번 증례는 참 어렵네요. 야마우치 히로시 선생님께서 오노 선생님께 하신 질문과 오노 선생님께서 주신 답변을 참고하여 겨우 생각해 냈습니다.

음증(陰證), 허증(虛證), 이한증(裏寒證), 기허(氣虛), 비허(脾虛), 수독(水毒)이라는 점에서 소음병기(少陰病期)라 생각했고, 처음에는 보중익기탕이라 생각했지만, 복통, 두중감에 잘 맞지 않아 망설이다가 선생님의 힌트를 보고 조중익기탕(調中益氣湯)이 아닐까 생각했습니다. 진무탕과 보중익기탕의 합방으로 구성하셨을 것 같습니다.

호리 치아키

이번엔 매우 고민했습니다. 사군자탕으로도 좋지 않을까 생각했다가 이수(利水)가 걸려서 복령택사탕이라 생각했습니다. 사군자탕과 영계출감탕으로 약간 비슷한 처방을 만들 수 있을 것 같습니다.

마츠모토 사토루

이번 증례는 정말 어렵네요. 선생님들의 의견 교환을 보면서도 그다지 잘 모르겠습니다. 문헌 힌트도 주셨는데, 전 잘 모르겠습니다.

결국은 기허(氣虛)의 대표처방인 육군자탕을 베이스로 하든지, 보중익기탕을 베이스로 하지 않았을까 생각했습니다. 제가 떠올린 것은 이전에 야마우치 히로시 선생님께서 가르쳐주셨던 시작육군자탕과 igana23 선생님의 조중익기탕입니다. 두 처방 모두 가능할 것으로 생각되나, 두중감과 등[背] 통증에도 대응할 수 있었다면 육군자탕에 시호계지탕을 합방한 시작육군자탕이 아니었을까 싶습니다.

답: 시작육군자탕 (육군자탕+시호계지탕)

kimihiko

권태감에 대해서는 보중익기탕.

어지럼, 복통, 연변에는 진무탕 같습니다.

두 처방을 합쳐 조중익기탕 아니었을까요? 그다지 자신은 없습니다.

야마우치 히로시

오노 선생님, 힌트 주셔서 감사합니다.

베이스를 육군자탕으로 할지, 보중익기탕으로 할지가 고민의 포인트였습니다.

연변, 설사, 경도의 복통, 소변량 감소라는 점에서 이수 효과가 강한 것, 다소의 진통작용을 가지고 있는 처방이 무엇일지 생각해 봤습니다.

그래서 전탕약으로 보중익기탕에 건비이수(健脾利水)의 효과를 가지고 있는 복령, 유간지통(柔肝止痛)의 효과를 가지고 있는 작약 등을 추가했을 것 같습니다.

거기에 가장 가까운 것이 조중익기탕〈勿誤藥室方函〉입니다.

엑기스제로는 진무탕을 병용했을 것 같습니다. 창출 분량이 늘어 이수 효과가 강해지고, 부자의 온보진통 이뇨작용이 추가되었을 것입니다.

🗣 링고

이번은 상급레벨 문제여서 한방의학서적을 보면서 고민했는데 답을 모르겠습니다.

치흔(++), 어지럼, 보기, 이수작용이라는 점에서 반하백출천마탕. 이수, 연변 등의 점에서 인삼탕, 진무탕 그리고 복통, 연변이라는 점에서 계지가작약탕 등을 떠올렸는데 모두 명확치 않습니다.

엑기스제 한 가지로 대응할 수 있는 증례는 아닌 것 같은데 실제로 이런 환자분들이 내원했을 때는 우선 진무탕을 처방했을 것 같습니다.

🗣 니시사코 케이

복통, 설사 경향을 생각하면 진무탕이 떠오르는데 그 이상의 처방을 모르겠습니다.

오노 학원장의 해답 · 해설은 》》 P290

증례: 59세, 여성 (주부)

너무 덥습니다. 열중증 환자가 넘쳐납니다. 청서익기탕, 오령산, 저령탕, 인삼탕, 시령탕, 육군자탕과 이수제 처방전이 가득합니다. 선생님들은 어떤 처방으로 대처하고 계신지요?

자 이번 달 증례입니다. 한 처방의 전형적 증례인데, 이명에는 그다지 사용되지 않는 처방입니다. 하지만 이번엔 이명이 완치되어 버리는 활약을 하여 출제해 봅니다.

주 소 이명

기왕력 가족력 특이사항 없음

현병력 작년 가을 양친이 쓰러져 수면이 부족해졌고, 이를 계기로 이명이 발생. 수십 의원을 방문하여 이명에 대해 서양의학적 일반 치료를 받았지만 개선되지 않아 6월 내원

현 증 신장 160cm, 체중 58kg, 혈압 138/69mmHg. 맥박 101/분. 흉복부에 이상 소견 없음 신경학적 이상소견 없음.

검 사 ESR 19mm/h, WBC 6080/㎕, Hb 11.7g/dL, Plate 21.6만/㎕, GOT 22, GPT 13, γGTP 13, BUN 19.9, Creat 0.70, 기타 이상소견 없음

한방의학적 소견

망진: 체격은 좋고, 건강해 보이는 인상

설진: 설질홍(舌質紅), 약간 건조하며 얇은 백태, 설하정맥충혈(±)

문진(聞診): 목소리는 보통. 건강한 듯한 발어

문진(問診): 부모님 일로 불안감이 생겨 수면부족. 그 후 불면, 두근거림, 안면 상열감을 느낌. 권태감을 느낀다고 함. 배변, 배뇨에 이상 없음

맥진: 침현삭(沈弦數)

복진: 복력은 양호. 명확한 흉협고만(胸脇苦滿)과 제상계(臍上悸)가 촉지됨

경 과 초진 시: 체격 양호, 건강한 인상에서 체질적으로는 실증(實證). 부모님 일에 아직 스트레스 받고 있는 모습에서 신경이 민감해진 상태임을 파악. 침현삭맥,

흉협고만, 제상계를 목표로【한방약】을 처방

1개월 후: 이명이 가벼워졌다. 맥침완(脈沈緩). 잠을 잘 수 있게 되었다.

2개월 후: 불면, 이명, 두근거림, 안면부 상열감이 모두 개선. 맥완(脈緩). 흉협고만은 약간 남음. 제상계 없음. 28일분 처방하고 치료 종료

이【한방약】은 무슨 처방일까요?

▼콘퍼런스

🗣 야마우치 히로시

이번 증례는 복증(腹證), 현맥(弦脈) 등을 보았을 때 시호가용골모려탕(柴胡加龍骨牡蠣湯)이 가장 유력한 후보로 보입니다. 다만 불면, 두근거림에는 맞는 것 같지만, 이명에도 유효하다는 것은 처음 들어 틀렸을지도 모르겠습니다.

🗣 링고

이번 증례는 불면 불안 같은 정신증상 위주이며 '명확한 흉협고만과 제상계'라는 복증이 있기 때문에 시호가용골모려탕 같습니다.

🗣 마츠모토 사토루

이번 증례는 실증이며 흉협고만, 제상계가 있고, 정신불안 불면 두근거림 상열(안면부 홍조) 권태감 등이 있으므로 저도 시호가용골모려탕이라 생각합니다. 이명도 그 발생 과정을 보면 신경증이 원인으로 의심되는데 효과가 좋았나봅니다. 역시 한방약은 참 재밌군요.

답: 시호가용골모려탕

🗣 호리 치아키

시호가용골모려탕으로 하겠습니다.

딱 1번, 이 처방으로 증상을 개선시켰던 경험이 있습니다.

igana23

이번 증례는 반표반리(半表半裏), 열증(熱證), 기역(氣逆), 간실열(肝實熱), 소양병기(少陽病期)라는 점에서 저도 시호가용골모려탕이라 생각합니다.

kz

저도 맥진이나 복진 소견 상 시호가용골모려탕에 1표.

모 클리닉에 근무할 적에 시호가용골모려탕으로 이명이 잡히는 것을 몇 증례 본 적 있습니다.

비교적 젊은 연령(~중년)이며 심한 스트레스 후(일이 급하게 늘었든가, 인간관계가 문제에 생겼든가), 급격하게 발생하여 진행된 타입의 이명에는 꽤 시호가용골모려탕이 유효했던 인상을 가지고 있습니다.

좀 더 고령이나 천천히 진행된 경우엔 오히려 신허(腎虛)인 경우가 많지 않을까요?

오노 학원장의 해답·해설은 >> P292

증례: 64세, 여성 (자영업)

벌써 9월이군요.

자 그럼 이번 달 증례입니다.

치료하기 어려운 이명도 오랜 기간 진료하다보니 때때로 특효례가 나오기도 하네요. 지난달 증례에 이어 이명을 주소로 내원했던 증례입니다. '5년간 지속되었던 이명이 2일 만에 나았다'며 기뻐했던 증례입니다.

주 소 이명

기왕력 식욕부진으로 육군자탕 복용 중

현병력 5년 전부터 이명으로 이비인후과에서 치료 중. 이비인후과에서 이전부터 Vit B12, 아데노신트리포스페이트이나트륨삼수화물(Adenosine triphosphate disodium hydrate), 레바피미드(Rebamipide), 이소소르비드(Isosorbide), 란소프라졸(Lansoprazole)을 처방받고 있었다. X년 7월 9일 청신경이 과민해져 '봉~봉~'거리는 소리가 들리는 이명이 나타남. 8월 13일까지 개선되지 않아 내원

현 증 신장 152cm, 체중 46kg, 혈압 128/75mmHg. 흉복부에 이상소견 없으며, 신경학적 검사에서도 이상 없음

한방의학적 소견

망진: 날씬, 신경질적인 인상

설진: 조(燥), 설하정맥충혈(+)

문진: 수년 전부터 육군자탕을 복용하며 소화 기능이 유지되고 있다. 청신경이 민감해져 지금까지는 매미 우는 듯한 소리의 이명이었으나, '봉~봉~'거리는 음이 들리기 시작하여 불안감이 커졌고, 가슴이 갑갑해졌다고 했다.

맥진: 활(滑)

복진: 심하비경(心下痞硬)(++)

경 과 X년 8월 13일 육군자탕을 잠시 쉬고, 현재 소견에 따라 이기제(理氣劑)를 사용해 봐야겠다고 생각했다. 혀가 건조하다는 점이 본 처방의 적응증에 맞지는 않았지만, 활맥을 담음(痰飮)의 징후로 보아 이기제 중 하나인 【한방약】을 처방.

X년 8월 15일 이명 개선. 혀는 얇은 백태, 설하정맥충혈(±)로 맥이 완(緩)해졌다.
'5년간 저를 괴롭히던 이명은 도대체 무엇이었던가요?'라고 했다.

지난달에 이어 또 이명 증례입니다. 이 **【한방약】**은 무슨 처방일까요?

▼ 콘퍼런스

니시사코 케이

이 증례에는 심하비경, 가슴이 막힌 느낌이 있는 기울 경향을 보이기 때문에
반하후박탕(半夏厚朴湯)이라 생각했습니다.

야마우치 히로시

담음과 기울(氣鬱)이라는 점에서 반하후박탕[화담이기강역(化痰理氣降逆)]이
가장 유력한 후보가 될 것 같습니다.
아름답고도 심플한 처방으로 특효를 볼 수 있다는 것이 한방의 매력인 것 같습
니다.
다양한 한방약을 처방하고는 있지만, 가능한 한 번에 한 가지 처방으로 대응
해 보는 것이 이상적인 것 같습니다. 그런데 환자분들에게 휘둘리게 되는 일
이 많네요.
이번 증례는 많은 점을 시사해 주는 한편의 아름다운 표본 같습니다.

링고

신경질적 인상이라고 하니 이기제 중에서 반하후박탕과 향소산을 생각하게
되네요. '가슴이 갑갑한 느낌'이 있다고 하여 반하후박탕을 선택했습니다.
'혀가 건조하다는 점이 본 처방의 적응증에 맞지는 않는다'라고 하셨는데, 반
하에는 건조하게 하는 작용이 있다고 이전에 들은 적이 있어 이 말씀이시구나
하고 생각했습니다.
이명을 만나면 항상 고민하게 됩니다. 자신이 없어 '한방으로는 이명 치료가

어려울지도…'라고 처음에 이야기하곤 하는데, 이런 증례를 보게 되면, '한 번 도전해볼까?' 싶은 마음을 먹게 되기도 합니다.

마츠모토 사토루

이번 증례는 허증(虛證)이며 이기제로 이명을 치료했다고 했기 때문에 우선은 향소산이 떠올랐지만, 향소산은 심하비경(++)까지 나오진 않으며 담음을 치료할 수 있는 이기제는 아니라는 측면에서 아닌 것 같았습니다. 담음에도 잘 듣는 이기제라면 이진탕, 반하후박탕 등이 후보가 되겠는데 모두 이명에도 잘 듣는다는 기록을 본 기억이 없습니다. 이진탕은 육군자탕에 함유되어 있기 때문에 배제하고, 가슴이 갑갑했다는 점에서 반하후박탕이 아닐까 합니다. 반하후박탕이라면 심하비경(++)도 치료 가능할 것 같습니다. 수증치료(隨證治療)군요.
답: 반하후박탕

igana23

이번 증례는 허증이며 기체증(氣滯證)이 있다고 보아 반하후박탕이라 생각합니다.

호리 치아키

향소산으로 일단 생각했다가, 다른 분들께서 가슴 갑갑함 때문에 반하후박탕이라 하시는 것을 보고, 반하후박탕으로 변경했습니다. 향소산은 신체 표현이 잘 없다는 점에서…
이비인후과 의사로서 항상 이명에는 소극적인 자세를 가지고 있습니다.
활맥(滑脈)에 대해 몇 가지 해설을 보았는데요. '그릇 위에서 구슬이 구르는 듯한 모습'이라는 말은 잘 이해가 되지 않습니다. 뭔가 현대적인 표현으로 풀어지면 좋을 것 같습니다. 전 혈류상태의 이상이라고 이해하고 있습니다.

요시나리 토시코

'날씬, 신경질적 인상' '불안감 증가'라는 점에서 '억간산'을 생각했습니다. 하지만 저도 이명 치료 성공 증례는 아직 없습니다.

지금도 병동에 수년간 지속되는 완고한 이명과 두통을 호소하는 마른 체형, 굽은 등을 한 77세 여성 환자분이 있으십니다. 이 분은 두정부에 직경 2cm 정도의 수막종을 가지고 있는데, 신경외과 의사와 상담해 가며 최근 5년간 관찰한 결과, 더 이상 확대가 되지도 않아 그대로 계시겠다고 하고 있습니다.

'억간산'을 일단은 사용해 보았는데, 효과는 없었습니다.

정신건강의학과 선생님 의견으로는 작년 말 남편을 잃은 상실 체험이 더해져 증상이 심해진 것이라 하여 플루복사민말레산염(Fluvoxamine Maleate) 같은 양약을 사용하고 있지만, 하나도 효과가 없습니다.

조언을 부탁드립니다.

오노 학원장의 해답 · 해설은 >> P293

증례: 55세, 여성 (주부)

저희 산골 동네는 이미 가을 분위기가 물씬 넘칩니다. 만연한 단풍으로 가을이 왔음을 알려줍니다.

자 이번 달 증례입니다.

지금까지 전형적인 증례로 선생님들의 의견이 거의 일치했었는데, 이번 달은 조금 힘들게 고찰했던 증례입니다.

주   소 족저부 작열감

기왕력 자궁적출술에 따른 우하지 혈관 손상

가족력 특별한 이상소견 없음

현병력 자궁적출술 후 하지냉감과 통증, 저림이 지속. 대학병원 신경내과, 순환기내과에서 정밀검사도 했으나 이상소견 없음. 본원에서 당귀사역가오수유생강탕으로 치료. 냉감과 통증, 저림이 호전되었으나 3개월 전부터 족저부의 심하고 견디기 어려운 작열감이 발생

현   증 신장 152cm, 체중 44kg, 혈압 137/85mmHg, 맥박 88/분, 정(整)

검   사 ESR 20mm/h, CRP 〈 0.05mg/dl, 기타 이상소견 없음

한방의학적 소견

망진: 날씬하며 신경질적이여 보이나, 생글방글거리고 있어 성격은 좋아 보임

설진: 눈(嫩), 열문(裂紋), 담백색, 치흔(+++), 설하정맥충혈(−)

문진(聞診): 목소리는 약함

문진(問診): 위장에 문제없음. 배뇨에 이상 없음. 수면에 이상 없음

맥진: 침세삭(沈細數)하며 무력

복진: 제상계(+++)

경   과 족저부 작열감에 삼물황금탕을 처방

2주 후: 작열감에 무효하며 관절통과 근육통이 발생. 한방소견을 다시 확인. 작열감을 호소하고 있지만, 혀는 담백색, 치흔(++), 맥이 무력, 제상계(+++) 등이 있는 것을 확인하여 맥진 소견 중 삭맥(數脈)은 무시하고 다른 【한방약】을 처방

4주 후: 더운 날은 열감이 달아오르지만, 관절통은 없음. 근육통이 미약하게 있다. 발바닥을 차갑게 하지 않아도 되게 되었다.

6주 후: 증상이 개선되었고 설질에 담홍색이 되었지만, 치흔(+), 제상계(++)와 한방 소견이 남아 있어 당분간은【한방약】을 지속하기로 했다.

보충: 예를 들어 보중익기탕을 복용하고 '권태감이 심해졌다'처럼 때때로 한방약 본래의 치료 효과와 반대 호소를 복약 후 듣는 경우도 있습니다. 이 증례도 작열 감, 달아오름에 단순한 청열(淸熱) 만으로는 역효과가 났던 것 같습니다. 이번 증 례에서 한방의학적 고찰을 통한 생체의 반응성, 병태의 관계성을 알 수 있었던 것 같습니다.

이【한방약】은 무슨 처방일까요? 다양한 의견 기대하겠습니다.

▼ 콘퍼런스

🗣 호리 치아키

이번에는 단편적 지식을 한데 모아 답을 찾아보려 합니다.

질문입니다.

> 자궁적출술에 따른 우하지 혈관 손상

이건 몇 년 전 일인가요?

> 본원에서 당귀사역가오수유생강탕으로 치료

이건 어느 정도의 기간 동안 복용하신건가요?

> 작열감

이번 치료 중에 발생한 것인가요?

오노 슈지

호리 치아키 선생님. 질문 주시어 감사드립니다.
① 자궁적출술은 2년 2개월 전입니다.
② 당귀사역가오수유생강탕은 작열감이 나타나기 4개월 전부터 복용했습니다.
③ 당귀사역가오수유생강탕으로 치료 하던 도중(5월 하순)에 발생했습니다.
④ 8월 하순에 삼물황금탕을 처방했습니다.

기후 고려도 필요하지 않을까하여 질문에 대한 댓글에 해당월도 같이 표기했습니다.
이상입니다!

호리 치아키

추가 정보 감사드립니다.
이번 증례에 대해 사물탕, 계지가부자탕, 육미환 등을 검토해 본 결과, 최종적으로 계절 변화도 고려하여 단순하게 당귀작약산인 것 같습니다.

야마우치 히로시

이번 증례는 꽤 많은 생각이 들게끔 하는 문제네요. 어려운 문제이군요.
아직 제 머릿속에 어떤 처방이 좋을지 떠오르지 않네요.

> 혀는 담백색, 치흔(++), 맥이 무력, 제상계(+++) 등이 있는 것을 확인하여

이 점을 보았을 때 허증(虛證), 비허(脾虛)인 것 같으며, 기의 상역(上逆)도 있는 것 같은데요.

> 삭맥(數脈)은 무시

이건 열증(熱證)을 무시해도 좋다는 의미인가요?

그리고 현맥(弦脈)이 아니므로 이른바 진액부족에 의한 음허(陰虛), 허열(虛熱)도 없다는 이야기인가요?

> 작열감에 무효하며 관절통과 근육통이 발생

이건 청열(清熱, 실열 허열 모두에 대해)이 무효했다는 의미로 봐도 괜찮을까요?
계지탕 가감류가 일단 떠오르는데 힌트를 주셨으면 좋겠습니다.

오노 슈지

야마우치 히로시 선생님. 질문 감사드립니다.
허증(虛證), 수독(水毒), 기 상승의 존재는 고려해 주셨으면 좋겠습니다.
침지맥(沈遲脈)이라면 딱 이 처방에 맞습니다. 그래서 적어드린 것처럼 열증을 무시하고자 했던 것입니다.
작열감은 음허, 허열에 의해 생긴 것이 아닌듯합니다.
작열감에 포인트를 맞추어 증례가 제시되었지만, 뒤에 생긴 관절통, 근육통이 이번 정답 처방을 생각하게 된 계기가 되었습니다.
그럼 아마도 거의 답이 나올 것 같군요.

야마우치 히로시

힌트 감사드립니다. 관절통, 근육통의 한방치료에 목표를 두셨다고 해주시어 표적이 명확해졌습니다.
자궁적출술 후부터 하지의 냉감과 통증, 저림이 지속되었다 했으므로 원래부터 허증(虛證), 한(寒)과 습(濕)에 의한 비증(痺證)으로 생각됩니다. 당귀사역가오수유생강탕으로 냉감과 통증, 저림이 호전되었다가 3개월 전부터 족저부에 심한 견디기 어려운 작열감이 생긴 것은 왜일지 해석하기 어렵네요. 내(內)의 구한(久寒)이라면 주효했을 것 같은데, 수독(水毒)에 대한 이수작용이 목통만으로는 부족했던 것일까요? 하지의 동맥성 혈행이 과하게 촉진되어 작열감이 생겼던 것일까요?

그리고 작열감에는 자음청열제(滋陰清熱劑)인 삼물황금탕이 무효했으므로 음허, 허열은 아닌 것 같군요. 자 그렇다면, 역시 한과 습에 의한 관절통, 근육통이 주증이며, 본래는 맥침지(脈沈遲)가 딱 맞는다는 점에서 계지가출부탕 또는 계지가영출부탕(桂枝加苓朮附湯) 같은 심플한 처방이 좋지 않았을까 합니다.

복부의 동계(動悸)에 대해서도 이 처방 안에 포함된 계자, 감초 조합이 좋지 않았을까 합니다.

🗣 마츠모토 사토루

답변이 늦었습니다. 그런데 잘 모르겠어서…

자 이번 달 증례는 주 호소가 족저부의 작열감, 관절통과 근육통. 허증, 한증이며 수독이 있는 것이군요.

이 작열감을 잘 모르겠습니다. 진한가열(眞寒假熱)로 다루면 사역탕의 적응증이 되며, 주소와 수독을 고려하면 영강출감탕가부자가 우선 떠오릅니다. 감초, 건강, 부자와 사역탕을 포함하며 복령과 창출로 수독에 대처할 수 있습니다. 그런데 힌트와 야마우치 히로시 선생님의 답변을 보니 계지가영출부탕에도 이런 의의가 있어 혼란스럽습니다. 다만 냉감, 통증, 저림이 하지에 있으므로 영강출감탕가부자를 선택해보려 합니다. 엑기스제로는 영강출감탕+가공부자말.

답: 영강출감탕가부자

🗣 링고

이번 회는 수일에 걸쳐 고민했습니다.

족저부 작열감이라 하면 역시나 삼물황금탕을 생각하게 됩니다. 하지만 증상이 개선되지 않았을 뿐 아니라 관절통과 근육통이 발생하였고, 청열제로는 대응할 수 없다는 점 때문에 생각이 제자리를 맴돌게 되었습니다.

하지에 부종이 있으면 작열감을 느끼기도 합니다. 혀가 담백색이며 치흔을 보이기 때문에 수체(水滯)로 생각하여 '방기황기탕'은 어떨까 싶기도 하지만, 체격이나 복증(腹證)이 맞지 않아 배제.

관절통에 사용하는 '의이인탕'도 생각할 수 있겠지만, 아직까지 사용해 본 경험이 없고, 조금 심한 증상에 사용한다는 이미지가 있어 보류.

이번 한방약은 수체 증상을 개선시키기 위해 사용했다고 했으니, 역시 이수 효과가 있지 않을까하여 창출, 부자가 함유된 '계지가출부탕' 같습니다.

igana23

족저부 작열감에 삼물황금탕이 무효했다는 점. 음증(陰證)이며 허증, 반표반리(半表半裏), 한증, 기허, 수독 등을 고려하여 계지가영출부탕을 생각해 봅니다. 이번 증례는 매우 어렵네요. 전혀 자신이 없습니다.

하나와 카즈히코

처음으로 답변을 드립니다.

후지모토 겐 선생님도 언급한 적이 있는 내용인데, 한(寒)의 상태가 열(熱)의 상태로 싹 변해버리는 경우가 있고, 그 열의 상태도 '실열(實熱)'과 '허열(虛熱)'이 있습니다. 하지만 임상을 할 때, 그것을 구분하기가 좀처럼 쉽지 않습니다.

이 증례는 발의 번열이 있었지만 허열이었습니다. 그래서 황금이나 고삼으로 청열되지 않았고, 부자나 건강 등으로 보하는 것이 보통의 답변이 되지 않을까 싶습니다.

팔미환이나 사역탕 계통이 우선 떠오릅니다. 팔미환증은 음식 식사는 보통이며 '번열로 누울 수 없음'과 같은 증상도 있습니다. 하지만 삼물황금탕에 지황이 이미 들어있어 투여하더라도 그다지 잘 듣지 않을 가능성이 있습니다.

혀 소견 상 눈[嫩, 이건 어떤 의미인가요? 얇다는 의미로 봐도 좋을까요? 저희 기타사토에선 좀처럼 쓰지 않는 용어입니다], 담백하며 열문이 있으며 치흔도 매우 심했습니다. 기허도 있고, 진액부족도 있으며, 수독도 있습니다. 그런데 맥에 힘이 없고, 제상계가 심하다. 목소리가 약하다고 했으므로 간단하게 팔미환 아닐까요? 동계(動悸)에는 와다 토카쿠의 지황이 좋다는 설과 복령이나 용골, 모려가 좋다는 설이 있습니다. 치흔이 심한 상태를 수독으로 보면, 복령이 좀 더 쓰기 좋을 것 같습니다. 복령이 들어 있는 처방으로는 계지가영출부탕이 무난할 것 같습니다. 계지와 부자 조합으로 구성된 처방은 다양한데, 그 중에서 계지가영출부탕이 최적이 아닌가 합니다. 경방(經方)을 고집하시는 선생님들은 다른 의견이 있으실 수 있겠죠(땀이 나오는 방식, 상열감 등의 정보 부족으로 더 깊은 논의는 불가할 것 같습니다).

하지만 출제자께선 삼물황금탕이 효과가 없을 뿐 아니라 '관절통이나 근육통이 생겼다'고 하셨으므로 이 또한 간과할 수 없는 문구입니다.
'번열'시 감별해야만 하는 처방으론 치자시탕, 삼황탕, 팔미환, 소건중탕, 소시호탕, 온경탕 등이 우선 떠오릅니다. 여기에 관절이나 근육통을 고려하면 '신동통(身疼痛)' '사지산통(四肢酸痛)' 등의 병태를 다루는 처방이어야만 합니다. '괴병(壞病)'의 치료 원칙도 고려해야만 하겠죠…. 관절통이나 근육통을 '사지산통'으로 볼 수 있다면, 허로병에 쓰는 소건중탕도 좋지 않을까 싶습니다.
"금궤요략집의(金匱要略輯義)"을 인용해 보자면, 소건중탕의 원주(原注)로 "골육산동(骨肉痠疼)"이라 하여 뼈와 근육이 모두 아프다고 기록되어 있습니다.
하지만 일반적으로 소건중탕은 비위의 진액(음분)을 보충하는 것으로 보므로 치흔이 그다지 심하지 않을 것이어서 이 역시 주저됩니다. 황기건중탕이라면 황기는 허를 보할 뿐 아니라 여분의 수분을 빼주는 역할을 합니다.

임상에서 실제 만나게 되는 상황이 조문 그대로가 아닌 경우가 많으므로 답변으로 계지가영출부탕이 무난한 것 같습니다. 조금 더 꼬아 내셨다면 황기건중탕이 아닐까 합니다. 어떨까요?

오노 학원장의 해답 · 해설은 》 P295

증례: 85세, 여성

홋카이도에서 벌써 눈 소식이 들려왔습니다. 선생님들도 늦가을을 만끽하고 계신지요?
자 이번 달 연습문제입니다. RA 환자로 서양의학적 관점에선 골치 아픈 병태로 생각되었으나, 기본적인 한방약 한 가지로 쉽게 호전되었던 증례입니다.

주 소 다발성 관절염

기왕력 가족력 특별한 이상소견 없음

현병력 X년 1월에 다발성 관절염 발생. 살라조설파피리딘(Salazosulfapyridine)으로 치료했으나 식욕부진이 생겨 중지. 같은 해 9월 30일 내원. 부시라민(Bucillamine) 투여. X+1년 2월 12일에 효과가 없어 관절통이 심해졌고, 염증반응도 ESR 70mm/h, CRP 6.77mg/dl로 악화되었다.

현 증 혈압 134/67mmHg, 맥박 95/분, 정(整)

검 사 RA stage Ⅱ class Ⅱ

한방의학적 소견

망진: 안색보통, 중간살집 중간키. 전신적으로 부종 경향을 보임

설진: 치흔설, 설질담홍색, 얇은 백태, 설하정맥충혈(+)

문진(聞診): 발어(發語)에 특징이 없음

문진(問診): 관절(특히 양슬관절)의 종창 통증이 심함. 배뇨에 이상이 없으나 저녁이 되면 하지부종이 악화된다. 배뇨에 이상 없음. 전신이 무겁고 원기가 없다.

맥진: 부(浮)

복진: 전체적으로 연약함. 이외 특징 없음

경 과 X+1년 3월 4일부터 풍습(風濕)을 목표로 【한방약】만을 복용하며 경과. 이 【한방약】이 맛있다고 함.
3월 18일에 관절통 개선.
〈2월 29일〉 ESR 77mm/h, CRP 5.08mg/dl
〈3월 18일〉 ESR 54mm/h, CRP 0.93mg/dl, MMP-3 49.8

〈5월 19일〉 ESR 45mm/h, CRP 0.62mg/dl, MMP-3 47.8
로 개선되어 수년 후인 현재까지 관해상태 유지. 몸 상태 양호함

RA에 이렇게 의료용 과립제 한 가지만으로 관해시킬 수 있는 경우가 그리 많진 않지만, 본 증례처럼 특효적으로 작용하는 경우도 있습니다.

이 【한방약】은 무엇일까요? 다양한 의견 기대하겠습니다.

▼ 콘퍼런스

🗣 링고

풍습(風濕), 맥부(脈浮) 소견에서 방기황기탕(防己黃耆湯)을 처방했을 것 같습니다.

염증 반응이 심하며 관절의 종창동통도 심해보이나, 전체적으로 허증(虛證)이라는 인상을 받았습니다. 따라서 석고 같은 약재가 들어간 청열제 대신, 방기황기탕이 적합해 보입니다. 산부인과를 하다 보니, 내과나 정형외과에서 RA는 배제된 채 내원하시는 갱년기 여성 환자분들이 많은데, RA환자는 좀처럼 내원하지 않습니다. 유감스럽게도 대방풍탕도 아직 처방해 본 경험이 없습니다.

관절변형이 심한 한 환자분이 폐경 후 관절의 종창을 경감시키고 싶다며 내원한 적이 있습니다. 불안신경증상(인두폐색감)을 호소하여 시박탕을 처방한 결과 효과가 있었고 지금도 계속 복용하고 있습니다.

🗣 호리 치아키

방기황기탕 같습니다. 아직 한방의 수독(水毒)에 대한 개념을 잘못 잡겠습니다. 수독을 조금 더 쉽게 잡아낼 수 있으면 좋겠습니다.

오늘 마침 창출과 백출의 기원식물을 "목야화한약초대도감(牧野和漢藥草大圖鑑)"에서 보았습니다. 따로 재배하지 않은 건조지에서 거칠게 생육하고 있는 모습을 말이죠. 꽃과 뿌리 모두 엄청 괴이하더군요. 정말 효과가 좋아 보였

습니다.

야마우치 히로시

이번 증례는 방기황기탕 특효례인 것 같군요.

RA에 대해서는 제가 도립오쿠보병원 동양의학과에 근무할 때, 치바에서 류마티스 한방으로 유명했던 선생님께 방문하여 계지이월비일탕가영출부, 계작지모탕이 2대 처방이며 거기에 종종(무릎상태가 좋지 않으면) 방기황기탕을 합방한다고 들었던 적이 있습니다.

그리고 오노 선생님께는 메토트렉세이트(Methotrexate)와 상성이 좋은 약이 방기황기탕이라고 들었던 것도 기억이 납니다. 수독(水毒), 풍습(風濕)의 관절염, 근육통에는 건비이수(健脾利水)의 효과를 지닌 이 처방이 딱 좋다고 생각합니다.

저도 스테이지 4 류마티스에 방기황기탕, 부자말 병용으로 치료까지는 아니더라도 통증이 개선되었던 경험이 많습니다. 환자분들은 다른 전문의에게서 다양한 처방을 받아오셨기 때문에 저로선 '딱 한 가지 약만 꼽으라면 이 처방!'이라는 심정으로 가장 유력한 한 처방으로 생각되는 방기황기탕 만을 꼽아 사용했었는데, 꽤 뛰어난 처방 같습니다.

참! 그리고 MMP-3에 대해서도 해설을 부탁드립니다.

마츠모토 사토루

이번 달 증례는 RA로 인한 다관절 종창동통을 주소로 하며, 허증(虛證)과 수체(水滯)를 보였군요. 성인허증 RA에는 계작지모탕, 대방풍탕 같은 이수제(利水劑)가 자주 사용되는데, 통증이 심할 때는 그때그때 작약감초부자탕을 처방하기도 합니다. 85세로 고령이며 전신이 무겁고 원기가 없다고 했는데, 기혈양허(氣血兩虛)로 쇠약해진 상태까지는 아닌 것 같고, 맥은 부(浮)했기 때문에 제가 처방했다면 계작지모탕을 처방하지 않았을까 합니다.

하지만, 문제는 풍습(風濕)을 목표로 했다는 점이며(계작지모탕은 한습(寒濕)을 목표로 하죠?) 특히 양슬관절의 종창동통이 심했으므로 모든 선생님들께서 답변 주신대로 방기황기탕과의 감별이 필요해보입니다. "금궤요략(金匱要

略)"에 "風濕脈浮, 身重汗出惡風者, 防己黃芪湯主之"로 되어있어 이 처방 같긴 한데, 제가 생각하는 이미지로는 역시 방기황기탕은 하얀 피부에 물살 경향이며 혀는 담백, 소변불리(小便不利)한 경우에 사용하며, 변형성 슬관절염에 더 잘 듣는 처방이 아닌가 합니다. 족관절염에 효과를 본 경험은 있으나, 다발성 관절염에 효과를 본 경험은 없습니다. 뭐 그렇다고 하더라도 제 경험이 미천하지만…. 출제 의도로는 방기황기탕이 답인 듯하지만, 한 가지만 고르라면 저는 역시 계작지모탕을 선택했으면 합니다. 이와 관련된 감별에 대해서도 지도를 부탁드립니다.

답: 계작지모탕

사토 마코토

수독, 관절통이라는 점에서 저도 방기황기탕에 한 표 던집니다.

오노 학원장의 해답 · 해설은 〉〉 P297

증례: 78세, 남성

주변 산들이 붉은 잎으로 물들었고, 겨울의 찬 공기가 가득합니다. 북쪽 지역은 벌써 영하로 기온이 떨어졌지요? 독감 진료를 이미 시작하신 분들도 계실까요?

자 이번 달 증례입니다. 최근 장기간 기침하는 증례가 많아 그중에서 뽑아보았습니다.

주 소 야간 기침

기왕력 간질성 폐렴(8년 전 진단)

현병력 X년 10월 25일경부터 취침 시 심한 기침이 있고, 점조성 객담이 인후에 엉겨 붙어 있는 느낌이 들지만, 수양성 객담이 다량 배출되면 기침이 멈춘다. 비슷한 증상이 이어져 11월 8일에 내원

현 증 신장 153cm, 체중 49kg, 혈압 142/76mmHg, 맥박 91/분, 정(整). 인두부 발적 있음. 흉복부 청진, 촉진에 문제 없음

한방의학적 소견

망진: 마른 체형. 약간 검은 안색. 피부는 건조 경향

설진: 조(燥), 포말상 타액이 붙어 있으며 거의 무태(無苔). 설질암홍색. 설하정맥 충혈(+)

문진(聞診): 쉰 목소리

문진(問診): 기침이 나오기 전 가래 상태는 어디까지나 점조성 가래. 인후 불쾌감이 지속. 수족냉증과 안면부 상열감. 요부 냉증과 통증. 위에 문제는 없지만 대변이 단단하여 배변이 어려움. 배뇨에 이상 없음. 수면에 이상 없음

맥진: 침현삭(沈弦數)

복진: 제하불인(臍下不仁)(+)

경 과 X년 11월 8일: 피부건조, 상열감, 단단한 변, 삭맥(數脈) 등에서 뭔가 열증(熱證) 요소가 있다고 느꼈고, 요통, 제하불인에서 신허(腎虛) 요소도 있다고 느꼈다. 그 외 증후를 참고하여 【한방약】을 처방

X년 11월 15일 내원: 초진 3일 후에는 안면 상열감이 개선. 배변이 순조로워졌다.

인후 불쾌감은 10일 정도 만에 개선. 2주 후에는 야간 기침도 거의 나타나지 않게 되었다. 이 시점에 혀는 조(燥), 암홍색인 상태 그대로. 설하정맥도 비슷하게 변화 없었음. 맥진 소견은 현맥(弦脈)으로 변했고, 삭맥은 진정이 되었다(맥박이 67/분).

이 【한방약】은 무엇일까요? 다양한 의견 기대하겠습니다.

▼ 콘퍼런스

igana23

이번 문제는 음증(陰證), 허증(虛證), 이열증(裏熱證), 폐음허증(肺陰虛證). 취침 전에 심한 기침과 점조성 가래가 엉겨 붙은 느낌이 있었기 때문에 음허화동(陰虛火動)의 자음강화탕(滋陰降火湯) 같습니다.

마츠모토 사토루

이번 달 증례는 igana23 선생님의 의견과 동일하게 자음강화탕 같습니다.
야마우치 히로시 선생님께서 가르쳐주셔서 잘 활용하고 있습니다. 가래가 적고 잘 뱉어지지 않으며, 저녁 또는 야간에 잘 나오는 기침에 사용합니다. 심한 기침에는 오노 선생님께서 가르쳐주신 것처럼 한방약과 코데인인산염수화물(Codein phosphate)을 함께 처방합니다.
비슷한 이름을 가진 처방으로 자음지보탕이 있는데, 이 처방 사용법은 잘 모르겠습니다. 뭔가 코치해 주실 점 있으실까요? 잘 부탁드립니다.
답: 자음강화탕

호리 치아키

폐의 조증(燥證), 열증(熱證), 혈허(血虛) 등에서 자음강화탕 같습니다.
이 처방증은 피부의 약간 검음, 건조 등을 원래부터 가지고 있어야 하는 체질이며, 이런 체질인 분이 폐에 증상이 발생하는 경우 유효하다고 해석할 수 있을 것 같은데, 정말 그럴까요?

야마우치 히로시

이 케이스는 폐의 음허(陰虛), 허열(虛熱)이 있으며 신음허(腎陰虛)도 있는 것 같습니다.

자음강화탕이 딱인 것 같습니다. 경과에 따라서는 육미환도 병용해도 좋지 않을까 싶네요.

링고

이번은 자음강화탕 같네요.

하지만 신허(腎虛) 한방약이라면 육미환, 팔미지황환, 우차신기환밖에 떠오르지 않는데, 신허와의 관계를 좀 더 알고 싶습니다.

오노 학원장의 해답 · 해설은 〉〉 P299

증례: 61세, 남성

새해 복 많이 받으세요. 저희 지역에는 아직 독감 환자가 없어 조용한 새해를 맞이하고 있습니다. 올해도 잘 부탁드립니다.

이번 달 증례입니다. 슬슬 꽃가루 알레르기가 문제가 되는 계절이 되겠지요. 이번 증례는 고작 꽃가루 알레르기이지만 일상생활에 막대한 영향을 미치고 있는 상태였습니다.

주 소	눈물분비과다, 재채기, 콧물

기왕력 고혈압(암로디핀(Amlodipine) 복용 중), 알코올로 인한 습진

가족력 형제, 자매 모두 꽃가루 알레르기

현병력 20년 이상 전부터 눈물분비과다, 재채기, 콧물이 2월부터 5월 초순까지 이어진다. 고등학교 야구감독을 하고 있는데, 5~6년 전부터는 베타메타손+d-말레인산클로르페니라민(Betamethasone+d-Chlorpheniramine maleate)과 소청룡탕을 복용하지 않으면 그라운드에 나갈 수 없게 되어버렸다. 이 처방을 복용하더라도 증상이 가벼워질 뿐이고, 최근 더욱 심해졌다며 X년 2월 하순에 내원

현 증 신장 166cm, 체중 62kg, 혈압 138/77mmHg, 맥박 68/분, 정(整). 안구결막충혈. 피부, 흉복부에 이상소견 없음

검 사 IgE 5670, CAP, RAST 삼나무 > 100

한방의학적 소견

망진: 햇빛에 그을려 건강해 보이지만, 눈물분비과다, 맑은 콧물

설진: 습윤한 백태, 치흔(++), 설하정맥충혈(+)

문진: 심한 눈 가려움 때문에 최근 통증도 느낄 정도가 되었다. 코 막힘으로 호흡도 힘들다. 오한 없음. 식욕왕성. 배변, 배뇨에 이상 없음. 수면은 충분

맥진: 부긴(浮緊)

복진: 충실한 복력(腹力). 일견 흉협고만(胸脇苦滿)으로 생각되나 자각적으로는 고통이 느껴지지 않는다고 함

경 과 초진 시: 체질, 체력, 병세 모두 실증(實證)으로 판단. 베타메타손+d-말레

인산클로르페니라민과 소청룡탕으로도 증상이 호전되지 않았다는 점, 심한 눈 가려움과 함께 안통까지 발생, 눈물분비과다가 심하여 과립제로는 조절 불가능하다고 판단. 전탕약 【한방약】을 처방. 발한, 불면, 두근거림이 발생하면 감량하도록 이야기했다.

X년 3월 하순: '꽃가루 알레르기를 이 정도로 좋아지게 하는 약이 있을 줄이야!' '올해도 고등학교 야구감독 충분히 할 수 있겠다'고 이야기함. 발한 없음, 동계(動悸) 없음, 불면 없음, 배뇨도 순조로움.

그 해 이후 매년 2월에서 4월, 본 처방을 복용하고 있다.

이 【한방약】은 무엇일까요? 다양한 의견 기대하겠습니다.

▼ 콘퍼런스

🗣 igana23

이번 한방약은 양증(陽證), 실증(實證), 표한증(表寒證), 수독(水毒) 경향이 명확하고, 눈 증상이 심하다는 점에서 표한겸내열(表寒兼內熱)의 대청룡탕(大青龍湯)이라 생각됩니다.

🗣 호리 치아키

대청룡탕으로 하겠습니다. 실증, 수독이 심하니까요.

전탕약으로는 처방해 본 적은 없습니다. 앞으로 꼭 시도해 보겠습니다.

엑기스제 월비가출탕과 소청룡탕 합방을 사용하다보면 너무 건조해져서 우치다 화한약의 은교해독산 엑기스 과립 같은 약도 사용하기도 합니다.

🗣 스기스기

슬슬 꽃가루 알레르기 시즌인가요? 빠르네요.

눈 증상만 생각해 보면 월비가출탕이 어떨지요. 근데 '점조한 콧물 아닐까?'라고도 생각했습니다…

소청룡탕이 효과가 있었다면 영감강미신하인탕은 어땠을까요?

야마우치 히로시

중증 결막염, 안염을 목표로 한다면 석고마황제를 사용하는 게 좋을 것 같습니다. 월비가출탕, 대청룡탕, 마행감석탕 등이 베이스가 되리라 봅니다.

비염도 있으므로 열증형(熱證型)이지만 한증도 혼재되어 있다면 소청룡탕도 적방이 되리라 봅니다.

이 증례에선 아무래도 대청룡탕. 석고 분량이 문제이겠죠. 제시해 주신 것처럼 고혈압, 실열증인 사람이지만 마황에 의한 부작용은 발현되지 않은 듯하군요.

kimihiko

실증, 베타메타손+d-말레인산클로르페니라민과 소청룡탕으로도 증상이 낫지 않았다는 점, 눈 증상이 심했다는 점을 생각하여 대청룡탕으로 하겠습니다. 엑기스제라면 월비가출탕 합 마황탕입니다.

이전에 꽃가루 알레르기가 심한 실증의 고령자에게 이 처방을 해보니, 바로 혈압이 올라버렸던 적이 있습니다.

마츠모토 사토루

오노 선생님, 여러분, 매일 추운 날씨가 이어지고 있는데, 뉴스에서는 오키나와에서 히칸자쿠라(벚꽃의 일종)가 개화했다고 합니다. 삼나무 꽃가루 알레르기의 계절도 정말 머지않았네요.

자, 이번 달 증례는 실증이며 맑은 콧물이라는 점에서 한증도 있는 것 같은데, 눈 증상을 보면 역시나 이(裏)에 열이 있다고 생각이 됩니다. 소청룡탕은 이(裏)에 한이 있을 때의 처방이기 때문에 이런 경우, 과립제로는 없는 대청룡탕이 사용되었으리라 생각됩니다.

좀 더 증상이 가벼운 경우는 갈근탕가길경석고, 월비가출탕, 마행감석탕 등을 쓸 수 있을까요? 제가 근무하는 곳은 전탕약을 사용할 수 없어서 대청룡탕을 사용하고 싶은 경우에는 마황탕+마행감석탕 또는 마황탕+월비가출탕으로 대용하고 있습니다.

답: 대청룡탕

링고

대청룡탕 같습니다.

전탕약 처방 경험은 없는데, 작년부터 전탕 공부를 위해 한 처방씩 집에서 달여 마셔보기 시작했습니다.

니시사코 케이

소청룡탕이 효과가 없고 실증이며 눈 증상이 심한 꽃가루 알레르기로 기침 증상이 없는 경우라면 대청룡탕(마황탕+월비가출탕)이라 생각합니다.

소청룡탕과 대청룡탕 감별 시 한증, 열증의 차이를 키워드로 잡는데, 꽃가루 알레르기의 경우 열증 소견은 어디서 판단하는 편이 좋은가요?

예를 들어 인후두부 발적종창 증상 유무와 눈 증상 유무가 참고가 될까요?

(개인적으로는 눈 증상이 심하고, 붉은 코이며 인후 증상이 있는 사람은 소청룡탕은 건너뛰고 대청룡탕이나 월비가출탕을 처방합니다.)

그리고 두 종류의 과립제를 병용시키는 방법은 증례에 따라 어떻게 적용하는 것이 좋을까요? (사실 두 종류를 같이 복용하면 마황용량이 꽤 많아질 것 같아서요.)

하라 유즈루

이번 증례는 군이 '대청룡탕' '월비가출탕'이라는 의견에 대항해 보고 싶습니다. 원래부터 습열(濕熱)과 어혈(瘀血)이 동반되어 있고, 교감신경긴장항진을 일으켜, 고혈압 상태가 되어 있는 상태 아닐까 생각했습니다. 내인성 내열(內熱) 상태로 간울(肝鬱)이 추가되어 있어(오노 선생님께서도 '일견 흉협고만이라 생각되나'라는 소견을 주셨습니다.) 간담실화(肝膽實火)가 생겨 이 실화가 간담의 경락을 따라 상요(上擾)하여 눈 증상이 발생했다고 생각하였으므로 간경에 대한 대응으로서 용담사간탕〈醫方集解〉, 장관의 습열에 대한 대책으로 황련해독탕의 방의를 추가하는 편이 좋았을 것 같습니다.

이 분의 경우, '마황'은 고혈압도 있고, 안압도 상승시킬 가능성이 있기 때문에 (최근 녹내장 환자가 늘고 있습니다.) 군이 사용하지는 않는 편이 좋지 않을까 합니다. 대청룡탕도 표폐영울(表閉營鬱)에 동반된 정사투쟁에 의해 발생한 열이 소양삼초(少陽三焦)에 내역하여 기기를 조체(阻滯)시켜 생겨난 상태에 '본래는' 사용해야만 한다고 생각합니다. 이 분은 정사투쟁은 일어나지 않았고 '상상해 보건데' 내인성 문제가 크다고 생각되었으므로 표(表)를 타깃으로 한 마황제는 맞지 않는 것이 아닐까 합니다.

또한 장관 내의 발효에 동반된 복부팽만 및 가스배출이 많았으리라 생각되는데 이건 어떤지요? (저도 바로 대청룡탕이나 월비가출탕이 떠올랐지만, 한번쯤은 스스로 경계해 보자는 생각에서 이런 제안을 드립니다.)

오노 학원장의 해답 · 해설은 〉〉 P301

증례: 72세, 남성

입춘이 지났습니다. 저희 병원 나무에도 싹이 트려 하네요.

이번 달 증례는 한 가지 과립제로 건피증으로 인한 증상이 개선되어 쾌적한 생활을 하게 된 분입니다. 처방 선택 과정에서 일본한방의학적 사고와 중의학적 변증이 일치한 흥미로운 증례입니다.

일본한방을 기본으로 하시는 선생님들은 물론, 중의학 기준에서 치료하고 계신 선생님들도 함께 의견을 나눠주세요.

주 소 | 전신 가려움

기왕력 | 고혈압, 충수염 수술

가족력 | 특이사항 없음

현병력 | 10년경 전부터 겨울이 되면 전신에 가려움이 발생. X년 1월 30일 가려움이 심해졌고, 때때로 일시적인 심한 복통이 발생하여 내원

현 증 | 신장 155cm, 체중 58kg, 혈압 146/95mmHg, 맥박 72/분, 정(整). 흉복부 청진에서 문제없으며, 신경학적 검사 이상 없음

검 사 | LDL-C 135 외 특이사항 없음

한방의학적 소견

망진: 근육질. 살결은 까칠까칠하게 메말라 있음. 약간 살색이 검은 경향

설진: 약간 습, 무태, 설질담홍색. 설하정맥충혈(±)

문진(聞診): 특이사항 없음

문진(問診): 수족냉증이 매우 심함. 봄, 여름에는 가려움이 그다지 없다. 가렵기 시작하면 그치질 않는다. 때때로 복통이 생기나, 설사나 변비 같은 위장관 문제는 없음. 수면에 문제 없음

맥진: 침세맥(沈細脈)

복진: 복력중등도. 특별한 소견 없음

경 과

X년 1월 30일: 냉증 심함, 복통은 예로부터 '산(疝)'이라 불렸던 증상과 유사. 중의학적으로는 하지냉증이 심하고(특히 하지내측에서 엄지발가락에 걸친 족궐음간

경 순행부위의 냉증과 통증), 피부 거침, 복통(경혈로는 관원혈 통증), 침세맥 등을 고려하여 혈허(血虛) 병태와 한체간맥(寒滯肝脈, 논치는 온경산한(溫經散寒), 양혈통맥(養血通脈))으로 변증하였고, 일본한방의학, 중의학적으로 모두【한방약】적응증으로 보이는 병태로 진단

X년 3월 27일: 올해는 수족냉증이 편해졌다.

X+2년 1월 19일: 작년부터 피부가 깔끔해졌고 가려움이 소실되었다고 함

본 처방은 냉증에 많이 사용되는 처방인데, 본치법(本治法)으로 생각하며 처방했습니다.

이【한방약】은 무엇일까요? 다양한 의견 기대하겠습니다.

▼ 콘퍼런스

igana23

이번 증례는 음증(陰證)이며 허실간증(虛實間證), 표한증(表寒證), 혈허(血虛), 신허(腎虛) 경향이군요. 겨울이 되면 가려움이 악화되며, '心血凝滯, 風熱內蘊…'이라는 점에서 당귀음자 아닐까 합니다.

마츠모토 사토루

이번 증례는 허실로 따지면 중간증(中間證)이겠지요? 피부의 건조함을 보았을 때 혈허이며, 한증(寒證)이 심한 한산(寒疝, 산기(疝氣))으로 보았습니다. 맥은 침세. 그리고 냉증의 첫 번째 처방은 당귀사역가오수유생강탕(當歸四逆加吳茱萸生薑湯)이겠지요. "상한론 궐음병편(傷寒論 厥陰病篇)"에 "手足厥寒 脈細欲絕者 當歸四逆湯 主之 若其人 內有久寒者 宜當歸四逆加吳茱萸生薑湯"으로 적혀있습니다.

하지만 이 처방을 동창이나 그 예방에 사용하는 경우는 많지만, 이 증례처럼 전신 소양감을 주소로 내원한 환자에게 처방할 수 있는지, 사실 전혀 자신이 없습니다. 항상 쉽게 답변에 이를 수 있도록 문제를 내주셨는데, 이번엔 좀 어렵군요. 수증치료(隨證治療)의 중요성을 한 번 더 생각하게 됨과 동시에 제 미

숙함을 통감하게 되네요.

그리고 쓸데없는 이야기인지 모르겠지만, 이 처방은 복용하기 어렵지 않나요? 증이 잘 맞으면 복용할 수 있다고도 하지만, 이런 거 절대 못 먹겠다며 약을 반환하러 온 경우도 2번이나 있었습니다.

답: 당귀사역가오수유생강탕

링고

노인의 건조한 피부, 가려움에는 사물탕을 베이스로 한 당귀음자를 처방해야 할 것 같습니다. 복통 증상이 신경 쓰이는데, 여기엔 작약의 진경진통작용(鎭痙鎭痛作用)에 기대해 볼 수 있을 것 같습니다. 또 하나 신경 쓰이는 것은 이 한방약은 '냉증에 많이 사용되는 처방인데, 본치법으로 생각하며'라는 점입니다. 당귀음자는 보혈(補血), 지양(止痒)의 처방으로, 오히려 보혈, 온경산한(溫經散寒)하는 처방이라면 당귀사역가오수유생강탕이 아닐까 합니다. 복통 증상에도 당귀사역가오수유생강탕이 딱 맞는 것 같습니다.

하지만 경과에서 주신 힌트가 아니었다면 역시 당귀음자를 골랐을 것 같습니다.

kimihiko

냉증, 건조, 가려움을 보고 역시 사물탕류라고 생각했습니다. 그래서 복통에 대해선 잘 모르겠지만, 당귀음자가 아닐까 생각했는데요…

'냉증에 많이 사용되는 처방'이라는 힌트에서 당귀사역가오수유생강탕을 조사해 보니, 적응증에 복통이 있어 딱 맞는 것 같습니다.

실제 환자분을 만났을 때, 냉증을 주소로 하고 있지 않다면 이 처방을 낼 수 있을지는 전혀 자신이 없네요.

호리 치아키

복부산통이란 점을 생각해 보면 당귀사역가오수유생강탕 같습니다.

인터넷에 온간(溫肝)을 검색해 보니 이것도 기록되어 있었습니다.

한체간맥(寒滯肝脈)과 간양허(肝陽虛) 등에 대해선 전혀 이해하지 못했었습니다. 간경(肝經)에 관해 보았던 자료도 전혀 없어서 그랬던 것 같습니다. 이번 계기로 오히려 흥미를 가지게 되었습니다.

🗣 야마우치 히로시

당귀사역가오수유생강탕이 가장 유력한 것 같습니다. 피부건조, 가려움에 대해서도 이 증례처럼 유효할 것 같습니다.

저는 겨울이 되면 동상, 냉증과 함께 손 습진이 자주 생기는데, 혈행을 촉진시키기 위해 계지복령환을 많이 병용합니다.

한산(寒疝) 이야기가 나와서 그러는데, 과민성 대장증후군 복통에도 이 처방이 아주 유효한 경우가 있었습니다.

🗣 유우지

이전 오노 선생님 강의 내용 중, 한증(寒證)에는 추보(追補)해야 한다고 하시며 부자제, 건강제, 당귀제에 대한 설명이 있었습니다.

부자는 따뜻하게 하며 진통작용이 있습니다. 건강은 신체 내부부터 따뜻하게 하고, 당귀제는 혈류를 개선하면서 따뜻하게 하죠. 따라서 당귀가 함유된 처방 중에서 한번 찾아보았습니다.

근육질이지만, 살결은 거칠거칠 건조하고, 혀는 무태, 침세맥, 복력중등도… 허실은 중간이었죠? 고령자들에게 많이 처방되기도 하며, 혈허병태도 있다는 점을 고려하여 당귀음자라고 생각했습니다.

쯔무라 처방 목록만 보다보면 일순간, 영강출감탕으로도 좋아질 수 있겠다는 생각이 들었는데, 이건 아직 제가 한방 관련 개념을 잘 잡지 못해서일지도 모르겠습니다….

경과에 적어주신 내용을 아직 완전히 이해를 못했습니다. 앞으로 조금씩 더 배워가야 할 것 같습니다.

🗣 사토 마코토

본치법이라는 점에서 아무래도 당귀사역가오수유생강탕 같습니다. 저도 가려움 중심으로만 생각해서 온청음 같은 처방이 아닐까 생각했습니다.

오노 학원장의 해답 · 해설은 >> P312

증례: 60세, 여성

어제까지 우중충했던 날씨가 돌변했습니다. 산 위에 있는 오래된 우동집에 가서 점심 식사도 했습니다. 진짜 슬슬 봄이 오나봅니다.

속으로 조금 복잡한 문제가 아닐까하며 출제합니다. 그렇다곤 해도 초심으로 돌아가 보면 매우 단순한 증례일 수도 있습니다.

주 소 타박

기왕력 고혈압, 고지혈증(본원에서 치료 중)

현병력 X년 1월 19일 자택 정원에서 넘어짐. 우안면타박

현 증 신장 156cm, 체중 64.8kg, 혈압 134/84mmHg, 맥박 91/분, 정(整). 우측안면은 눈을 중심으로 부종, 자반을 보인다.

검 사 X-ray 상 골절 없음

한방의학적 소견

망진: 햇빛에 그을려 건강해 보임. 안면 부종과 자반

설진: 백태, 설질담홍색. 설하정맥충혈(++)

문진: 정원 앞에서 넘어짐. 안면을 강타. 몸에 문제없음. 통증 때문에 배변은 생각 지도 못함

맥진: 대겸현(大兼弦)

복진: 복력중등도. 따로 특별한 소견 없음

경 과

X년 1월 19일 초진. 보통 체질이며, 타박이라고 하여 【한방약】을 처방

X년 2월 16일. 1월 21일부터 부종과 통증이 호전됨. '이렇게 빠르게 나을 수도 있군요?'라고 했다. 그 후 5일간 복용을 지속한 후 치료 종료

재내원 시에는 안면의 자반도 거의 소실되었습니다. 이 【한방약】은 무엇일까요?

🗣 igana23

이번 증례는 양증(陽證), 실증(實證), 이열증(裏熱證), 어혈(瘀血)로 안면의 타박, 배변도 불편했다는 점이 특징이었습니다. 치타박일방(治打撲一方)이 좋아 보입니다.

🗣 타카짱

이 증례에는 외상 직후라면 '삼황사심탕' '황련해독탕' '통도산'이 딱 좋겠지만, 수일 경과했음에도 피하출혈과 종창이 남아있는 상태입니다. 그래서 '치타박일방'이 좋아 보입니다.

🗣 마츠모토 사토루

타박상에는 구어혈제(驅瘀血劑)를 씁니다. 후보로는 계지복령환, 도핵승기탕, 통도산, 치타박일방 등이 가능할 것 같습니다. 모두 사용할 수 있는데, 복력중증도이며 복후(腹候)에 특별한 소견이 없고, 배변은 생각하기도 어렵다는 것을 변비 경향으로 보아 통도산을 사용해 볼 수 있을 것 같습니다. 변비가 심하면 대황이 들어있는 치타박일방도 가능할 것 같은데, 이 처방은 시간이 경과한 타박상에 좋다고 알려져 있으므로 그런 면에선 타카짱 선생님의 의견과 동일합니다. 하지만 타박 직후에 사용해도 효과를 보이는 증례도 있으며, 시간이 경과한 타박에 통증이나 이상감각만 남았을 때도 확실히 잘 듣습니다. 여기서는 출제에도 있는 것처럼 완벽한 단순 타박이므로 치타박일방을 사용했을 것 같습니다. 답: 치타박일방

🗣 링고

이번엔 타박 증례인데, 구어혈제인 계지복령환, 통도산, 치타박일방 등을 생각할 수 있겠습니다. 통증으로 배변을 생각하기 어렵다고 했으므로 통도산이나 치타박일방 두 처방 중 하나일 것 같은데, 대황량이 적은 치타박일방을 처방했을 것 같습니다.

야마우치 히로시

치타박일방이 주효했을 것 같습니다. 급성뿐 아니라, 진구성(陳久性)에도 잘 듣습니다. 이 처방을 좀 더 활용해 보고 싶네요.

오노 학원장의 해답·해설은 >> P313

증례: 55세, 여성

추위도 많이 풀려 매일 아침 산책로를 걷곤 합니다. 근데 봄인데도 기분 불편감을 호소하는 증례가 늘고 있는 것 같습니다. 봄에는 맥도 유화(柔和)한 맥이 된다고 하는데 말이죠.

자 이번 달 증례입니다.

주 소 불안감

기왕력 **가족력** 특별한 사항 없음

현병력 X년 1월 남편이 폐암을 진단받고, 불안감이 심하게 나타남. 디아제팜 (Diazepam)을 투약했지만, 두통이 생겨 복용하지 못하고 내원

현 증 신장 150cm, 체중 45kg, 혈압 130/72mmHg, 맥박 82/분, 정(整). 흉복부 에 이상소견 없음

한방의학적 소견

망진: 창백한 얼굴. 불안한 표정. 체력적으로는 허실중간(虛實中間)으로 볼 수 있다.

설진: 치흔(++), 습윤한 백태, 설질암홍색. 설하정맥충혈(±)

문진(聞診): 가냘픈 목소리

문진(問診): 남편의 암을 걱정하다 불안감이 생겨 안절부절 못하게 되었다. 불면 경향. 식사는 하지만, 인후에서 위에 걸쳐 막힌 것 같은 느낌. 배변에 이상은 없음

맥진: 침세활(沈細滑)

복진: 복력중등도. 심하비경(++), 가벼운 심하계(心下悸)

경 과

X년 2월 24일 초진. 기울(氣鬱) 치료를 위해 이기제의 대표인 【한방약】을 처방

X년 3월 3일 재진. 복용 5일째부터 기분이 좋아져 잘 수 있게 되었다. '이대로 처 방을 지속하고 싶다'고 했다. 14일분 처방

X년 3월 17일 재진. '불안감은 없다. 안정되었지만 조금 더 처방받고 싶다'고 함. 치 흔(+), 심하비경(−), 심하계(−)로 개선됨. 맥은 활맥(滑脈)

이【한방약】은 무엇일까요? 많은 의견 기다리겠습니다.

▼ 콘 퍼 런 스

igana23

이번 증례는 음증(陰證), 허실중간증(虛實中間證), 기울증(氣鬱證)으로 불안감, 불면을 호소하고 있으며, 인후에서 위 주변까지 막힌 느낌이 있으며, 수독(水毒) 경향도 있으므로 반하후박탕(半夏厚朴湯)이 좋을 것 같습니다.

마츠모토 사토루

이번 달 증례는 허실중간증이며 주소가 불안감. 불면 경향이며 인후에서 위 주변까지 막힌 느낌이 있고, 수독 경향도 있습니다. 그리고 대표적인 이기제라는 점도 참고하여 저도 반하후박탕에 1표를 던집니다.

야마우치 히로시

이 환자분은 매핵기도 있으며, 담기울결(痰氣鬱結)이라는 측면에서 반하후박탕이 적용되었을 것 같습니다. 향소산도 기울에 사용하지만, 본 증례는 인후나 명치의 막힌 느낌이 명확하기 때문에 반하후박탕이 가장 유력한 것 같습니다.

오노 학원장의 해답 · 해설은 >> P314

증례: 54세, 여성

연휴를 이용해 8일간 중국 오지 여행을 다녀왔습니다. 목적은 히말라야 방문과 티벳의학 견학이었습니다.

세계유산 다운 풍광을 만나 감격스러웠습니다. 티벳의학을 하는 유명한 나시족 의사에게 강의를 들었습니다. 현재 티벳의학은 상당한 분야에 걸쳐 중의학과 똑같이 문진, 설진, 맥진으로 진단하고 있었습니다. 특징적인 것은 소변 시진이었습니다. 티벳어 처방전도 흥미로웠지만, 그 내용을 보니 중의학과 겹치는 부분이 많았습니다. 사용약제는 80%가 환제였습니다. 산 위에 있다 보니 아무래도 전탕하는 것이 힘들어서 그런 것 아닐까. 그렇게 이해했습니다.

도입이 길었네요. 자 그럼 이번 달 증례입니다.

주 소 상열과 발한

기왕력 가족력 특별한 사항 없음

현병력 X년 4월 상순부터 돌발성 상열과 발한이 발생. 최근 생리불순도 발생했다.

현 증 신장 166cm, 체중 82kg, 혈압 155/57mmHg, 맥박 93/분, 정(整). 흉복부에 이상소견 없음

검 사 GOT 70, GPT 96, T-C 229, LDL-C 158 외 이상소견 없음

한방의학적 소견

망진: 물살. 하얀 얼굴

설진: 설첨홍색, 얇은 백태, 홍점. 설하정맥충혈(±)

문진: 상냥한 목소리

문진: 생리불순이 시작된 후 수면상태가 나빠졌고, 잠이 얕아졌다. 어쨌든 쉽게 피로해지며 권태감이 이어져 빈혈이 있는 것 같이 느껴지며, 두근거림, 어지러움이 자주 발생한다. 약 복용 시 위장장애가 잘 발생함

맥진: 침세삭맥(沈細數脈) 겸 색맥(濇脈)

복진: 복력연약. 가벼운 흉협고만(胸脇苦滿). 기타 특별한 소견 없음

경 과 X년 6월 8일: 상열, 안면홍조, 갱년기장애 등에서 가미소요산 적응증인지

를 먼저 생각했다. 하지만 허증(虛證)이 명확하여 비만 경향임을 무시. 빈혈유사 양상, 위장허약, 불면, 흉협고만을 우선적으로 생각하여 **【한방약】**을 처방

X년 6월 13일: 안면홍조 빈도가 격감

X년 7월 13일: 수면상태가 좋아졌고, 모든 것이 편해짐. 흉부 압박감이 없어졌으며, 완맥(緩脈)이 되었고 두근거림이 사라졌다.

X년 8월 7일: 안면홍조는 완전히 소실. 예년 여름처럼 체중이 감소했지만 위장 상태는 괜찮은 느낌이어서 오히려 기분이 좋다.

X+2년 4월 24일: 이 **【한방약】**을 계속 복용하며 상쾌하게 지내고 있으며 활동적인 생활을 하여 체중이 76kg, 혈압 152/60mmHg, 맥박 82/분, 정(整)이 되었다. GOT, GPT는 거의 그대로.

이 **【한방약】**은 무엇일까요? 과립제로 복용할 수 있는 처방입니다. 많은 의견과 여러분의 휴가 기간에 대한 내용 기다리겠습니다. 언젠가 선생님들과 함께 중국한 방 여행을 떠나길 꿈꿔봅니다.

▼ 콘퍼런스

🗣 마츠모토 사토루

이번 증례는 허증이며 주소는 갱년기장애로 생각되는 안면홍조와 발한. 빈혈과 유사하며 위장은 허약, 불면이 있고 가벼운 흉협고만을 보였습니다. 저도 처음에는 시호제인 가미소요산을 생각했는데, 어혈 소견이 별로 없고, 상냥한 목소리라든지, 약 복용으로 위장장애가 잘 생긴다는 점에서 조금 사용하기 어렵지 않나 생각했습니다. 비만 경향을 무시하고 처방했다 했으므로 가장 허증 경향의 시호제인 시호계지건강탕을 선택해야 할 것 같았습니다. 비슷한 정도의 허증용이며 시호를 함유한 보중익기탕과 감별이 필요한데, 이 증례는 소화기능이 쇠약해지거나 피로하다고는 하지 않았기 때문에 갱년기장애, 불면, 두근거림 같은 증상을 토대로 생각하여 후보에서 제외했습니다.

답: 시호계지건강탕

igana23

이번 증례는 음증(陰證), 허증, 기역(氣逆)과 수독(水毒)이며 안면홍조, 발한, 불면 그리고 경도의 흉협고만이 있다는 점에서 시호계지건강탕 같습니다.

하라 유즈루

이번 증례는 혈허(血虛), 기허(氣虛), 비허(脾虛), 여기에 혈허에 동반된 상초의 열증(熱證)이 있어 저라면 가미귀비탕(加味歸脾湯)을 처방했을 것 같습니다.

링고

물살 경향, 하얀 얼굴, 발한이 있다는 점에서 처음엔 방기황기탕을 생각했습니다. 하지만 발한은 갱년기장애 중 한 증상이며 허증 타입, 흉협고만이 있었기 때문에 시호계지건강탕을 처방해야 할 것 같습니다.

시호계지건강탕을 사용할 수 있게 된지 고작 반년 정도밖에 되지 않았습니다. 그 이전까지는 처방하더라도 팔로우업이 되지 않아 경과를 보지 못했습니다. 최근에 들어서야 겨우 '시호계지건강탕증'이 무엇인지 알게 되었습니다.

참, 수개월 전 상담 드렸던 쇼그렌과 RA 합병증례 말인데요. 맥문동탕과 시호계지건강탕 합방을 지속적으로 복용하고 있습니다. 1회 1포씩 3회 복용은 좀 과하게 느껴진다고 하여, 1일 각 1포를 3회로 나누어 복용하고 있습니다. 갈증은 한방약을 복용하면 훨씬 편하다고 합니다. 관절통은 개선되지 않았지만, 조금이나마 진행을 억제할 수 있다면 좋지 않나 싶습니다. 환자분과도 좋은 관계를 유지해 가고 있습니다.
감사드립니다.

야마우치 히로시

저는 연휴 기간 동안 집에 콕 박혀 의료수가 청구명세서를 체크한 뒤, 모처럼 꿀잠을 자며 휴양했습니다. 사적인 일이지만, 간호 파트를 모집 중인데 잘 되지 않아 일부를 파견 간호사로 활용하고 있는데, 개업하고 계신 선생님들은 어떠신가요? 파견 나온 간호사들과의 관계 속에서도 이런저런 공부가 되고 있긴 합니다. 저희 쪽에 와서 한방외래에 관심과 흥미를 보이는 간호사분들도 계십니다. 감기, 우울증, 암 환자까지 오다보니 '도대체 이 선생님은 전문이 뭐지?'라고 생각할 것도 같습니다. 쯔무라 수첩을 빌려가거나, 한방입문서나 비디오를 빌려가기도 합니다. 대학 이외에도 한방전문외래가 있다는 것을 처음 알았다고 하는 분들도 있었습니다. 이전에 근무했던 병원의 의사에게선 한방외래 진료를 받으려면 T대학까지 가지 않으면 안 된다고 들었다고 합니다. 사실, 시내에 한방외래 시설이 여러 개 있지만 전혀 몰랐다고 하는군요. 학회에서 좀 더 광고에 신경을 써야만 하지 않나 싶습니다. 그리고 의학부에서는 벌써 오래 전부터 한방개론 강의를 하고 있다고 알려주자 엄청 놀라더군요. 아직 간호 분야 쪽 홍보와 계몽이 부족해 보입니다.

자, 그럼 이번 증례에 대해 말씀드리겠습니다. 본 증례는 기혈양허(氣血兩虛), 특히 비허(脾虛)가 기본적으로 있는 허증인 환자입니다. 흉협고만, 정신불안, 불면, 두근거림, 월경불순, 안면홍조도 추가되어 있습니다. 간울화화(肝鬱化火)가 추가되어 있다고 해석하면 가미귀비탕(귀비탕에 시호, 치자 같은 소간청열(疏肝淸熱)하는 약재를 가미)을 적용할 수 있지 않을까요?

시호계지건강탕도 후보이지만, 시호계지건강탕은 보익작용이 적고(인삼, 황기, 창출 같은 건비약(健脾藥), 당귀 같은 보혈약이 없음), 안신작용 위주인 것으로 경험적으로 느끼고 있는데(두한(頭汗)에는 유효하지만), 복중의 특징적인 소견(복부 두근거림 등)도 적다는 점에서 제2선택약으로 생각해야 할 것 같습니다.

🗣 사토 마코토

이번 증례는 저도 가미귀비탕에 한 표 던집니다.
저도 피로한데 오히려 잠을 잘 자지 못할 때 복용합니다.

오노 학원장의 해답 · 해설은 >> **P315**

증례: 63세, 여성 (주부)

신종 플루도 끝을 향해가고 있는 것 같은데요. 선생님들 계신 곳은 어떤가요? 이번 달 문제입니다.

주　소 빈맥발작

기왕력 자궁근종 적출술(8년 전)

가족력 특별한 이상소견 없음

현병력 X년 9월 우상완, 우대퇴 전면부에 자반이 다발. 동시에 빈맥발작이 자주 생겨 기존에 다니던 병원에서 처방 받은 프로프라놀롤 염산염(Propranolol hydrochloride), 에티졸람(Etizolam)을 여러 차례 복용. 여러 번 프로프라놀롤 염산염, 에티졸람 복용을 하다 보니 흔들거림, 낮 시간 졸림이 생겨 내원

현　증 신장 159cm, 체중 56kg, 혈압 109/64mmHg, 맥박 81/분, 정(整)
병명: 순환기 전문 의료시설에서 선천성 상심실성 빈맥발작으로 진단

한방의학적 소견

망진: 체격양호. 붉은 얼굴. 자반. 피부건조. 우대퇴부에 자반

설진: 설질홍색, 박백설태(剝白舌苔)가 있으며 조(燥), 치흔(+), 설하정맥충혈(++)

문진(聞診): 명확한 발성이며 힘이 세지만, 기를 쓰고 있는 느낌

문진(問診): 빈맥이 없을 때도 숨참을 느낌. 빈맥발작과 항문부(치질 있음) 통증이 같이 나타난다. 수면상태가 좋지 않으며 손발의 번열감이 느껴진다. 위장에 문제가 없지만 그렇다고 완벽히 괜찮다고 말할 수는 없다. 때때로 변비가 있다. 배뇨에 이상 없다. 체력 저하를 보충하기 위해 겉도는 듯한 인상

맥진: 세활(細滑)

복진: 제상계(臍上悸)(+++), 심하비경(心下痞硬), 제방압통저항(臍傍壓痛抵抗)

경　과

X년 10월 6일: 자반, 설하정맥충혈, 제방압통저항에서 어혈(瘀血)의 징후를 보였지만, 우선은 표치법(標治法)부터 하기로 하고 빈맥에 대한 【한방약】을 처방

X년 11월 4일: 빈맥발작 횟수가 감소

X년 12월 3일: 최근 1개월간 빈맥발작 없음. 완맥(緩脈). 심하비경 없음. 제상계 없음

X+1년 4월 3일: 거의 반년간 발작이 없어 이 【한방약】을 그만 복용하길 제안. 그래도 걱정이 된다고 하여 그 후 아침저녁 2회 복용을 지속하고 있다.

▼ 콘퍼런스

🗣 야마우치 히로시

이번 증례, 또 다시 한방약 한 가지로 유효한 케이스를 제시해 주셨군요. 아마도 자감초탕(炙甘草湯) 아닌가 합니다.

기허(심기허(心氣虛))와 혈허(血虛), 어혈이 있고, 빈맥에 대해 우선 사용했다고 하셨습니다. 어혈은 나중에 다루기로 했으므로 익기(益氣)와 양혈(養血), 자음(滋陰)의 효과를 가진 본 처방을 시도해 보면 어떨까 합니다. 때때로 변비도 있으므로 마자인(통변(通便), 자음(滋陰))이 들어있다는 점도 OK이군요.

양허(심양허(心陽虛))라면 영계출감탕, 계지가용골모려탕 등도 후보가 될 수 있을 것 같습니다. 본 증례는 붉은 얼굴이라는 점에서 냉증은 없지 않았을까 싶어 제외했습니다.

🗣 마츠모토 사토루

이번 증례는 주소가 빈맥발작. 허실은 명확하지 않지만 허실간증(虛實間證)이겠지요. 황련해독탕은 좀 더 실증 경향이고, 시호가용골모려탕이나 억간산가진피반하는 복진에서 흉협고만(胸脇苦滿)이 없고 정신신경 증상이 없다는 점에서 선뜻 선택하기 어렵습니다. 또한 영계출감탕은 소변량이 감소하는 등 수독(水毒)이 있을 때 사용하지만, 이 증례는 그렇지 않습니다. 무리하게 기를 쓰고 있는 모습이나, 피부가 거칠다는 점에서 기혈양허(氣血兩虛)로 다룰 수 있고, 숨참과 불면 경향, 손발의 번열감 등을 보았을 때 자감초탕으로 해보는 것이 어떨까 싶습니다. 심하비경이나 명확한 제상계라는 복진 소견과 혀가 붉

고 건조하다는 점도 자감초탕에 합치되는 점입니다.

답: 자감초탕

링고

항문부 통증도 어혈 증상으로 보이지만, 우선은 표치법부터 시행하겠다고 하셨으므로 시호가용골모려탕, 영계출감탕 등을 생각해 볼 수 있겠습니다. 하지만 정신 증상이 없고, 흉협고만도 없으며, 기역(氣逆) 소견도 명확치 않습니다.

따라서 아직 사용해 본 적이 없지만, 자감초탕을 처방했을 것 같습니다. 명확한 제상계, 심하비경이라는 복진 소견은 자감초탕증과 일치하는 것 같습니다.

사토 마코토

저도 자감초탕에 한 표입니다.

표치법으로 빈맥, 부정맥을 호소하시는 몇 분들에게 처방해 봤는데 제 적은 경험에도 꽤 효과를 보는 분들이 있다는 느낌입니다.

이 환자분은 어혈 치료는 하지 않더라도 괜찮았을 것 같습니다.

오노 학원장의 해답 · 해설은 〉〉 P316

증례: 40세, 여성

저희 지역은 모내기가 끝나고 대두 파종이 시작되었습니다. 이렇게 적고 보니 고향에 온 것 같군요.

자 이번 달 증례입니다.

주 소 미열

기왕력 자궁내막증

가족력 특별한 이상소견 없음

현병력 반년 전부터 37.5℃ 정도의 미열이 발생. 의과대학 내과, 부인과에서 정밀검사를 받았지만 이상 없음. X년 10월 3일 권태감, 생리통도 발생하여 내원

현 증 신장 155cm, 체중 49kg, 혈압 108/82mmHg, 맥박 60/분, 정(整). 청진 상 흉복부에 이상소견 없음. 신경학적으로 이상소견 없음

검 사 소변검사, CBC, 생화학검사, CRP, ESR, 항핵항체 등 모두 음성

한방의학적 소견

망진: 중간 체형에 안색은 양호. 구순이 암자색. 체질, 체력적으로는 실증(實證) 같아 보였다.

설진: 설진에서 치흔설(+), 홍색, 설하정맥충혈(++)

문진: 미열이 생기면 전신 번열감이 나타나고 약간 변비 경향을 보이며 복만(腹滿)을 느낀다. 기분이 가정 내 사정으로 약간 가라앉은 듯하나, 하루하루 일상생활에는 지장이 없다.

맥진: 활(滑)

복진: 고도의 소복경만(小腹硬滿), 경도의 복피구급(腹皮拘急)

경 과 초진 시: 미열이라는 점에서 청열제를 고려했지만 갈증 호소가 없고, 번열감은 있어도 초조함[氣逆]이 없으며 배뇨에 대한 증상도 없다. 청열 효과를 지닌 석고제, 황련황금제는 적용될 수 없을 것 같았다. 활맥은 열증을 의미한다 생각되며 생리통 발생, 구순의 암자색화, 설하정맥충혈에서 어혈이 존재한다고 생각할 수 있었고, 가정 내 사정을 보았을 때 기체(氣滯)도 고려하여 【한방약】을 처방했다.

2주 후: 이미 미열이 개선. 대변 상태도 순조로워졌다.

6주 후: 소복경만이 개선. 생리 후 복통이 남았다고 하여 이【한방약】을 유지했다.

이【한방약】은 무엇일까요? 여러분의 답을 기다리겠습니다.

▼ 콘퍼런스

🗣 igana23

이번 증례는 양증(陽證), 실증, 이증(裏證)이며 열증(熱證), 어혈, 기체가 있고, 미열은 어혈에 의한 것으로 보이므로 구어혈제 중 허증 경향에 사용되는 것은 제외하고, 소복급결도 없고 기역도 명확하지 않다는 측면에서 도핵승기탕을 제외하고 나니 계지복령환이 적합한 것 같습니다.

🗣 마츠모토 사토루

모내기와 파종 풍경, 너무 그립네요. 나중에 가능하면 시골서 개업하고 싶습니다.

자 이번 달 증례는요. 실증이며 주소가 미열(불명열). 생리통, 구순의 암자색, 설하정맥충혈이라는 점에서 어혈이 있고, 기역은 없으나, 변비, 복만, 기분 가라앉음이 있다는 점에서 기체(氣滯)는 있는 상황입니다.

주소인 미열은 어혈의 병태인 여성 호르몬 밸런스 이상에 의한 것이라고 생각하면 후보는 구어혈제(驅瘀血劑)인 계지복령환, 도핵승기탕, 가미소요산, 여신산, 온경탕, 당귀작약산, 통도산(通導散) 등이 되겠지요. 계지복령환에서 온경탕까지는 기역에도 효과가 있지만, 기체에 효과가 있는 것은 이기제가 포함된 여신산과 통도산뿐입니다. 두 처방 모두 실증 경향이지만, 변비와 복증인 소복경만, 복피구급을 참고해 보았을 때 후세방인 통도산을 선택했을 것 같습니다.

답: 통도산

🗣 야마우치 히로시

한가로운 전원의 풍경이 떠오릅니다. 어린 시절이 생각납니다. 저는 탄자와산 지에서 자랐습니다. 지금도 물과 공기가 아름다운 지역입니다.

자 이번 달 증례는 어혈이 명확, 설하정맥충혈도 보입니다.

소복경만, 기체, 변비, 자궁내막증이 있습니다. 실증 어혈로 통도산이 가장 유력한 후보 같습니다. 본 처방은 이기하면서 활혈, 구어혈 효과가 강력합니다. 대황, 망초는 배변과 함께 열을 잡아줄 수 있습니다. 계지복령환 합방도 고려할 수 있을 것 같습니다.

🗣 유우지

이번 증례는 중간까지 읽다가 실증 열증에 어혈, 수독이 있고, 약간 변비 경향을 보인다는 것을 보고 처음에는 계지복령환이라고 생각했습니다.

하지만 경과를 보니, 배뇨에 관한 증상과 기억이 없고, 기체도 고려하여…라고 되어 있어 통도산 같습니다.

하지만 저라면 이런 환자분을 눈앞에서 보았을 때, 계지복령환을 가장 먼저 처방했을 것 같습니다. 꽤 어렵군요. 스스로 사용해 본 적이 없던 처방을 처음으로 생각해 보려 하니 머릿속에서는 '이걸로 될까?'하는 생각이 들기도 하고, 뭔가 두근거립니다.

오노 학원장의 해답 · 해설은 》 P326

증례: 33세, 여성

매미 울음소리가 시끄러운 계절이 다가왔습니다. 이제 눈부신 여름이 찾아오겠지요. 진료실은 전혀 변함없는 일상이겠지만요….

주　소 상복통

기왕력 담석증

현병력 X년 7월 27일 상복통이 발생하여 집근처 의원에서 진료 받음. 라베프라졸(Rabeprazole), 돔페리돈(Domperidone), 티퀴지움브로마이드(Tiquizium bromide), 정장제를 처방받았다. 복통 개선이 없고 37.4도의 발열이 생겨 8월 1일 내원

현　증 신장 166.4cm, 체중 53kg, 체온 37.4℃, 혈압 97/42mmHg, 맥박 92/분, 정(整). 상복부에 압통, 혈관잡음이 들림

검　사 ESR 80mm/h, CRP 20.17mg/dl, WBC 13,710

한방의학적 소견

망진: 복통 때문에 고민하는 듯한 표정. 발한. 혈색양호

설진: 황백태(黃白苔), 설하정맥충혈(++)

문진: 연변소량, 빈회. 복통, 구역 때문에 식욕 없음

맥진: 부긴삭(浮緊數)

복진: 심하지결(心下支結), 제상계(臍上悸), 심하부와 좌상복부에 압통

경　과

X년 8월 1일 (초진): 복통의 상황, 담석 기왕력 등에서 급성 췌장염을 의심하여 검사 시행. 심하지결을 목표로 사역산을 투여

8월4일: 복통개선 없음. 복진 상 심하지결, 제상계 없이 우하복부 압통이 명확. 검사소견 상 amylase 정상. ESR 80mm/시, CRP 20.17mg/dl, WBC 13,710이어서 충수염으로 진단. 항생제 정맥주사를 시작하고, 동시에 복증 (腹證)을 고려하여 **【한방약】**을 처방

8월7일: 배변순조. 복통개선. ESR 50mm/시, CRP 1.69mg/dl, WBC 7790이어서 항생제 정맥주사는 종료

8월8일: 이 【한방약】을 4일분 처방했다.

고찰: 본 증례에 항상제 정맥주사를 한 것이 치료의 핵심이라고 생각되나, 이 【한 방약】도 경과 기간 동안 충분한 역할을 했다고 생각합니다.
이 【한방약】은 무엇일까요? 여러분의 답을 기다리겠습니다.

▼ 콘퍼런스

마츠모토 사토루

이번 증례는 '충수염에 우하복부 압통을 참고로 처방한 한방약은 무엇일까?' 이군요. 혈색이 양호하며 처음에 사역산을 처방했다는 점에서 실증(實證). 맥은 부긴삭(浮緊數). 연변소량, 빈회였습니다. 실증이며 충수염이라면 대황목단피탕(大黃牡丹皮湯)이 우선 떠오르는데 이 증례에서는 변비 경향은 없었습니다. 그리고 오츠카 케이세츠 저 "증후로 보는 한방치료의 실제"(난잔도)에 "맥이 빈삭(頻數)해지는 경우에는 대황목단피탕은 금기이다"라고 되어 있어 처방하기 좀 어렵게 느껴집니다. 대황목단피탕−(대황, 망초)+(의이인)인 장옹탕이 좋지 않을까 합니다. 복증도 회맹부저항압통이란 점에서 잘 맞는 것 같습니다. 참고로 코타로 한방제제로 장옹탕 엑기스세립이 나와 있습니다.

야마우치 히로시

긴 여름 방학 동안 집 담벼락에 매미가 허물을 벗어둔 모습을 자주 보던 일이 생각납니다. 이 허물껍질(선퇴)도 약재라는 것을 한방을 공부한 덕에 알게 되었습니다.
자 이번 증례는 충수염이었는데, 항생제+대황목단피탕 엑기스제였으리라 추측합니다. 맥은 마츠모토 사토루 선생님께서 지적하신대로 맞지 않는 측면이 있지만, 급성 발열성 질환에서는 자주 나타나는 맥 아닐까요? 교과서에는 화농된 경우에는 사용하지 말라고 되어 있습니다. 복부소견으로 defance 등 복막자극증상에 대한 기록이 특별히 없어 항생제 투여 하에 대황목단피탕을 병용한 것이 합리적이었다고 생각됩니다.

제 경험으론 저 자신의 치핵탈항에 동반된 격심한 통증에 이 처방 엑기스 2포를 취침 전에 아플 때마다 그때그때 복용하여 하룻밤 자고 나면 거짓말처럼 나아졌던 적이 있습니다. 한방을 시작했던 초기의 요행수였습니다. 당시 '한방은 대단해!'라며 감격했습니다.

사실 저는 급성 충수염을 오노 선생님처럼 이렇게 경과를 지켜볼 자신은 없어, 검사 결과를 원내에서 신속하게 확인한 직후, 급성 복증으로 보이면 정맥주사도 하지 않고 큰 병원으로 보내고 있습니다. 외래에서 매일 정맥주사를 하는 방법도 있지만, 만에 하나라도 입원이 꼭 필요해질 수도 있어서요.

🗣 링고

우하복부 압통이 명확하며 염증반응이 심한 충수염에 자주 사용되는 대황목단피탕 같습니다. 그런데 심하지결(心下支結)이란 복증을 어떻게 생각하면 좋을까요? 사역산으로 복직근 긴장이 잡혔던 것일까요?

🗣 하라 유즈루

제 졸렬한 경험에 입각해 보면 마츠모토 사토루 선생님이 추천한 장옹탕과 대황목단피탕 중 감별이 필요해 보입니다. CRP가 20을 넘는 염증이라면 충수염 염증은 카타르성 염증(Catarrhal inflammation)으로 보긴 어렵고, 봉와직염성으로 추정할 수 있겠습니다. 괴사성이라면 이미 복막자극증상이 생겼을 것인데, 이것은 오노 선생님의 문제 출제에서 이미 배제되었네요. 그리고 복막자극증상이 생겼다면 아마 오노 선생님께서도 환자를 큰 병원으로 이송하셨겠지요. 그렇기 때문에 봉와직염성 충수염이라 생각할 수밖에 없습니다. 이렇게 심한 염증이 있으면 항생제를 사용한다곤 해도, 역시 대황을 사용하지 않았다면 CRP가 1대까지 격감하지는 않았을 것 같습니다.
저도 최근 유행하는 세균성장염 + 설사 증례에 대황을 약간 첨가한 황금탕을 사용하고 있으므로, 대황목단피탕에 1표를 던집니다.

그런데 충수염의 복통은 대부분 명치부에서 우하복부로 이동하는 것으로 알려져 있죠. 이번엔 어떠했습니까? 문득 드는 생각으론 처음엔 표증(表證)으로 위경(胃經) 상태였지만, 병상이 진행하여 이증(裏證)이 되고, 비경(脾經)에 들어갔기 때문에 경락적으로도 그에 대응하는 경혈 포인트에 압통이 나온 것일지 모르겠다는 생각이 듭니다.

사토 마코토

'충수염→대황목단피탕'이라는 단편적인 사고방식으로 일단 대황목단피탕에 한 표입니다. 저도 아마 바로 외과에 보냈을 것 같습니다.

오노 학원장의 해답 · 해설은 》 P327

한방내과 韓方內科
임상 콘퍼런스
CLINIC CONFERENCE

정답 / 해설 / 질의

▼ 해 설 / 질 의

많은 답변 주셔서 감사합니다.

웹상 문서를 통한 증례 검토이므로 증례 파악이 쉽지 않았을 것이라 생각되지만, 선생님들의 처방에 대하여 아래와 같이 생각해 보았습니다. 참고해 주시길 바랍니다.

계지인삼탕에 대하여

계지인삼탕은 원래 인삼탕증이 있는 것이 기본입니다. 인삼탕증을 가진 사람에 표증이 남아 있는(또는 표증이 합병됨) 경우에 유효합니다.

본 증례는 '더위탐' 이후 일시적으로 비위허가 심화된 상태로 생각할 수 있습니다. '복부에 냉감이 있다'고 되어 있으나, 이것은 땀흘림에 따른 냉감으로 만성적 복부 냉증은 아닌 것으로 보입니다.

그리고 설사를 하지 않는다는 점에서도 인삼탕증과는 조금 거리가 있습니다. 발한이 지속되는 상황에서 지한(止汗)에 계지만으로는 그 효과가 약하여, 치료가 어려울 수 있습니다. 다만 이런 경우에도 계지인삼탕으로도 치료 시도를 해볼 수는 있습니다. 인삼탕으로 체력을 올려주면서 전체가 개선되길 기다리는 것입니다.

계지의 지한 효능을 기대해 보시는 선생님들이 많이 계신 것 같지만, 실제 약효는 '발한해표(發汗解表)'입니다.

갈근탕을 무한오풍(無汗惡風)할 때 사용하는데, 계지탕은 땀이 나고 있을 때 쓰인다는 점에서 알려진 약효 같습니다. '마황탕, 갈근탕은 강제적으로 발한시키며, 계지는 기분 좋은 발한을 유도한다'고 생각해 주시는 것이 좋겠습니다.

오령산에 대하여

급성 구심, 구토에 오령산이 자주 사용되지만, 본 증례는 일단 발한이 중심적 병태이기 때문에 오령산을 배제했습니다.

이수제인 오령산을 탈수에 사용하는 경우도 있긴 하지만, 일수(溢水) 경향일 때 더욱 효과적입니다. 탈수 경향에는 '생진작용(生津作用)'을 가진 약재를 고려하는 것이 좋습니다. '생진작용'을 가진 약재로는 지황, 인삼, 오미자, 맥문동 등이 있습니다. "發汗後 大汗出 … 五苓散主之"라는 상한론의 한 조문을 잘 지적해 주셨습니다. 이 조문 내용처럼 확실히 발한 후 수분 조절에는 오령산이 유용합니다.

본 증례에 오령산을 사용하는 것은 구역, 구토에는 유효할 수 있지만, 어디까지나 발한을 멈추지는 못한다는 점, 약맥(弱脈), 복력이 연약했다는 점 등에서 미루어보아 체력적으로 확실한 허증이라는 점에서 커버할 수 없는 면이 있다는 것이 걸립니다.

백호가인삼탕에 대하여

확실히 소변량 감소, 갈증이 있으면 오령산, 게다가 열감이 동반되어 있으면 백호가인삼탕 같은 처방도 후보에 오를 수 있습니다.

경과를 적을 때 혈압을 좀 더 자세히 적었더라면 좋았을 것 같은데, 나날이 조금씩 혈압이 내려가고 있었습니다. 갈증을 느낄 체력, 기력이 상실되어 버린 상태로 생각되었습니다. 그래서 백호가인삼탕보다 허증용 처방을 사용하는 것이 좋지 않을까 생각합니다.

청서익기탕

정답입니다.

야마우치 히로시 선생님의 댓글로 이미 충분한 해설이 되었으므로 참고해 주시길 바랍니다. 추가적으로 발한 후 냉감은 기본적으로 열증으로 다루어 치료합니다.

인삼, 황기, 오미자, 황백 조합이 지한작용을 합니다.

Dr. Yasu 선생님께는 출제 의도를 읽혀버렸습니다. 완패입니다. 이후 신경 쓰겠습니다.

사토 마코토

오노 선생님, 매우 재밌는 기획입니다. 다른 선생님들의 답변도 많은 도움이 됩니다.

기본부터 꼭 공부해가야겠다는 생각이 들기도 합니다. 보통의 증례 검토 같은 형태로 접근하면 해설을 볼 때는 '그런가~'하다가도 뭔가 어떻게 그런 처방에 접근하게 되었는지를 모르면 안 되는데…라고 생각했었는데, (아직은 잘 모르지만) 이해가 깊어지는 느낌입니다.

오노 슈지

하라 유즈루 선생님, 상세한 고찰에 감탄했습니다. 특히 설진 소견을 자세히 검토해 주셨습니다.

확실히 백태는 병위(病位)로는 표증(表證)~반표반리(半表半裏), 한열로는 한증(寒證)에 해당합니다. 다만 이번 증례처럼 백태이면서 건조 상태라면 열증이 심하지 않은 조증(燥證)으로 읽어 처방 선택의 근거로 삼을 수 있습니다.

또한 설하정맥의 '약간 충혈'에서 어혈의 존재를 추정해 볼 수 있지만, 이 정도의 설하정맥충혈은 사실 일반적인 생리적 상태로 생각하는 편이 좋습니다.

사족입니다만, 한방의학적 소견을 판단할 때, 어디까지나 전체적 상황을 종합적으로 고찰하는 것이 중요합니다. 복진에만, 설진에만 사로잡히지 말고 전체적으로 고찰하여 증(證)을 생각해 내는 것이 원칙입니다.

링고

오노 선생님, 이론적 해설 감사드립니다.

지금까지 계지탕의 발한에 대한 사용 방법을 명확히 알고 있지 못했는데, 명확해졌습니다.

오령산에 대해서는 다른 의사(제 남편으로 저보다 늦게 한방 공부를 시작했지만, 어느새 절 추월해 버렸습니다)로부터 '탈수상태일 때는 오령산을 사용하면 안 돼'라는 말을 들었는데, 선생님 코멘트도 보면서 드디어 이해가 되었습니다.

청서익기탕은 지금까지 더위탐에 세 번 정도만 처방해 봤습니다. 이렇게도 사용되는구나~하고 느꼈습니다. 많이 배웠습니다. 또한 지금까지 보중익기탕과 청서익기탕의 사용 방법에 대해 잘 몰랐는데, 야마우치 히로시 선생님의 댓글을 보면서 아주 쉽게 이해할 수 있었습니다.

아직 미숙해서 엉뚱한 댓글을 달지도 모르지만, 앞으로도 잘 부탁드립니다.

정답 >> 제2회 정답 >> A 마황탕(麻黃湯),
　　　　　　　　　　　　 B 소시호탕가길경석고(小柴胡湯加桔梗石膏)

▼ 해설 / 질의

이번 문제는 너무 쉬웠던 것 같습니다. 만장일치네요.
정답은 A는 마황탕, B는 소시호탕가길경석고입니다.

'이렇게나 고전 기록 그대로인 증례가 있을까?…'라는 생각이 들 정도의 문제였습니다. 이런 증례를 보다보면 시공을 초월하는 상한론의 위력을 실감합니다. 모두 상한론 태양병 중편에 등장하는 내용입니다.

"太陽病 頭痛發熱 身疼腰痛 骨節疼痛 惡風 無汗而喘者 麻黃湯主之" "傷寒五六日 往來寒熱 胸脇苦滿 黙黙不欲飮食 心煩喜嘔 或胸中煩而不嘔 或渴 或腹中痛 或脇下痞革更 或心下悸 小便不利 或不渴 身有微熱 或欬者 小柴胡湯 主之"

딱 이 조문에 해당되는 환자분이었습니다.

그럼 다음 회를 기대하며 마칩니다!

▼ 해 설 / 질 의

많은 답변 주셔서 감사드립니다. 가장 유력한 후보는 오수유탕이었습니다. 사실 선생님들의 설명 그대로입니다. 오령산증이라고 하려면 갈증, 소변불리(小便不利) 등이 필요한 증례였습니다.

M.O. 선생님은 인삼탕을 추천해 주셨습니다. 비위허(脾胃虛), 습설(濕舌), 심하비경(心下痞硬) 등을 보면 인삼탕이 떠오릅니다. 다만 본 증례처럼 딸꾹질에 대해서는 무엇보다도 오수유의 강성(降性)작용이 필요합니다. 인삼탕의 백출은 지사작용 위주의 약재입니다(쯔무라 과립제에는 창출이 사용되나, 이것도 승성(升性)이 있어 딸꾹질에는 맞지 않습니다). 곧 한음(寒飮)의 상충에 대한 효과는 오수유탕이 우수하며, 인삼탕은 그 효능이 확실하지 않습니다.

그 외 반하사심탕을 후보로 언급하신 분들도 계신데, 건강이 들어있을 뿐 황금, 황련제로 청열작용을 가지고 있으므로 적용하기 어려워 보입니다. 작약감초탕, 정향시체탕, 시체탕 등도 후보로 거론되었는데, 선생님들께서 해설해 주신 그 이유로 사용하지 않았습니다.

이 점을 신경 쓰셨던 분도 계실지 모르겠습니다. 신체 소견으로 맥박 87/분에 대해 빈맥 경향이라고 적어두었는데, 맥진 소견으론 지현(遲弦)으로 적어두었습니다. 엄밀히 말하자면 정합성 없이 적었습니다. 당연히 음허에 빠질 가능성이 있다고 생각하여 증상이 소실된 시점에 복용을 중단시켰습니다.

그리고 하나 더, 바로 약을 중단시킨 더 큰 이유는 오수유의 부작용이 두려워서가 아니라, 이런 증례의 경우, 그다지 재발이 잦지 않다고 생각했기 때문입니다.

오늘 내원한 분이 어떤 처방의 전형적인 증후를 보여주었습니다. 1주 후에는 개선될 것으로 예상됩니다. 다음 출제는 이 증례로 하겠습니다.

▼ 해설 / 질의

선생님들, 답변해 주셔서 감사합니다.

시호계지건강탕이 압도적인 지지를 받았네요.

그 외, 보중익기탕, 마황부자세신탕이 후보로 거론되었습니다.

하라 유즈루 선생님, 야마우치 히로시 선생님께서 해설해 주신 것처럼 기초에 비위허(脾胃虛)가 있고, 이로 인해 어혈이 야기되었다고 해설할 수 있겠습니다.

본 증례에서 어혈의 징후가 가장 의미가 있다고 할 수만은 없는데, 왜냐하면 병태의 결과로서 나타난 현상이기 때문입니다. 만성질환에서 어혈이 가장 큰 의미를 지니고 있는 병태라면 먼저 치료해야 할 대상으로 봐야할지도 모르겠습니다. 하지만 감염 후 병태에 적용하는 처방을 고르는 상황이었던 만큼 역시 시호제를 사용하는 것이 좋았을 것 같습니다.

마황부자세신탕은 "少陰病 始得之 反發熱 脈沈者 麻黃附子細辛湯 主之"에서 "始得之(처음에)"가 중요합니다. 직중(直中)의 소음에 사용됩니다.

감염 후 병태라는 점에서 처음부터 오한과 권태감이 심하게 나타난 경우에 사용될 수 있는 처방이라고 생각합니다.

따라서 남은 것은 시호계지건강탕과 보중익기탕인데요. 모두 감염 후 미열, 권태감 등의 병태에 빈용될 수 있지만, 때때론 감별이 매우 어렵습니다.

본 증례는 침지맥(沈遲脈)이며 동계도 없고, 제방계 제상계도 나타나지 않았습니다. 무엇보다 기력이 없어졌다(기허)는 점이 내원의 첫 번째 이유였습니다.

그래서 보중익기탕을 처방했습니다.

답변 주신 것을 보면 시호계지건강탕과 보중익기탕이 반반이었던 것 같습니다.

보아하니 기력이 없고, 원기가 없으며(이 점을 애초에 문제에 넣을지 고민했습니다만, 넣으면 너무 문제가 쉬워졌을 것 같습니다), 시호계지건강탕의 목표 중 하나인 기침도 없는 상황이었습니다.

선생님들도 본 증례를 눈앞에서 보았다면, 바로 보중익기탕을 처방했을 것이라고 생각합니다.

아마도 실제 환자분을 눈앞에서 본 현장에서의 느낌과 증례 프레젠테이션을 통한 느낌에 차이가 있었던 것 아니겠습니까?

본 증례의 후기입니다.

보중익기탕을 14일간 복용한 후, 다시 내원하여 보중익기탕이 매우 잘 듣는다며 "이 처방 없이는 살 수가 없다"며 매우 기뻐했습니다. 다시 14일분을 처방했습니다. 하지만 아직 에티졸람(Etizolam)도 처방받아 복용하고 있습니다.

야마우치 히로시

정답, 해설 모두 감사드립니다. 멋지게 한 수 배웠습니다. 주소와 한방의학적 소견을 좀 더 있는 그대로 받아들여야만 하겠군요.

기허와 비허가 명확하므로 우선 보기제가 적용될 수 있고, 여기에 경미한 감기로 인한 열증이 남았으므로 그것을 조리하기 위해 익기건비(益氣健脾)에 청열을 겸한 보기제의 대표는 확실히 보중익기탕이겠군요. 또한, 기력저하에도 좋겠습니다.

시호계지건강탕은 지나친 생각이 아니었나 싶어, 한 번 되짚어 생각해 보게됩니다. 시호계지건강탕으로 보기엔 복부 동계가 없고, 맥이 지나치게 약했지 않나 싶습니다. 그리고 기침, 가래도 지적해 주신 것처럼 없었습니다(시호계지건강탕에는 청열화담작용(清熱化痰作用)이 있는데 말이죠). 소양병이라는 점과 의욕이 없었다는 점 등을 보곤 간울증상에만 사로잡혀 있었습니다.

일본 한방에서는 보중익기탕을 광의의 시호제 그룹에 포함시키며, 그중 가장 허증용으로 본다는 점도 미처 생각하지 못했습니다.

이상! 제 반성의 변이었습니다. 감사드립니다.

하라 유즈루

해설 감사드립니다.

끈질기게 면목 없습니다만, 아직 환자분의 맥증이 어떻게 그런 형태를 보였는지에 대해서 잘 모르겠습니다. 허증이고 보중익기탕증이라면 세맥(細脈)은 납득이 되지만, 특히 침지맥(沈遲脈)은 어떤 병태이며 이 환자분의 경우 왜 이런 맥증이 나오게 되었는지 가르쳐 주십시오.

오노 슈지

하라 유즈루 선생님, 질문해 주셔서 감사드립니다. 굉장히 어려운 질문이네요. 본 증례에서 왜 침지세맥이 나왔는가를 설명해 달라고 하셨는데, 아무리 변증을 반복해 보더라도(죄송합니다), 오히려 진리에서 멀어져만 가는 것 같습니다. 귀납법적으로 만들어진 의학이론이기 때문에 그런 것 같습니다. 본 증례를 예로 들어, 맥증이라는 개념을 탐색해 보면 좋겠습니다.

보중익기탕의 맥은 부약(浮弱), 대(大), 산대이무력(散大而無力) 등이 적절합니다. 마황부자세신탕의 맥은 침세가 적절합니다. 이것은 대부분의 선생님들도 알고 계시리라 생각합니다.

그럼 주로 중의학이론에 따라 고찰 해보겠습니다.

침맥은 이증(裏證)을 시사하며, 지맥은 일반적으로 한증의 징후로 일컬어집니다. 세맥은 기혈양허, 모두 허손에 나타나는 경우가 많습니다. 침지맥은 비위의 양허나 음한응체(陰寒凝滯)의 병증에 나타납니다.

본 증례가 비위양허(脾胃陽虛)라는 점은 하라 유즈루 선생님께서도 인정하시리라 생각합니다.

다음으로 '맥과 증의 순역(順逆)과 종사(從舍)'라는 개념입니다.

일반적으로 맥은 증과 일치하는 경우가 많지만, 상응하지 않고 '맥과 증의

역'이라고 불리는 병태도 존재합니다.

　본 증례처럼 '열감이 있음'에도 맥이 침세한 경우 이것을 '역'이라고 부릅니다. 이 '역'의 상태란 병기가 진행하는 것을 가리킵니다. 본 증례에선 정기가 쇠약해져 가는 것을 보인 것 아닌가 싶습니다.

　맥과 기타 증(證)이 상반될 때는 맥과 기타 증의 진가(眞假)를 자세히 살펴봐야 합니다. 경우에 따라 사증종맥(捨證從脈) 또는 사맥종증(捨脈從證)해야만 합니다. 맥과 기타 증을 함께 고려해야만 하는 것입니다. 이것을 사진합참(四診合參)이라 합니다.

　잡다한 이야기를 늘어놓아 오히려 이해가 어려워진 것은 아닐까 걱정됩니다. 그럼 추가적인 질문과 지도 부탁드립니다.

정답 >> 육군자탕(六君子湯)

▼ 해설 / 질의

답변해 주셔서 감사합니다.

요시나리 토시코 선생님께서는 첫 등장이신데 매우 재밌는 답변을 해주셨습니다.

자, 육군자탕 3표, 진무탕 2표, 길경탕 1표, 인삼탕 1표, 인삼탕가부자(부자이중탕입니다) 1표, 기타 향소산, 계비탕, 보중익기탕, 십전대보탕 등도 후보로 거론되었습니다.

길경탕은 일시적으로 구내염을 처리할 수 있을지 모르겠지만, 위 불편감과 식욕부진에 지속 처방할 용도로 추천할 만한 처방은 될 수 없지 않나 생각합니다.

향소산은 기체(氣滯) 징후가 보였다면 적용할 수 있을지 모르겠습니다.

'지난달 고등어 초밥을 먹고 나서 고등어만 먹으면 두드러기가 올라온다. 왜 갑자기 고등어 알레르기가 생긴 거지…'라며 현 상황에 납득하지 못해 우울해 하던 환자분이 오늘 내원했습니다. 아마도 향소산 적응증이 아닐까 생각하여 처방했습니다. 기체(氣滯)와 생선 알레르기에 대한 처방이었습니다.

수독(水毒), 비허(脾虛), 냉증이기 때문에 육군자탕, 진무탕, 인삼탕 등이 자연스럽게 떠오릅니다.

이 처방들은 서로 비슷하지만, 본 증례에는 '식욕부진과 동시에 구내염이 발생'했다는 문진 내용이 있습니다. 연변, 설사, 복통이 가장 중요한 상황이라면 진무탕을 선택해도 좋겠으나, 구내염이 항상 식욕부진이 있을 때 생겼다는 점이 가장 중요했습니다. 또한 진무탕은 이른 아침의 설사(계명사(鷄鳴瀉)라고도 합니다)가 좋은 목표점이 됩니다.

그럼 이제 육군자탕과 인삼탕 중 하나로 좁혀집니다.

비기허(脾胃陽虛)는 공통입니다. 만약, 양허(陽虛) 징후가 심하여 지속적인 설사, 야마우치 히로시 선생님께서 설명해 주신대로 침 흘림, 옅은 소변 등이 있다면 인삼탕이 적용될 수 있습니다.

하지만 본 증례는 어디까지나 연변 정도였고, 특별한 경우(과식)에만 설사가 있었다고 했습니다. 위 불편감, 식욕부진 등 같은 위 기능저하가 주 증상입니다.

그래서 본 증례에 사용했던 한방약은 육군자탕입니다.

▼ 해설 / 질의

새해 복 많이 받으세요. 답변 주셔서 감사드립니다.

도핵승기탕과 통도산 2처방으로 압축되었네요.

어혈과 변비라는 키워드였기 때문에 당연한 일이라고 생각합니다. 야마우치 히로시 선생님의 답변에서 볼 수 있듯 지실, 후박이 포함된 통도산은 기체(氣滯), 기울(氣鬱) 징후가 중요합니다. 심한 타박 후에 기체가 발생하고, 대량의 혈종, 변비가 보일 때 사용하는 처방입니다.

M.O. 선생님은 심하비(心下痞)를 기체로 다루셨는데, 심하비는 자각증상입니다. 본 증례는 심하비경(心下痞硬)을 보여 타각 증상이었습니다. 심하비경, 그것도 배꼽 상부에까지 도달할 정도로 심한 심하비경은 승기탕류의 좋은 사용 목표가 됩니다.

하라 유즈루 선생님은 식적을 중요시하셨는데, 과식하더라도 아무 일도 없었던 16세 양실증 그 자체인 증례였습니다. 이런 경우에는 오히려 식적이 발생하는 경우가 드물며, 식적을 기본으로 한 변증이 의미를 가지기 어렵습니다. 경과에서도 도핵승기탕 3포를 매일 복용하고도 설사도 하지 않고 쾌적하게 생활을 하고 있었다는 점을 보아도 양실증 증례로 보는 것이 맞을 것 같습니다.

그래서 이번 증례는 전형적인 도핵승기탕증입니다.

질문이 있으시면 꼭 댓글을 주셨으면 좋겠습니다.

요시나리 토시코 선생님께는 나중에 변비의 일반적 한방치료 관련 이야기를 업로드해 드리도록 하겠습니다.

하라 유즈루

답변 주신 내용에 대한 질문이 있습니다.

①맥진에서 현맥(弦脈)으로 잡혔는데, 오노 선생님 말씀대로라면 이 맥진 소견이 기체와 연결되지는 않는 것으로 느껴지는데요. 어떻게 받아들이면 좋을까요?

②이런 환자분들은 제 답변에도 말씀드렸지만, 단맛의 음식을 과도하게 섭취하여 변비, 알레르기 반응, 어혈유사 증상, 배꼽 상부의 압통 등이 잘 나타나는 경향이 있는 것 같습니다. 아마도 장내세균과의 관계가 있는 것 같은데…. 실제로 제 환자분들 중에도 이런 분들이 많이 계시는데요. 단맛 음식을 제한하는 것만으로도 꽤 효과가 좋아지고, 그래도 약을 복용해야만 하는 경우는 전체의 반 정도입니다. 이 환자분은 도핵승기탕으로 변비가 해소된 것으로 보이는데요. 그렇다면 도핵승기탕 특히 대황, 망초가 들어있는 처방은 언제까지 복용하도록 하는 것이 좋을까요? 덧붙여 이 경우, 어혈이 개선되면 최종적으로 변비라는 상태에서 환자분이 해방될 수 있을까요?

③이 환자분의 생리통과 어혈의 원인은 무엇일까요?

오노 슈지

요시나리 토시코 선생님께 변비에 대하여.

도핵승기탕은 확실히 사하작용이 강력합니다. 야마우치 히로시 선생님의 답변에 있는 것처럼 대부분은 하루 1~2포로 처방합니다.

허증 변비 처방으로 무엇이 있을지 질문해 주셨는데, 기울(氣鬱) 변비에는 '마자인환', 혈허(血虛) 변비에는 '윤장탕', 기혈양허(氣血兩虛) 변비에는 '십전대보탕', 기허(氣虛) 변비에는 '보중익기탕' 등을 사용합니다. 또한, 갱년기 장애 증상에 변비 경향이 겹쳐 있다면 '가미소요산'을 시도합니다.

허실간(虛實間)이고 복통을 동반했다면 '계지가작약대황탕'을 적용합니다.

실증이라면 흉협고만이 동반되었을 경우, '대시호탕', 기역을 동반했다면 '삼황사심탕', 어혈이 있었다면 '도핵승기탕'을 처방합니다.

적절한 한방처방을 사용한 변비 치료는 양약 치료에 비해 압도적으로 유용함을 매일매일 경험합니다. 참고해 주세요.

야마우치 히로시

요시나리 토시코 선생님께. 유착성 변비에 대한 경험.

외람되오나, 허증 변비에 대해 오노 학원장님의 답변에 조금이나마 보탬이 되고자 추가 답변을 드립니다. 복부 수술 후 대변이상, 특히 변비, 복부팽만, 복통 그리고 반복되는 유착성 장폐색 등은 한방치료 단독 무대가 아닐까 합니다.

> 악성 림프종에 변비가 있고, 때때로 분변이 복진에서 촉지되기도 하는 분
> 혼자서 5번의 수술을 받았고, 현재는 파킨슨병에 걸려 있는 분

다음 처방을 사용해 보면 어떨까합니다.
1) 대건중탕 3포 합 소건중탕 3포, 3회 분복. 이른바 중건중탕(오츠카 케이세츠)입니다.
2) 만약, 변비가 심하면, 대건중탕 3포, 계지가작약대황탕 2~3포, 2~3회 분복.
3) 어느 정도 복부팽만감이나 복통은 잡혔으나, 아직 변비가 시원하지 않다고 하면, 2)에 양약 산화마그네슘이나 수산화마그네슘 등 안전성이 높은 완하제를 추가해 보면 좋습니다. 한방약 중에서라면 마자인환을 1포 정도부터 조금씩 늘려 보면 좋습니다.

저는 20년째, 다수의 암이나 기타 수술 후 유착장애에 한방처방을 해보고 있는데, 위 처방만으로도 약 80% 또는 그 이상 유효하다는 느낌을 받습니다. 좋아지면 하루 2포 정도로 감량할 수도 있었고, 이런 경험을 여러 번 했습니다.

부인과 수술 후 증례에는 추가로 당귀작약산, 궁귀조혈음, 당귀사역가오수유생강탕 등을 수증겸용(隨證兼用)하기도 합니다. 위 절제 증례로 식욕저하가 심할 때에는 육군자탕, 인삼탕, 보중익기탕 등을 증에 따라 병용하면 더욱 효과를 올릴 수 있습니다.

참고해 주시길 바랍니다.

오노 슈지

하라 유즈루 선생님 질문 감사드립니다.

단맛 음식의 과도한 섭취로 알레르기 반응이 심해지는 것은 여러 차례 경험해 봤지만, 변비가 생겼을 때 단맛 음식을 제한함으로써 변비가 해소된다는 점은 새롭습니다. 큰 참고가 되었습니다. 감사드립니다. 저도 앞으로 한 번쯤 시도해 보겠습니다.

자, 그럼 질문에 정확히 답변을 드린 것인지는 모르겠지만, 다음과 같이 생각해 보시죠.

> ①맥진에서 현맥(弦脈)으로 잡혔는데, 오노 선생님 말씀대로라면 이 맥진 소견이 기체와 연결되지는 않는 것으로 느껴지는데요. 어떻게 받아들이면 좋을까요?

현맥을 중의학에서는 간담병(肝膽病), 각종 통증, 담음(痰飮), 학질에서 나타날 수 있다고 이야기합니다. 또한 일본한방에서는 소양병기(少陽病期)의 특징적인 맥으로 봅니다. 모두 완전히 별개로 보이지만, 소양병기의 대표적 처방이 시호제이며 간담병에도 사용됩니다. 본 증례는 상한론 이론으로 보자면 소양과 양명 합병으로 해석할 수 있어 현맥이 나오더라도 이상하진 않습니다. 소양과 양명의 합병은 양명병으로 치료하는 것이 상식적입니다.

이런 변증을 토대로 보자면 도핵승기탕도 선택할 수 있게 됩니다. 또한, 생리통, 소복급결 등 통증이 있어 이로 인해 현맥이 나타났다고도 해석할 수 있습니다.

> ②이런 환자분들은 제 답변에도 말씀드렸지만, 단맛의 음식을 과도하게 섭취하여 변비, 알레르기 반응, 어혈유사 증상, 배꼽 상부의 압통 등이 잘 나타나는 경향이 있는 것 같습니다. 아마도 장내세균과의 관계가 있는 것 같은

데 …. 실제로 제 환자분들 중에도 이런 분들이 많이 계시는데요. 단맛 음식을 제한하는 것만으로도 꽤 효과가 좋아지고, 그래도 약을 복용해야만 하는 경우는 전체의 반 정도입니다. 이 환자분은 도핵승기탕으로 변비가 해소된 것으로 보이는데요. 그렇다면 도핵승기탕, 특히 대황, 망초가 들어있는 처방은 언제까지 복용하도록 하는 것이 좋을까요? 덧붙여 이 경우, 어혈이 개선되면 최종적으로 변비라는 상태에서 환자분이 해방될 수 있을까요?

한방약으로 변비를 치료할 때, 대부분 호전 시 한방약을 감량 또는 중지하게 됩니다. 본 증례도 변비가 해소되면 아침 점심에는 계지복령환, 밤에만 도핵승기탕으로 복용하면 좋을 것 같습니다.

오늘 마침 환자분이 내원했습니다. 바로 단맛 음식을 좋아하는지 물어보았습니다. '단 음식은 그다지 먹지 않습니다'라고 이야기하여 아쉽지만, 단맛 음식 섭취를 줄여 변비를 해소시켜보는 것은 시도하지 못했습니다.

> ③이 환자분의 생리통과 어혈의 원인은 무엇일까요?

어혈(瘀血, 血瘀)의 원인을 중의학에서는 한사(寒邪), 열사(熱邪), 외상, 담탁(痰濁), 기허(氣虛), 기울(氣鬱) 등으로 설명합니다. 서양의학적 병태 인식을 도입하자면 정신적 스트레스, 운동부족, 수면부족, 변비 그리고 성장기 호르몬 언밸런스로 볼 수 있을 것 같습니다. 본 증례는 대부분의 다른 증례도 그렇지만, 어혈의 원인을 딱 한가지로 특정하기는 어려워 보입니다.

중의학(일본한방도 그렇지만) 이론이 연역적으로 만들어진 것이 아니다보니, 구조적으로 원인특정이 어렵습니다. 그래서 일까요? 일본한방에서는 병인에 대해 거의 언급이 없습니다. "한방의학은 철저히 치료학이다"라는 인식이 깔려 있기 때문입니다.

어려운 답변이 아닐까 걱정됩니다. 치료에 관한 선생님의 의견 추후 또 들어보고 싶습니다.

하라 유즈루

　오노 선생님께 항상 상세한 설명해 주셔서 감사드립니다. 약간의 추가 말씀 드리오니 검토 부탁드립니다.

　우선 단맛 관련 이야기인데요. inflammatory response 조절에도 꽤 효과가 있는 것 같습니다. 제 경험입니다만, 함몰손톱을 보인 젊은 고교생(여성)에서 함몰손톱 주위의 불량육아가 현저하여 다양한 치료(십전대보탕 같은 처방도 사용해 보았습니다)를 시도했지만, 전혀 듣지 않아 고민하다가, 알레르기 반응 조절에도 효과가 있으니 한번 해보자며 단맛 음식 섭취를 2주간 참도록 한 결과, 멋들어지게 깔끔히 치료되었습니다. 환자분도 놀랐는데, 저야말로 더욱 놀랐습니다.

　저는 자주 minor surgery도 하고 있습니다. 수술 후 습열(濕熱) 경향이 있는 식품(단맛, 과일, 술)을 한 주 정도 피하도록 지도합니다. 그렇게 해보니 수술 부위도 깔끔히 낫는 것 같더군요.
　전에는 천식으로 고생하던 남성이 찾아와 이런저런 문진을 해보니, 역시 단맛 음식, 과일을 많이 섭취하고 있어 조금 피하도록 했더니 약은 그다지 사용하지 않고도 조절할 수 있었습니다.
　이 습열 경향이 있는 음식의 과다섭취는 다양한 병태와 연관되어 있는 것 같은데요. 교감신경 과긴장상태도 잘 일으킵니다. 고혈압, 불면, 어깨 결림, 근육 통증 유사 증상, 과민성 대장증후군(전형적인 허증 신경증으로 계지가작약탕증과는 별개의 상황이지만, 최근 이 단맛 과다섭취 타입이 많습니다) 등도 연관이 있는 것으로 보입니다.
　지난 번 화제가 되었던 수술 후 유착에 동반된 아장폐색에서도 이 음식들을 피하는 것만으로 발생을 억제할 수 있습니다. enterobacterial flora의 이상 발효에 동반되는 가스 발생이 억제되기 때문일까요?…

이번 증례 환자분의 과일 섭취 양상은 어땠나요? 단맛 음식은 딱히 먹지 않는 경우, 과일은 달지 않다고 생각하는 환자분들도 많이 계신 것 같습니다. 그런데 습열일 때 나타나는 어혈과 비슷한 복부 소견은 어혈은 아닌 것인가요?

그리고 선생님의 해설에서 소양병과 양명병의 합병 관련 부분에 대해 질문 드립니다. '소양과 양명의 합병은 양명병으로 치료하는 것이 상식적입니다'라고 적어주셨는데요. 상한론의 양명병과 소양병의 합병에 관한 기록에는

"陽明少陽合病 必下利 其脈不負者順也 負者 失也 互相剋賊 名曰負也 脈滑而數者 有宿食也 當下之 宜大承氣湯"

라고 되어 있는데, 여기선 우선 합병이라면 반드시 설사를 하게 된다고 적혀있는데, 본 증례와는 다른 면이 있습니다. 어떻게 해석하면 좋을까요?

또한, 이 기록에 관한 모든 해설들을 읽어봐도, 양명리실(陽明裏實)의 맥증(脈證, 滑數)에서 滑=위장의 정체성 병변, 數=열성병변, 곧 양명이라는 위장계에 열실성 조시(熱實性 燥屎)가 정체되어 있는 병변이므로 공하법(攻下法)으로 내리는 것이 좋지만, 소양의 맥 곧 현맥(弦脈)은 소양의 사기가 중하다는 것을 표현한 것이므로 공하법을 사용하지 말고 소시호탕을 사용하라고 기록되어 있습니다(中國傷寒論解說, 동서의학으로 본 상한론, 傷寒雜病論類編 등에서). 선생님께서 '상식적'이라고 하신 것은 어떻게 해석하면 좋을까요? 답변을 부탁드립니다.

오노 슈지

다시 하라 유즈루 선생님께

불량육아, 그 외의 병태와 단맛 음식과 관련된 이야기 매우 흥미롭게 읽었습니다.

사실, 제 진료실에도 한 중학생이 '불량육아가 낫지 않는다'며 내원한 적이 있습니다. 뭘 처방할까 금방 떠오르지 않았는데, 다음 내원 시에 과일을 포함해서 충분히 문진해 보려 합니다.

다른 한 분, 고등학교 교사이면서 야구부 감독인데 '하지 만성습진이 낫지

않는다'며 내원했습니다. 벌써 1년째 피부과에 다니고 있지만, 금주 2개월만에 깔끔히 나아버렸습니다. 원인은 선생님의 지적대로 단 한 가지! 바로 술이었습니다.

선생님의 지적대로 대부분의 합병(合病)은 설사를 하는 것으로 적혀있습니다.
"陽明少陽合病 必下利 …… 宜大承氣湯"
"太陽與陽明合病者 必自下利 葛根湯主之"
"太陽與少陽合病者 自下利者 與黃芩湯……"
으로 적혀 있습니다.
하지만 다음과 같은 기록도 있습니다.
"太陽與陽明合病者 不下痢 但嘔者 葛根加半夏湯主之"
"太陽與陽明合病者 喘而胸滿者 不可下 宜麻黃湯主之"

이 기록들에 따르면
太陽與少陽合病(본위는 少陽) → 황금탕 = 소양병기의 처방
少陽合病與陽明(본위는 陽明) → 대승기탕 = 양명병기의 처방
太陽與陽明合病者(본위는 太陽) → 갈근탕 = 태양병기의 처방
이 됩니다.

이렇게 합병과 관련된 기록에 대해서는 예로부터 많은 논의가 있어왔습니다. 오쿠다 켄조 선생도 "…사고방식의 차이에 따라, 어떻게든 논리는 세워진다…"라고 이야기 하곤 했습니다.
그렇다보니 조금은 거칠지 모르겠지만, 평소 합병을 조금 넓게 다루어 왔습니다.
상한론에 기록된 대로 증후를 보이는 경우에는 그것을 따르지만, 본증처럼 본위가 양명인데, 현맥(양명병기라면 부긴삭(浮緊數)이 보통)이 나오면 소양의 징후는 아닌지, 소양과 합병의 특징을 보이지는 않을까 등을 탐색해 보았

습니다.

본 증례를 양명과 소양의 합병으로 다루었다고 말씀드린 것은 선생님이 지적하신 식적(食積)이 아니라 숙적(宿食)이 있는 것으로 해석할 수 있지 않을까 해서였습니다.

"…有宿食也 當下之…"입니다.

하라 유즈루 선생님과 논의하다보니 이런 풍으로 답변을 드리게 되었는데, 본 증례에서는 사실 어혈과 변비, 양실증을 보이며, 기울의 징후가 희박하다는 점 등에서 도핵승기탕을 선방했던 것이 본 의도였습니다.

매우 재미있는 논의였습니다. 또 지적을 기다리겠습니다.

요시나리 토시코

'변비에 대하여'&'계명사(鷄鳴瀉)'

오노 선생님, 야마우치 히로시 선생님, 허증 변비에 대해 상세히 가르쳐주시어 감사드립니다. 사실 아직 증상(변비)에 따라 약을 생각하는 버릇을 버리지 못하고 있습니다. 환자 한분 한분을 좀 더 제대로 진료해 나가고 싶습니다. 하지만 제5회에 처음 투고했을 때 무서움을 모르던 '신참'의 모습으로 다시 질문을 드립니다.

> '진무탕'으로 변비가 개선되기도 했습니다. 와상상태이며 과거 십이지장 궤양 수술 기왕력이 있는 분으로 변비가 심하여, 처음에는 주2회 관장을 했습니다.

변비는 일단 한방약으로…라고 안이하게 생각하고 우선 '마자인환'을 처방했습니다. 하지만 '마자인환'을 사용하더라도 대변이 나오지 않은 채 시간이 흐르다가, 오히려 반포만 복용해도 물 같은 설사를 하게 되어버렸다고 간호사가 고충을 호소했습니다.

지금은 '진무탕' 하루 한포로 매일 좋은 상태의 배변을 하고 있습니다.

이 환자분의 그 후 이야기인데요, '진무탕' 1일 1포로 매일 기분 좋게 대변이 나온 것은 결국 3주 정도였습니다.

다시 대변이 잘 나오지 않아 본인이 관장을 하고 싶다고 이야기했는데…, '진무탕'을 중지하고 나서는 앞으로 어떻게 해야할지 고민에 빠졌습니다. '다시 환자상태를 제대로 파악해서 처방해야겠다'고 다짐하고 있습니다.

이 포인트에서 질문이 있습니다. 오노 선생님께서 5회 증례 해설 중 "진무탕은 이른 아침의 설사(계명사(鷄鳴瀉)라고도 합니다)가 좋은 목표점이 됩니다"라고 하셨습니다. 이 '계명사'에 대한 질문입니다. 이번엔 저 자신과 관련된 일입니다.

아침에 화장실에 가고 싶어 눈을 떠 달려 나갑니다(그렇다곤 해도 결코 이른 아침에 일어나는 것은 아닙니다). 설사까지는 아니지만, 어느 정도 형태를 갖춘 녀석이 뻑뻑하고 한 번에 배출됩니다(아~ 시원하다~). 그리고 아침 식사 후 바로 또 한 번 화장실에 가서 남은 것을 배출해 버립니다. 출장 등으로 집 이외의 곳에서 숙박할 때는 되도록 아침 식사 후 화장실이 확보될 수 있도록 시간과 장소를 항상 고민합니다. 이런 배변 형태인데 이것을 '계명사'라고 봐도 될까요?

조금 부끄러운 질문입니다만, 잘 부탁드립니다.

오노 슈지

요시나리 토시코 선생님께

(아~ 시원하다~)라고 느꼈고, 이른 아침의 형태 있는 배변은 '계명사'는 아니라고 봅니다. '계명사'란 어디까지나 대처가 필요한 설사입니다.

진무탕이 효과가 없었던 증례는 매우 귀중하네요. 충분히 관찰해 보시고 한방의 이론과 효과를 실감할 수 있는 기회가 된다면 좋을 것 같습니다.

요시나리 토시코

오노 선생님 빠르게, 그리고 깔끔한 답변 주셔서 감사합니다. 앞으로도 잘 부탁드립니다.

▼ 해설 / 질의

많은 답변 주셔서 감사합니다.

이번 증례는 너무 전형적이어서인지, 전원 일치로 용담사간탕을 선택해 주셨습니다. 아마도 간경습열(肝經濕熱), 하초습열(下焦濕熱)로 용담사간탕으로 치료하는 것이 당연하다고 생각하신 것이겠죠.

다들 아시겠지만 용담사간탕에는 크게 2종류가 있습니다. 설씨의안에 나오는 것과 모리 도하쿠 선생이 창안한 일관당 처방, 이렇게 2가지입니다. 이번에 사용한 것은 설씨의안 처방입니다.

여기에 연교 박하 방풍 같은 해표약(解表藥), 황련 황백 같은 청열약(淸熱藥), 보혈약(補血藥)인 작약과 천궁을 추가한 것이 일관당 처방입니다.

'한방의 묘미를 만끽' 선생님께서 '가래가 쉽게 엉겨붙는 것도 습열인가요?'라는 질문을 주셨는데요. 용담사간탕 복용 후 개선된 것을 보면 그렇다고 해석할 수도 있지 않을까요? 선생님들의 의견 기다려보겠습니다.

하라 유즈루

이번 증례에 대해선, 사실 전 황련해독탕으로 효과를 본 적이 있다고 해서 오히려 '일관당 처방이 좋지 않나?'라고 생각했습니다.

그런데 소화기 질환을 치료하다보면 항문부의 뭔가 소양감 같은 것을 호소하시는 환자분들이 종종 오시는데, 이것도 하초의 습열로 생각해서 응용할 수 있을까요?

오노 슈지

하라 유즈루 선생님 항상 예리한 질문을 주셔서 감사합니다.

저도 항문부 소양감에 용담사간탕을 사용해 본 적이 없다보니 사용해 본 경험이 있는 분이 계시다면 한 수 배우고 싶습니다.

사실 저희 의원에는 설씨의안 타입의 용담사간탕 엑기스제밖에 없습니다.

그렇다보니 이번 증례에는 망설임 없이 그것을 사용했는데요, 처방 구성을 보면 일관당 처방에 청열약이 많이 들어있는 것도 맞습니다. 엑기스제가 제대로 구비되어 있지 않다보니 아무래도 거의 사용해 본 적이 없고, 일관당 처방을 꼭 써야겠다 싶을 때는 전탕약을 사용하고 있습니다.

두 처방의 사용 방법은 다음과 같이 정리해 볼 수 있겠습니다.

설씨의안 타입은 급성기, 일관당 처방은 만성기. 이렇게 말입니다.

①약재량이 다릅니다. 하나하나의 약재량이 설씨의안 타입 엑기스제에 더 많습니다.

②약재 종류가 적을수록 날카로운 맛이 더 좋습니다.

③일관당 처방은 원래 체질개선을 목표로 만들어진 것입니다.

④곧 시호청간탕, 형개연교탕, 용담사간탕은 일관당 3형제 처방인데, 이들 일관당 처방은 온청음가연교박하를 베이스로 한다는 공통점이 있으며 모두 장기 사용을 통한 체질개선을 목표로 처방됩니다.

위와 같은 이유에서 설씨의안 타입 용담사간탕이 더 좋지 않을까 생각해 봅니다.

야마우치 히로시

하라 유즈루 선생님께

음부의 습진, 미란, 소양감(항문 주위 포함)에 대하여:

1) 급성기에는 설씨 처방이 청열이습약(淸熱利濕藥)으로 강력한 소염작용이 있지 않을까 생각합니다. 다만 그만큼 한성(寒性)이 강하고 사하제적 약성이 있기 때문에 투여기간도 비교적 단기간으로 설정하는 것이 폐해가 없어 좋다고 여러 해설서에 적혀 있습니다.

2) 급성기가 지났거나 만성, 재발성 또는 일단 좋아졌지만, 재발을 방지하고 체질개선을 시키고자 한다면 일관당 처방을 장기적으로 지속하면 된다는 생각으로 전 대응해가고 있습니다.

온청음, 즉 사물황련해독탕이 그래도 함유되어 있는데, 사물탕의 4가지 약재, 황련해독탕의 4가지 약재, 이 8가지 약재가 모두 1.5g이라는 소량의 배합량을 보입니다. 더구나 연교 방풍 박하 같은 해표약이 가미되어 있어 표리의 청열작용이 강화되어 있으면서 양혈시키며 윤택하게 함으로써 하초의 만성적 염증에 대응할 수 있게 되어 있는 처방이라 생각합니다.

제 경험으로는 아토피의 외음부 소양, 발적, 종창, 미란에 일관당 처방을 장기적으로 사용하면 효과가 있었고, 부작용도 거의 없었습니다.

하라 유즈루

오노 선생님, 야마우치 히로시 선생님, 지도 감사드립니다.

정답 >> 백호가인삼탕(白虎加人蔘湯)

▼ 해설 / 질의

답변 주셔서 감사합니다.

한 분만 백호탕, 나머지분들은 모두 백호가인삼탕을 골라주셨네요.

실제 처방했던 것은 백호가인삼탕이며, 그 이유는 대부분의 선생님들께서 지적해 주신대로입니다. 백호탕도 그다지 틀렸다고는 할 수 없습니다. 다만 발한이 이어지고, 체액 결핍이 의심되는 상황입니다. 그리고 약간의 오한(상한론에서는 "배미오한(背微惡寒)"이라고 표현했습니다)도 있었으므로 백호가인삼탕 쪽이 딱! 이지 않을까 생각합니다.

한방의 묘미를 만끽 선생님께서 '겨울에 많은가?'라는 질문을 주셨는데, 백호가인삼탕을 사용할 증례가 많다는 의미가 아니라 단순히 감기가 많다는 의미였습니다. 제가 사족을 붙였네요.

▼ 해 설 / 질 의

많은 답변 주셔서 감사합니다. 정답이 이미 나온 것 같아 처방했던 한방약을 바로 말씀드리겠습니다.

대부분의 선생님들게서 황련해독탕이라고 해주셨는데요. 바로 정답은 황련해독탕입니다.

야마우치 히로시 선생님께서 삼황사심탕을 선택해 주셨습니다. 역시나 프로답다고 생각했습니다. 대황에는 사하작용 외에 청열작용도 있다는 점이 중요합니다. 열역(熱逆)이 상초에 울색(鬱塞)된 상태라고 생각하면 삼황사심탕이 딱 맞다고 생각합니다. 이번에는 한방치료가 처음이었던 분이었고, 변비가 없었다는 점에서 혹시라도 설사 같은 것이 발생한다면 한방약에 대한 신뢰가 없어질까 우려했습니다. 다행히 황련해독탕이 즉효를 보여 안심했습니다.

대황을 사용하는 환자분에게는 항상 신경을 씁니다. 어쨌든 대황을 함유한 처방으로 또는 대황을 가미하여 청열시키고자 하나 변비가 없는 경우에는 대황을 따로 가지고 다니도록 하여 조금씩 증량시키는 방법도 사용하곤 합니다. 이것은 저도 오구라 시게나리 선생의 저서에서 본 내용으로 기억합니다.

WBC 증가의 원인은 불명확합니다. 빈뇨도 있었고, 한방의학적으로 열증 상황이 확실하다고 보았으므로 뭔가 염증 상태가 있지 않을까 의심했지만, 현 시점에서는 불명확합니다. 경과 관찰을 통해 명확해지면 말씀드리도록 하겠습니다.

야마우치 히로시

이번에도 알아듣기 쉽게 답변 주셔서 감사드립니다.

삼황사심탕 하루 용량의 약재 분량은 제약회사에 따라 차이가 납니다. 쯔무라 제제는 대황 황련 황금이 각각 3 3 3g, 코타로 N-113 (하루 용량 6g) 또는 NC-113 (1일 3캡슐)에서는 각각 1 1 1g입니다.

곧 코타로 제제의 경우 쯔무라 제제에 비해 하루 용량이 매우 적게 함유되어 있습니다. 대황이 3g인 것과 1g인 것 사이에는 사하작용에 있어 차이가 클 것이라 생각합니다. 왜 그런 분량으로 정했을까, 명쾌한 이유를 제약회사로부터도 제대로 들어본 적은 없는 것 같습니다.

또한 대황의 품질, 종류에 따라 센노사이드 A 함유량이 많아 사하작용이 강한 것(아황(雅黃)과 센노사이드 A 함유량이 적어 사하작용이 약하지만 청열작용은 강한 것(금문대황(金紋大黃))이 있습니다.

그런데 사하작용이 충분한 것을 양품(良品)을 다루다보니 엑기스제에는 아황이 대개 사용되는 것 같습니다.

저는 전탕약을 쓸 때, 거의 둘 중 하나를 골라 사용하는데 아토피 등으로 붉은 피부를 보일 때에는 청열작용을 기대하면서 아황이 아니라 금문대황(1일 0.5~2g 정도)을 사용합니다. 물론 심한 설사, 복통이 일어나지 않도록 양을 가감해 갑니다.

하지만 같은 금문대황이더라도 재배품은 센노사이드 함유량이 극단적으로 적지만, 야생품은 많아 사하작용도 충분하다고도 합니다.

그리고 센노사이드 함유량을 안정시킨 신주대황이라 불리는 품종을 모 제약회사가 개발하여 ○○한방 변비약으로 사하 효과가 좋은 OTC로 판매하고 있습니다.

그런 점에서 대황에는 사용하기 어려운 측면이 있으며 품질, 품종에 대해서는 저도 아직 잘 알지 못하는 측면이 있습니다.

이번 문제에서는 코타로 NC-113 (1일 3캡슐)을 염두해 두고 답변 드렸습니다. 이 정도 양으로는 심한 설사, 연변이 일어나지 않을 것이라는 의미였습니다.

하지만 역시 대황은 여러 작용 중에서도 사하 효과 중심으로 생각할 수밖에 없어 변비가 없는 환자분들에게는 신중해야만 한다는 점은 제가 간과한 점입니다.

많은 답변 주셔서 감사합니다.

대건중탕과 인삼탕이 맞서고 있군요. 당귀작약산 또는 당귀작약산가부자를 후보로 생각하셨던 선생님들도 계시리라 생각합니다. 확실히 안색이 희고, 치흔, 냉증임을 고려한다면 당귀작약산가부자도 후보가 될 수 있습니다. 하지만 수족 냉증이 없고, 혈허 소견이 없다는 점, 그리고 주소가 복통이라는 점에서 이 증례에는 사용하기 어렵지 않나 합니다. 수족 냉증이 있고, 복통이 있다면 오히려 당귀사역가오수유생강탕에 가까운 상황이었던 것 같습니다. 또한, 복부(특히 하복부) 냉증과 복통을 키워드로 하면 진무탕도 후보에 올릴 수 있었을지 모릅니다. 진무탕은 설사가 없더라도 종종 선택할 수 있는데 본 증례는 변비 경향이었기 때문에 대건중탕 쪽이 더 적합하였습니다.

인삼탕과 대건중탕을 감별해 보죠. 이한허증(裏寒虛證)에 사용할 수 있는 온중산한(溫中散寒) 처방이라면 두 처방 모두 후보가 될 수 있습니다. 인삼탕을 지사제라고만 할 순 없기 때문에 링고 선생님 말씀처럼 변비에도 유효할 수 있음을 부정할 순 없습니다. 하지만 야마우치 히로시 선생님의 댓글에도 언급되듯 변비에 치우쳤다면 대건중탕, 설사에 치우친다면 인삼탕. 이런 식으로 감별하는 것이 일반적입니다.

야마우치 히로시 선생님의 지적에 답변 드립니다. 이것은 한방의 치료 원칙 중 하나로 '수기(遂機)와 지중(持重)'이라는 원칙입니다. 수기란 시시각각 변하는 증에 따라 처방을 변경함을 의미하며, 지중은 저변에 흐르고 있는 불변의 증을 찾아 증상이 변하더라도 줄곧 같은 처방을 이어 처방함입니다.

상반되는 치료 방법을 잘 조절하는 것, 그리고 수기에 치우친 의사의 자세를 경계한 것으로 봐주시면 될 것 같습니다.

이런 이유에서 이번 답은 대건중탕입니다.

정답 >> 인삼탕(人蔘湯)

▼ 해설 / 질의

많은 답변 주셔서 감사합니다.

전원일치로 '인삼탕'이군요. 정답 역시 인삼탕입니다. 전형적인 인삼탕증이라고 생각합니다.

침 과다분비를 키워드로 잡아주신 분들이 igana23, 마츠모토 사토루, 사토 마코토, 위상(胃上)의 한(寒)을 키워드로 잡아주신 분이 M.O. 선생님이셨습니다.

이한허증(裏寒虛證)에 대해서는 모든 선생님들께서 이미 잘 이해하고 계시리라 봅니다. 야마우치 히로시 선생님께서 마침 잘 해설해 주셨습니다.

실제 임상에서는 복잡하게 얽힌 병태를 흔히 봅니다. 그렇다보니 아무래도 전형적인 증례를 진료했을 때, 딱 무릎을 치게 되곤 하죠.

지금까지는 되도록 전형 증례로 과립제 1가지 정도면 충분히 대처할 수 있었던 증례를 제시했습니다. 앞으로도 당분간 이 방침을 유지하고자 하지만, 다음에는 과립제로는 대처할 수 없었던 증례를 올려보겠습니다. 하지만, 한방의학적으로는 기본적 증례임은 변함없습니다. 그럼 기대해 주세요!

선급후완(先急後緩)이란 급성 병태를 먼저 치료하고, 만성적이며 완만한 병태를 급성 병태를 치료한 뒤 접근하는 한방치료 원칙 중 하나입니다.

▼ 해설 / 질의

많은 답변 주셔서 감사합니다.

예상대로 사역탕, 복령사역탕, 통맥사역탕과 사역탕 관련 처방들이 거론되는군요.

결론부터 말씀드리자면 이 증례에는 통맥사역탕을 처방했습니다.

상술한 3가지 처방 모두 틀렸다고는 할 수 없다고 생각합니다. 실제 임상에서 진료할 때는 아주 작은 차이가 있을 뿐입니다.

사역탕에는 감초 3g, 건강 2g, 부자 0.5~1.0g이 배합되며 체력적으로 허증인 사람의 이(裏, 위장 관계)의 한증, 사지의 궐냉을 치료합니다.

사역탕에 관한 조문은 "少陰病 脈沈者(脈沈微細로 해석됨) 急溫之 宜四逆湯" 등이며, 상한론 중에서는 태양병편, 양명병편, 소음병편, 궐음병편에 등장하며 금궤요략에도 다수 기록이 되어 있습니다. 본 증례도 우선은 사역탕을 고려해 보는 것이 타당합니다.

그리고 사역탕을 사용해야 할 것 같은 상황에서 번조(煩躁), 동계(動悸)가 있으면 복령사역탕으로, 같은 사역탕을 사용해야 할 것 같은 상황에서 안면홍조, 여러 차례의 설사가 목표가 되면 통맥사역탕을 사용하는 것으로 정리하시면 좋을 것 같습니다.

그러고 보니 요시나리 토시코 선생의 걱정 '궐음병은 매우 위중한 병태를 보인다'는 지적에 이론은 없습니다만, 이런 처방들이 꼭 그런 위중한 병태에만 적용되는 것은 아닙니다.

어제도 제가 마황탕을 처방해서 땀이 과도하게 나고, 설사가 나타나, 전신이 냉해지고 창백한 얼굴로 내원한 환자에게 통맥사역탕을 그 자리에서 복용시켰습니다. 그러자 '속부터 다 따뜻해졌다'며 집에 돌아갔습니다. 도로공사

일 도중에 내원한 환자였다 보니 실증(實證)으로 잘못 판단하여 일어난 일이었습니다. 오치(誤治)죠.

진한가열(眞寒假熱)이란 병태의 본질은 한증(寒證)이나, 표증(標證, 표면에 나타난 증후)은 열증인 상황에 해당합니다.

다쿠치 마스미

오노 선생님 해설 감사드립니다.

지금까지 사역탕은 '냉하고 약한 것을 온보(溫補)한다'고만 생각하고 처방해 왔는데, 저희 쪽에 계신 노(老) 선생님께서 '음실(陰實)을 사(瀉)한다'고 가르쳐 주셔서 굉장히 다르게 느껴졌습니다.

초심자로 한방 기초 이론을 공부하기 시작한 지 1개월 정도 지났는데, 현재는 양허, 양실, 음허, 음실에 대해 배우고 있습니다.

제가 사역탕에 대해 물으면, 저희 쪽 선생님께선 상한론을 펼쳐 해설을 설명해 주십니다.

상한론을 읽으면서 '이런 증상이라면 ~~처방'이란 식으로 이해하며 배우고 있었는데, '음실에 의한 한(寒)이라면 사역탕으로 사한다'라는 이론적인 면과 실용적인 면을 같이 더하니 조금 더 배우기 쉽게 느껴집니다.

어쨌든, 어디까지나 '계속 신경이 쓰여' 질문 드립니다. 아직 실제로 '實'과 '虛'의 발음도 잘 구분하지 못하는 상황으로 내주시는 질문에 대한 답도 제대로 내지 못하고 있는 것인 현실인 상태입니다. 아무쪼록 잘 부탁드립니다.

오노 슈지

참고하시길 바랍니다. '음실을 사한다'에서의 '실(實)'은 일본한방에서 말하는 실증을 의미하지 않습니다. 한사(寒邪, 음사(陰邪))의 침습으로 야기된 한증(寒證)을 의미합니다. 인체에 유해한 불필요한 한사에 의한 병태를 의미하여 신온해표약(辛溫解表藥)을 사용하여 치료하는 병태입니다. 결과적으로는 일본한방의 온보제(溫補劑)를 사용하는 것과 같습니다. '음승(陰勝)하면 한(寒)해진다'로 요약 설명이 될 것 같습니다. 대조적으로 '허한(虛寒)'이란 '양기'

가 감소하여 발생한 한증을 의미합니다. 이 경우에는 보기(補氣) 치료를 하게
됩니다.

많은 답변 주셔서 감사합니다.

계지복령환 2표, 계지복령환가의이인 1표, 온청음 1표네요.

정답은 계지복령환입니다.

　

　주소가 무월경과 여드름이었으므로 계지복령환가의이인이라고 생각하였던 선생님도 충분히 계실 수 있습니다.

　설진, 제방압통(臍傍壓痛)과 저항이 명확함 등의 복진 소견에서 구어혈제를 사용해야 하는 것에도 이견이 없으리라 생각합니다. 다만 소복급결(小腹急結)이 있어서 변비가 없지만 도핵승기탕도 처방할 수 있지 않을까 생각하실듯하여 '변비 경향은 아니고 상열, 기역(氣逆) 징후는 적었기 때문에 도핵승기탕 대신'이라는 문구를 넣어두었습니다.

　그리고 온청음에 대해 이야기해 봅시다. '안면의 상열감은 있으나 안면홍조까지는 아님' '기역 징후는 적었기 때문에' 그리고 문맥을 통해 혈허 징후는 적었고 심인적 증상 호소가 없었다는 점에서 온청음 역시 제외할 수 있지 않을까 합니다.

　구어혈제 과립제의 감별은 야마우치 히로시 선생께서 친절히 설명해 주셨습니다. 참고해 보시길 바랍니다.

　

　오늘은 진짜 여름다운 하루였네요. 이제 열중증 환자들이 내원할 것 같습니다. 목마름, 두통, 구토, 배변곤란 등을 호소할 것입니다. 다음 증례 검토로 다루어볼까 생각 중입니다. 그럼 좋은 하루 되세요.

제 **14** 회 정답 >> 오령산(五苓散)

▼ 해설 / 질의

많은 답변 주셔서 감사합니다.

한 분 빼고는 모두 오령산을 선택하셨네요. 정답도 바로 오령산입니다.

야마우치 히로시 선생님의 해설, 바로 그대로입니다. 자세한 해설 감사드립니다.

M.O. 선생님께서 '여름철에는 ADH가 상승하고 혈장 삼투압이 내려가므로 오령산증이 잘 발생한다'고 해주셨는데, 이 내용도 매우 큰 도움이 되었습니다. 겨울과 여름의 ADH 차이로 열중증 혹은 오령산증을 예측할 수 있다는 점이 매우 재미있었습니다.

Aryama 선생님께서 시령탕을 언급해 주셨습니다. 소시호탕증 중에는 건구(乾嘔), 희구(喜嘔)같은 증상도 있는데, 그래서 시령탕도 후보가 될 수 있다 생각합니다. 하지만 시령탕을 선택하지 않았던 이유는 맥진 상 현맥(弦脈)이 없었다는 점, 복진에서 흉협고만(胸脇苦滿)을 보이지 않았다는 점이었습니다. 그래서 소시호탕을 합방하지 않고 오령산 단독으로 처방했습니다.

오늘 73세 여성이 내원했습니다.

5일 정도 전 밤, 두통, 흔들거림, 구역이 나타나 응급실에 방문. 뇌신경외과에서 두부 CT scan, 내과에서 심전도, 혈액검사를 받았지만 '아무 이상도 없다'며 귀가조치 받았습니다. 그 후에도 두통, 흔들거림, 구역이 지속되어 본원에 내원했습니다. 문진을 해보니 열중증이라는 판단이 들어 청서익기탕을 처방했습니다.

올해 여름, 저희 클리닉에서 열중증에 사용한 대표적인 한방약은 다음과 같습니다. 다들 참고해 주시길 바랍니다.

가장 많이 사용한 것은 청서익기탕, 2등은 오령산이었습니다.

기타 대표적인 증례를 정리해 드리면 다음과 같습니다.

①직장이 더워 발한, 구역, 구토, 장명, 설사, 발열을 보인 증례에 반하사심탕.

②더운 날이 지속되면서 식욕부진, 전신권태감, 복통과 연변이 지속된 증례에 조중익기탕 (진무탕 합 보중익기탕으로 대용).

③벌초하다가 발한, 밤에 두통, 어지러움, 구역이 발생한 증례에 반하백출천마탕.

④운동부 합숙 후 돌아와 물을 벌떡벌떡 마신 뒤, 위 불편감, 위내정수(胃內停水), 복창(腹脹), 연변을 보인 청소년에게 육군자탕.

▼ 해설 / 질의

많은 답변 주셔서 감사합니다. 정답은 영계출감탕입니다.

이 증례에 등장하는 분은 벌써 10년도 넘게 알고 지낸 사이입니다. 내원하실 때마다 '한방약은 주지 마세요. 그런거 저 안 먹어요~'라고 하시던 분입니다. 그래서 다른 약을 병용하더라도 한방약만은 절대 앞으로도 못 드시겠다고 생각해 왔습니다.

그리고 마츠모토 사토루 선생님의 지적대로 영계출감탕은 복용하기 좋은 처방입니다. 그래서 '이것밖에 없다' '이게 딱이다'라고 포장해 가면서 이 처방만 복용시켰습니다.

호리 치아키 선생님께서 걱정하신 것처럼 '구역이 멈출까?'는 사실 명확하지 않았습니다. 하지만 이 증례는 평소 위장이 허약하지 않았으며, 당시 병태 중에서 구역이 가장 중요한 것은 아니었기 때문에 구역은 어지러움으로 유발된 것이라 생각하고 치료했습니다. 이런 경우에는 영계출감탕 1처방 만으로도 어지러움이 개선되면 동시에 구역도 개선되기도 합니다.

다만 영계출감탕증이라고 생각되는 증례이지만, 구역이 심해서 한방약을 잘 복용하지 못하는 증례라면 식전에 돔페리돈(Domperidone)과 영계출감탕의 병용도 해볼 수 있습니다.

위장 관계 이상 때문에 자주 어지러움 발작이 발생하는 증례이면서 허증, 비허, 야마우치 히로시 선생님이 지적해 주신 뭐라 특정할 수 없는 다양한 호소 등이 있다면 반하백출천마탕을 선택합니다. 허증, 비허더라도 특히 복부 냉증, 복통, 연변 경향이며 어지러움이 발작하는 증례에는 진무탕으로 사용하기도 합니다.

그 후 경과입니다. 전주까지 내원하여 '그 처방 복용 후, 오랜 기간 지속되던 이명이 없어졌어요' '이제 이비인후과에 가지 않아도 됩니다' '또 처방해 주세요'라고 하여, 다시 28일분을 처방했습니다.

▼ 해설 / 질의

완연한 가을입니다. 슬슬 독감 예방접종으로 바빠질 시기가 아닌가 싶습니다. 저희 집 감은 벌써 떨어졌는데, 눈 깜짝할 사이에 새들이 먹어치워 버렸습니다.

자! 많은 답변 주셔서 감사합니다. 대승기탕 단독이군요. 그 이유로는 '양명병기(陽明病期), 이열실증(裏熱實證), 심하비경(心下痞硬), 기역(氣逆), 변비, 제방압통(臍傍壓痛)과 저항이 없음'을 들어 주셨습니다. 저도 이런 점들이 대승기탕증에 해당된다 생각합니다.

조위승기탕도 팔강변증(八綱辨證)에 따르면 이열실증에 사용할 수 있으므로 정답에 가깝습니다.

다만 본 증례에는 발한, 기역, 정신적으로 불안정 등의 징후가 있었습니다. 정신적 증상이 나타났을 경우에는 지실(행기소적(行氣消積)), 후박(행기강역(行氣降逆)) 배합이 추가된 대승기탕이 더 낫습니다.

인진호탕도 팔강변증으로는 이열실증에 사용되며, 발한, 건조설, 황태, 심하비경, 변비 등을 봐선 이 증례에 적합해 보입니다. 청열제로써는 이쪽이 더 좋지 않을까 생각합니다.

대승기탕과의 감별점은 인진호탕증에선 수독 경향(소변불리(小便不利))이 나타나며, 대승기탕증엔 지실, 후박과 같은 기제가 배합되어 기역 징후가 나타날 수 있다는 점에 있습니다.

위와 같은 이유로 본 증례에 사용한 처방은 대승기탕입니다.
감사합니다.

▼ 해설 / 질의

많은 답변 주셔서 감사합니다.

이번 증례는 '신허(腎虛)', 그것도 '신양허(腎陽虛)'에 해당된다는 점에는 모두 동의하시리라 생각합니다.

많은 선생님들께서 추천하신 우차신기환도 이 관점에서 보면 정답이겠지만, 실제로는 팔미지황환을 사용했습니다.

팔미지황환증에 부종과 소변불리가 심할 때, 우차신기환을 사용하면 됩니다. 두 처방은 이 정도로 감별할 수 있겠습니다.

하지만 본 증례는 추워지면 증상이 나타난다는 점에서 냉증 쪽을 중시하였습니다. 차전자의 약성이 '한(寒)'하다는 점도 한 계기가 되었습니다. 그래서 정리하자면, 냉증이 심할 때는 팔미지황환, 부종이나 소변불리가 심하면 우차신기환으로 정리하면 될 것 같습니다. 아주 미묘한 차이입니다.

'청심연자음'과 '팔미지황환'은 배뇨장애(빈뇨, 배뇨 시 통증, 잔뇨감), 하지 권태감 등의 측면에서 닮았습니다. 이런 증상에 위장 허약이 겹쳐있으면 청심연자음을 사용합니다.

한방의 묘미를 만끽 선생님께서 지적해 주신 번열 증상은 '신음허(腎陰虛)'로 인해 심음(心陰)을 기르지 못하여 심화왕(心火旺)의 증상(이것을 심신불교(心腎不交)라 합니다), 곧 초조함, 불면, 입마름, 심중번조(心中煩躁, 번열) 등이 발생한 상황에 해당합니다.

최근 선생님들의 답변이 거의 같은데, 너무 쉽다고 하실까 걱정이 됩니다. 하지만 마땅한 대책이 있는 것도 아니어서 앞으로 이 문제를 개선을 할 수 있을지… 어렵습니다.

감사합니다. 심신불교의 의미, 잘 알겠습니다!

▼ 해설 / 질의

선생님들 전원이 같은 의견이시군요. 하하 제 계획이 틀어져버렸습니다.

다만, 연주음이라는 처방을 모르고 계신 선생님들께서는 답변을 하시기 어려우셨나요?

댓글수가 좀 적네요.

연주음은 선생님들의 설명 그대로입니다. 어지러움을 치료할 때, 우선 한방의학적으로 어떤 병태인가를 명확히 합시다. 대표적인 것은 뭐니 뭐니 해도 수독(水毒)입니다. 그 다음으로 기역(氣逆), 혈허(血虛), 허실(虛實), 한열(寒熱) 등을 살펴봐야 합니다.

수독과 기역의 징후라면 영계출감탕, 수독과 구역이라면 오령산, 비허(脾虛)가 심하여 수독 경향을 보인다면 반하백출천마탕, 수독과 비허가 비슷하게 있는 허증이며 냉증, 복통, 설사 경향이라면 진무탕, 급성이며 회전성 어지러움이 심하면 택사탕이 아주 유효합니다.

수독 경향이 아니라 기역, 열증인 경우에는 황련해독탕(고체온, 고혈압 경향이라고 할 수 있습니다), 기역이더라도 갱년기 장애 유사 증상을 동반한 경우에는 여신산(女神散)도 후보가 됩니다.

자! 이 증례는 허증이기 때문에 기역이 있다 하더라도 황련해독탕을 적용할 순 없습니다. 영계출감탕, 반하백출천마탕, 진무탕 중에서 선택해야 하는데, 위장 관계 문제는 없어 보입니다. 비허는 없으므로 반하백출천마탕과 진무탕은 제외할 수 있습니다.

영계출감탕으로 처방했으면 하는데, 야마우치 히로시 선생님을 필두로 모든 선생님들께서 지적해 주신 것처럼 혈허 징후가 명확하므로 사물탕을 합방하여 연주음을 사용하는 것이 최적이라 생각합니다.

선생님들 어떤가요? 연주음을 알고 계셨던 선생님들께는 쉬운 문제였다고 생각합니다. 선생님들이 평소 사용하던 처방에 1가지 처방을 더 추가했다고 생각해 주신다면 편하고 좋을 것 같습니다.

이제 슬슬 올해도 저물어갑니다. 올 한 해 이 한방학원에 함께 해주셔서 감사드립니다.

▼ 해설 / 질의

많은 의견 주셔서 감사합니다.

이번 회는 경과 항목에 그다지 상세한 내용을 적지 않고 출제했습니다. 그래서 조금 어렵다고 느끼신 분들도 계실 것 같네요. 하지만 대부분 답변은 '억간산'으로 주셨네요.

물론 정답도 억간산입니다.

야마우치 히로시 선생님께서 가미소요산, 반하후박탕, 감초소맥대조탕 등의 병용도 제안해 주셨습니다. 실제 임상에서는 이렇게 자주 병용하곤 합니다. 좋은 코멘트 해주셔서 감사드립니다. 하지만, 연습문제이다 보니 되도록 한 처방만 사용한 증례를 골라 출제하고 있습니다.

감별 진단으로 링고 선생님께서 제상계(臍上悸)가 없어 억간산가진피반하 대신 억간산이 좋을 것 같다고 하셨습니다. 이진탕의 주요 골격이 되는 진피와 반하는 담음(痰飮, 수독(水毒))의 증이 있으면 사용을 고려해야 합니다.

그리고 하나 더, 억간산가진피반하는 본 증례처럼 만성적인 증상에 복벽이 연약해진 경우 더욱 고려할 수 있습니다.

또한 마츠모토 사토루 선생님께서 계지가용골모려탕, 가미소요산, 시호가용골모려탕, 시호계지건강탕과의 감별 진단을 적어 주셨습니다. 용골모려가 배합된 처방(계지가용골모려탕, 시호가용골모려탕)은 번경(煩驚)이 중요한 사용 목표가 됩니다. 그리고 시호가용골모려탕, 시호계지건강탕은 복진에서 흉협고만(胸脇苦滿)이 있을 때, 선택하기 좋습니다. 설진 상의 어혈점, 설하정맥충혈이 있었지만, 소요성(발작성 발한, 호소가 때때로 다름 등) 증상이 나타나지 않았으므로 가미소요산도 선택하기 어려웠습니다.

억간산은 간화항동(肝火亢動)에 기초하여 신경과민, 흥분, 초조함, 근긴장 등이 나타났을 때 사용합니다.

야마우치 히로시 선생님께서 '억간산증 여성은 (상대하기) 어렵다'고 적으셨는데요. 그 말 그대로 억간산증인 분들은 성격적으로 '사귀기 어렵고' '기가 쎄며' '쉽게 감정이 격해지는' 사람들인 경향이 있습니다.

반대로 '사귀기 쉽고' '기가 약하며' '스스로 책임감을 느끼는' 것 같은 성격인 분들에게는 가미소요산, 계지가용골모려탕을 쓸 일이 많습니다.

이상의 내용이 억간산 감별에 매우 중요합니다.

복피구급(腹皮拘急), 심하비경(心下痞硬), 현맥(弦脈)이 방증(傍證)으로 없더라도 억간산증을 부정할 수는 없다고 알아 두시는 것이 좋습니다.

제20회 정답 >> 시호계지건강탕(柴胡桂枝乾薑湯)

▼ 해설 / 질의

많은 의견 주셔서 감사합니다.

이번 회는 시호계지건강탕과 시호계지탕 두 처방이 후보에 올랐군요. 결론부터 말씀드리자면 시호계지건강탕입니다.

두 처방 모두 감염증(상한병)이 장기간 이어질 때 사용하며 두부발한, 목 결림, 정신증상을 동반, 위장 피폐함 등이 공통점이지만, 다음과 같은 감별점이 있습니다.

소양병기허증(少陽病期虛證)에 사용하는 것이 시호계지건강탕.

소양병기중간증(少陽病期中間證)이나, 아직 표증이 남은 경우(병병(倂病))에 사용하는 것이 시호계지탕.

맥진 상 세맥(細脈) 경향이면 시호계지건강탕.

현맥(弦脈) 경향이면 시호계지탕.

복진 상 미약한 흉협고만(胸脇苦滿), 제상계(臍上悸)가 있으면 시호계지건강탕증.

흉협고만, 복피구급(腹皮拘急)이 명확하면 시호계지탕증이 됩니다.

호리 치아키 선생님의 지적대로 인두통이 개선되지 않으면 길경탕 추가도 해야 된다고 생각합니다. 본 증례는 운 좋게 시호계지건강탕 만으로도 개선되었습니다.

야마우치 히로시 선생님과 사토 마코토 선생님의 지적대로 만성감기증후군이라 불리는 증례들에서는 시호계지탕이 많이 사용되는 경향이 있습니다.

마츠모토 사토루 선생님은 5g을 2회로 나누어 지속적으로 복용하게 한 케이스를 소개해 주셨는데요. 본원에도 그런 케이스가 많습니다.

한방의 묘미를 만끽 선생님의 질문에 답변 드립니다. 본 증례에서는 미열이 장기간 지속되었기 때문에 혈액검사를 시행했습니다. 염증소견 이외에는 문제가 없었으므로 다른 질환은 고려하지 않았습니다. 그 후 검사에서는 모두 기준치 내 정상 수치로 개선되었습니다.

▼ 해 설 / 질 의

독감이 맹위를 떨치고 있습니다. 오셀타미비르(Oseltamivir)를 10대에게는 사용할 수 없게 되었고, 자나미비르(Zanamivir)도 제품이 부족하여 저희 병원 근처 약국에는 이미 재고가 없습니다. 정말 힘든 상황인데, 선생님들도 고생이 많으시리라 생각합니다. 이런 상황 속에서 원래 본원에서는 되도록 한방치료를 해왔기 때문에 독감으로 본원을 찾아주신 분들은 한방에 익숙하다보니 안심하시고 한방약을 복용하고 계십니다.

자! 이번 달 증례의 정답은 계지작약탕입니다.

과민성 대장증후군의 first choice이기 때문에 계지가작약탕을 선택해 주신 선생님도 계시군요. 야마우치 히로시 선생님의 해설에도 적혀있듯 과민성 대장증후군에는 꽤 다양한 처방이 사용되고 있습니다.

본 증례는 안색불량, 혀가 반대(胖大), 전신냉증, 설사 등이 있으므로 팔강분류 상 이한허증(裏寒虛證)에 해당합니다. 그런데 사역산은 이열실증용 처방이며 복증(腹證) 상 심하지결(心下支結)을 보입니다. 복피구급(腹皮拘急)과 비슷하지만 제외하더라도 좋지 않을까 합니다. 이한허증용 처방인 인삼탕, 진무탕 등도 후보가 되겠지만, 복피구급이 있었다는 면에서 계지가작약탕이 최적이라고 생각됩니다.

본 처방은 계지탕의 작약을 2배로 증량하여 복통에 대응할 수 있게 셋팅되어 있습니다. 태음병(太陰病)이며 허증~중간증 사이인 경우에 사용합니다. 복통을 동반한 설사, 이급후중(裏急後重), 복피구급이 목표가 됩니다.

shinito 선생님의 지적대로 소건중탕은 교이를 추가한 것이므로 더욱 허증, 소아에게 적용하는 경우가 많습니다.

마츠에의 오가이 선생님.

노로바이러스에 계지가작약탕의 효과는 어땠습니까?

어떤 증례에 사용하셨나요?

한방의 묘미를 만끽 선생님.

감기 진료를 하다보면 자주 복증이 변합니다. 특히 급성질환이면서 중증일수록 변화가 심한 것 같습니다. 하지만 더욱 중증이 되면 고정되어 버리는 느낌이 있습니다.

마츠에의 오가이

저희 병원에서는 독감에 편도염이나 기관지천식 발작을 동반한 환자분들도 종종 내원합니다. 기침 증상 위주의 독감일 때는 오노 선생님께 배운대로 계지탕+마행감석탕이 좋은 효과를 보이더군요. 감사드립니다.

노로바이러스에 계지가작약탕을 쓸 때는 허증이면서 복피구급이 좌측 하복부 우위로 심하게 나타나는 경우와 대장성 설사(이질)인 경우입니다. 이때 꽤 유효한 것 같습니다.

집단 발생 시엔 비피도박테리움(Bifidobacterium)이 대표 약속처방처럼 사용되고 있는데, 제 경험으론 그다지 효과가 있는 것 같지 않습니다.

▼ 해설 / 질의

이번엔 3가지 후보가 거론되었네요. 그동안 거의 같은 답 일색이었는데 이번에야 말로 제대로 토론이 되었다는 생각이 들기도 합니다.

자 그럼 결론부터 말씀드리죠. 제가 사용했던 처방은 저령탕입니다.

오림산도 하초습열(下焦濕熱)을 목표로 한다는 점에선 비슷합니다. 본 증례에는 수족냉증이 있었습니다. 평상시 냉증 체질이었다면 오림산 적응증이었을 것이라 생각하나 본 증례의 수족냉증은 열궐의 부분 증상으로 급성질환인 양명병기의 징후로 보았습니다.

오령산도 후보에 오를 순 있다고 생각했는데, 갈증, 소변량 감소가 적응병태라는 점에선 저령탕과 같습니다. 하지만 다른 전신적인 수독(水毒)의 징후(부종, 어지러움, 구토 등)가 있을 때 사용하는 것이 더 바람직합니다.

저령탕은 습설(濕舌), 부활맥(浮滑脈), 부삭활맥(浮數滑脈)일 때 많이 사용됩니다. 본 증례는 치흔설이 있었을 뿐 조황설태(燥黃舌苔)를 보이고 있었습니다. 오령산과 저령탕을 비교하자면, 전신적 수독에는 오령산, 하초습열에는 저령탕입니다. 본 증례에선 혈뇨가 확인되었으므로 지혈작용을 가지고 있는 아교가 배합된 저령탕을 사용했습니다.

백호가인삼탕도 갈증, 열증, 발한, 조설(燥舌), 양명병기라는 키워드에서 비슷합니다. 하지만 소변량 감소는 백호가인삼탕의 사용 목표와는 거리가 멉니다.

마츠모토 사토루 선생님께서 올려주신 상한론의 한 구절 "陽明病 脈浮而緊 咽燥口苦 腹滿而喘 發熱汗出 不惡寒 反惡熱 身重. (중략) 若渴欲飲水 口舌乾燥者 白虎加人蔘湯主之 若渴欲飲水 小便不利者 猪苓湯主之"대로입니다.

또한 백호가인삼탕을 사용할 때는 '미오한(微惡寒)'도 특징적 목표가 됩니다. 하초 습열이라면 역시 저령탕 쪽이 더 적절합니다.

이상입니다.

이번에도 여러 의견을 주셔서 감사드립니다.

▼ 해설 / 질의

5월답게 날씨가 좋습니다. 그런데 이것도 동쪽 바다에 있는 태풍의 영향으로 일본열도에 고기압이 머물게 된 영향이라고 하네요. 봄의 황사도 생각해 보면, 일본에서 일어나는 상황이 일본만의 문제라고는 볼 수 없지 않나 하는 생각이 듭니다.

한방은 인체를 소우주로 다룬다고들 합니다. 인체의 상황을 각각 계절, 기상, 우주의 상황에 연관 지어 다루곤 하죠. 이게 바로 한방 특유의 시점입니다.

자 그럼 이번 달 증례를 보죠.

육미환이 5표를 받았습니다.

그 외, 팔미지황환도 후보로 거론되었습니다. 변비, 설하정맥충혈, 안면홍조, 상열이라는 점에서 통도산도 후보로 거론될 수 있다고는 생각했는데, 설하정맥 충혈이 조금 더 심하게 나타나야 하고, 복진에서도 제방압통저항 등이 있는 경우에 적합한 처방이라 일단 배제하신 것 같습니다. 선생님들께서 지적해 주신대로 하반신 권태감과 하복부의 불인이 허증(虛證), 그것도 신허를 가리키고 있으므로 통도산을 고르긴 어렵긴 하겠습니다.

그런데 만약 통도산을 과감히 사용한다면 변비, 상열감 그리고 지실과 후박을 함유하고 있으므로 몸 흔들리는 느낌도 개선은 되지 않았을까 합니다. 하지만 실증용 처방이다 보니 하반신의 권태감이 심해져 결국 다른 처방을 추가 사용해야만 했으리라 생각됩니다.

그리고 주소인 몸 흔들리는 느낌에는 영계출감탕이 가장 유력한 후보가 될 수도 있습니다. 하지만 마른체형, 탈모, 틀니, 하반신 권태감, 제하불인 모두 신허를 가리키고 있습니다. 여기에 영계출감탕을 사용하면 몸 흔들림은 일시적으로 개선될 수 있을지 모르겠지만 그 근원에 해당하는 신허가 조절되지 않아 증상이 더욱 악화, 관해를 반복하지 않았을까 추측해 봅니다.

자! 그럼 이제 신허에 대한 처방인 육미환, 팔미지황환, 우차신기환을 감별해야 합니다.

육미환에 온성의 계지, 대열(大熱)한 부자를 추가하면 팔미지황환이 됩니다. 팔미지황환에 구어혈작용(驅瘀血作用)을 가진 우슬, 이수(利水)작용이 있는 차전자를 추가하여 우차신기환이 됩니다.

본 증례가 신허임은 거의 확실해 보입니다. 거기에 빨개짐, 난방이 싫음이라는 점에서 음허(음액의 부족으로 열증 상황이 나타남)도 있어 신음허(腎陰虛)로 변증됩니다. 곧 정답은 육미환인 것입니다.

자! 그럼 여기까지만 하고, 선생님들의 의견과 질문 기다리겠습니다.

mheart

오노 선생님, 해설 감사드립니다.

문제를 읽어보니 신허라는 것은 알겠는데, 실제 환자를 진찰할 때 다양한 소견과 호소 속에서 신허를 이끌어 내는 것이 저에겐 좀 어렵게 느껴집니다. 실제 환자에서는 모순되는 듯한 소견이 혼재되어 있는 경우가 많고 그중에서 어떤 소견에 중점을 두고, 어떻게 풀어나가야 할지 잘 모르겠는데요. 앞으로 공부를 더해 가며 경험이 쌓이다보면 해결이 되지 않을까 생각하고 있습니다. 앞으로도 잘 부탁드립니다.

그런데 관계없는 질문이긴 합니다만, 홍역에도 한방약이 유효한가요?

오노 슈지

mheart 선생님, 선생님 말씀대로입니다. 실제 임상에서는 모순되는 소견이 혼재되어 있는 것이 아주 자연스러운 현상입니다. 제가 올려드리는 증례는 대부분 전형적인 증례를 고른 것입니다. 간단한 증례는 조금씩 증을 잘못 파악하더라도 개선이 되지만, 어려운 증례는 과연 나을 수 있을까요? 그래서 일단은 접하기 쉬운 증후부터 다루는 중입니다.

저희 지역에서도 홍역이 유행하고 있습니다. 발열과 발진이 주요 증후이고, 서양의학적 치료도 대증요법밖에 없다보니 한방치료도 유용합니다.

초기에는 승마갈근탕을 많이 씁니다. 발열이 지속되고 땀이 나며 발진이 심할 때는 백호가인삼탕도 좋습니다. 그 외, 대시호탕, 소시호탕, 시령탕 같은 시호제도 많이 사용합니다.

써놓고 보니 실증용 한방약이 많네요. 증상이 격심할 때는 체질적으로 허증인 분들에게도 한정된 기간 동안만 실증용 한방약을 사용할 수도 있습니다. 그게 바로 "상한론(傷寒論)"의 치료방법입니다.

비교시험 같은 연구가 아직 진행되지 않아 정확한 유용성, 치료효과를 올려드리긴 어렵지만, 양약, 수액보충의 도움을 받아야만 하는 상황도 적어지는 경향은 보입니다.

야마우치 히로시

오노 선생님, 홍역 관련 한방약처방에 대한 내용이 많은 참고가 되었습니다.

많은 환자들이 이미 OTC를 복용하며, 해열과 발열을 반복하며 내원하는데요. 어제는 20세 여성(학생) 환자 한 명이 발병 다음 날 근처 병원에서 감기라고 진단(?) 받고 록소프로펜(Loxoprofen) 등의 약을 처방받았습니다. 다음 날 저희 병원에 내원했을 때 아침부터 고열 39.5℃, 오한은 없이 땀이 나며, 안면홍조, 가벼운 인두불편감과 구역, 기침과 가래는 없음, 콧물 없음, 전신권태감. 가벼운 탈수, 맥은 오히려 침(浮脈이 아니며, 數하지도 않음), 약간 현(弦). 혀는 담홍(淡紅), 얇은 백태(白苔). 복부는 흉협고만(胸脇苦滿)이 없고, 어떤 증이라 생각하기도 어려웠으며 마진(麻疹)의 발진 같은 것이 대퇴부에 조금씩 좁쌀 만한 크기의 홍반으로 산재한 상태였음.

'가려움이 있나요?'라고 묻자, '조금 있어요'라고 했습니다. 코플릭 반점(koplik spot)도 불분명(학생 실습 시절에 보았던 기억 뿐). 홍역을 최근 본 적도 없고, 자신이 없었습니다. 환자가 항체검사는 원하지 않았습니다. 본원에서 시행한 응급검사 상에선 WBC 7500, CRP 0.0, 소변검사 정상이었습니다.

수액보충과 아세트아미노펜(Acetaminophen)을 복용시키자 약간 편해졌고 갈근탕증도 아니고, 백호가인삼탕증도 아니며, 마황부자세신탕증도 아니라고 보아 울며 겨자 먹기로 시호계지탕을 처방했습니다. 이틀 후 다시 나오게 하여, 홍역 의증이라며 자택 안정이 필요하다는 내용의 진단서를 쓰려던 차. 거의 다 나았으며 발진의 확대도 없다고 했습니다.

'혹시 계마각반탕증이었나?' 싶기도 한데요. 지도를 부탁드립니다.

mheart

오노 선생님, 홍역 관련된 이야기 감사드립니다.

저는 소아과 진료는 하고 있지 않지만, 요즘 홍역은 어른들도 걸리다보니 종종 홍역환자가 내원하고 있습니다.

여러모로 감사드립니다.

오노 슈지

야마우치 히로시 선생님 귀중한 증례 올려주셔서 감사합니다.

'고열 39.5℃, 오한은 없이 발한, 안면홍조, 가벼운 인두불편감과 구역, 가래와 기침 없음, 콧물 없음, 전신권태, 침맥, 가벼운 탈수'

이런 증례에는 흉협고만이 없더라도 계마각반탕보다는 시호제를 적용하는 것이 낫지 않나 싶습니다. 오한이 없음(태양병은 지남), 인두불편감(반표반리), 구역(반표반리), 침맥(반표반리~리) 등이 시호제 적응증임을 알려주지 않나 싶습니다.

고열, 가벼운 탈수가 있으므로 시령탕도 후보로 볼 수 있을 것 같습니다. 다만 전신권태감이 나타났으므로 허증 경향이 있다고도 할 수 있어 딱 잘라 말하기 어렵네요….

안면홍조를 표증의 잔상으로 본다면 아무래도 시호계지탕의 정증(正證)이 아닌가 싶습니다.

해열제를 복용하고 발열, 발한, 해열을 반복하며 내원한 분들을 종종 경험합니다. 이 경우 한열왕래(寒熱往來) 상태로 보아 시호제를 자주 사용하곤 합니다.

야마우치 히로시

해설과 코멘트 감사드립니다.

고열환자는 일단 긴장이 되어 현대의학적 진단이 우선시되다보니 처방 선정에 더욱 신중하게 됩니다. 해열진통제의 영향이 있으면 더욱 그렇더군요. 이학소견이 부족하다보면 각종 세균감염증이나 SLE의 급성 발생까지 감별하지 않으면 안 되니까요.

> 해열제를 복용하고 발열, 발한, 해열을 반복하며 내원한 분들을 종종 경험합니다. 이 경우 한열왕래(寒熱往來) 상태로 보아 시호제를 자주 사용하곤 합니다.

소시호탕인지, 시호계지탕인지가 헷갈렸는데요. 계지탕의 표증을 겸했다(태양병과 소양병의 병병(倂病)), 체력도 약간 저하되었다고 보아 후자가 더 안전하겠다는 생각뿐이었습니다. 역시 어떤 처방을 써야할지 잘 모르겠을 때는 시호계지탕이군요. 환자분이 일단 좋아지면 되는 것이겠지요. 시령탕도 설사, 연변, 구토, 소변불리 등이 있었다면 추후 급성기이더라도 고려해보면 좋겠군요.

▼ 해설 / 질의

오령산, 월비가출탕, 영감강미신하인탕이 후보에 올랐네요.

전신권태감과 전신부종이 주소이므로 오령산도 충분히 고려할 수 있다고 봅니다.

'주소, 현병력, 현증, 한방소견을 보면 오령산을 선택할 수도 있겠다'고 생각되어, 경과 항목에서 '우선은 꽃가루 알레르기를 목표로'라고 써두었습니다. 서양의학적 병명도 한방치료의 병태 인식에 역할을 하곤 합니다.

그래서 꽃가루 알레르기에 자주 사용되는 한방약 중, 선생님들께서 지적해주신 소청룡탕, 마황부자세신탕, 마행감석탕, 월비가출탕, 영감강미신하인탕 그리고 한 가지 더 대청룡탕(마황탕 합 월비가출탕) 등을 고려해 볼 수 있습니다.

자음강화탕은 지황제이며 당귀도 배합되어 있어 위에 부담이 될 가능성이 있고, 변비에 도핵승기탕(실증용)도 자주 복용해 왔기 때문에 소청룡탕을 사용할 수 있지 않을까도 생각했습니다. 소청룡탕은 신염에도 사용하기도 하며, 이때 부종이 개선되는 경우도 많습니다. 소청룡탕을 선택하시는 분들도 계시지 않을까 생각했었습니다.

하지만 전신권태감, 담홍색 무태, 복부 힘 연약 등을 토대로 허증으로 다루어 소청룡탕은 선택하기 어려웠습니다. 그래서 정답은 영감강미신하인탕입니다.

추가로 말씀드리면, 항알레르기약(현재 시중에 판매되고 있는 것은 대부분 항히스타민제입니다)은 크든 작든 점막을 건조시키므로 음허증(陰虛證), 특히 건조증상이 있는 경우, 꽃가루 알레르기에 대한 서양의학적 치료는 그다지 좋지 않습니다. 이런 경우엔 역시 한방약을 사용해야 합니다.

▼ 해설 / 질의

많은 의견 주셔서 감사드립니다.

모든 선생님들께서 계강조초황신부탕을 지목해 주셨네요. 정답입니다. 마츠모토 사토루 선생님께서 "금궤요략 수기병맥증병치 제십사(金匱要略 水氣病脈證竝治 第十四)"의 조문도 소개해 주셨네요.

이외에 복용 후에는 '벌레가 피부 속을 기어 같은 느낌이 들면 낫는다'고도 알려져 있습니다. 이걸 의주감(蟻走感)이라고도 하는데, 명현의 일종이라 해석할 수 있을 것 같습니다. 복용 후 이런 증상을 호소한다면, 환자분과 함께 기뻐할 수 있겠지요.

본 증례는 심하비견(心下痞堅)이 특징적 소견인데, 선생님들의 해설대로입니다.

"한(寒)이 겹쳐져 심하(心下)에 정수(停水)가 있고, 여기에 기의 요동이 추가된 경우"라고 해설되는데 지금까지 경험한 본 처방 유효 증례 중에서 위내정수가 확인된 증례가 없었습니다. 심하비견 때문에 이걸 잡아내기 어려운지도 모르겠습니다.

그리고 하나 더, '음양착잡(陰陽錯雜)'도 사용 목표입니다. 음증과 양증이 섞인 병태라고 느껴질 때는 이 처방을 후보 선상에 올려두시길 바랍니다.

마무리하겠습니다. '음양착잡' '심하비견' '난병고질' 등 한방의학적 키워드가 있으면 이 처방을 고려해야만 합니다.

서양의학적 시점에서 정신증상, 감기 이외에 지금까지 경험했던 증례로는 류마티스성 관절염, 증후성 신경통, 장기간 이어진 고령자의 기침 등이 있었습니다.

▼ 해설 / 질의

갑자기 가을처럼 선선해져 깜짝 놀랐습니다. 그래도 여름철 피로로 식욕이 돌아오지 않고, 피곤하다는 환자분들이 내원하고 있습니다.

어제, 오늘은 청서익기탕을 복용하던 분들 중 많은 분들의 처방을 보중익기 탕으로 변경했습니다. 선생님들, 많은 의견 주셔서 감사드립니다.

시박탕, 가미소요산, 반하후박탕, 보중익기탕 등이 후보에 올랐습니다.

선생님들의 공통된 인식이 '증상을 보았을 때 기제(氣劑) 중 하나를 골라야 만 하며, 흉협고만(胸脇苦滿)과 현맥(弦脈) 등이 있으므로 시호제를 선택해야 만 한다'였던 것 같습니다.

44세 여성이라는 점을 강력히 의식하면 가미소요산이 될 수 있습니다. 그리 고 발작성을 의식하고 흉내(胸內)의 열에 초점을 맞추면 시호, 박하, 산치자가 배합된 가미소요산을 처방해야만 합니다. 그래서 증례 제시를 할 때, 가미소 요산을 쉽게 배제할 수 있도록 '생리통 없음, 생리불순이 없음' 같은 문구를 넣 어두었습니다. 다만 가미소요산은 남성에게도 사용되므로 생리통과 생리불순 이 없더라도 충분히 그 효과를 발휘할 순 있을지도 모릅니다.

보중익기탕도 후보 중 하나로 거론될 수 있으리라 생각했습니다. 하지만 이 처방은 기허(氣虛)에 대한 처방입니다. 체격이 보통(허증은 아닌 듯함), 현맥 (허실 중 실증계통의 맥), 중등도의 흉협고만(실증용 처방의 근거) 등이 있었 다는 점에서 보중익기탕 정도만으로는 해결이 어렵지 않았을까하는 생각이 듭니다. 다만 불안감이 심하고, 식욕이 없었으므로 우선은 보중익기탕으로 식 욕, 체력, 기력을 잡아준 후, 두근거림 발작이 나타났을 때에 다른 처방으로 대처해 가는 전략도 쓸 수 있을 것 같긴 합니다.

이상입니다. 선생님들의 의견 모두 감사드립니다.

야마우치 히로시

오노 선생님, 해설 감사드립니다. 정답은 시박탕이란 말씀이신가요?

여담이지만, 개인적으로도 시박탕은 기관지천식에 많이 응용하며, 유효례가 많다고 느끼고 있습니다. 특히 근래, 스테로이드 흡입이 표준이 되었는데 여기에 시박탕을 병용하면 높은 타율로 조절할 수 있는 것 같습니다. 뭐 비허(脾虛)에는 육군자탕, 보중익기탕, 신허(腎虛)에 팔미환 등도 사용하지만 시박탕의 우위성은 부정할 수가 없습니다.

소시호탕, 반하후박탕 모두 조성(燥性)이 강하다고 알려져 있는데 개인적으로 부작용을 경험한 적은 없습니다. 음허(陰虛) 해지나요? 저는 스테로이드 쪽이 더 음허(陰虛)를 만드는 경향이 있다고 생각합니다만.

오래된 이야기인데요, 소시호탕 부작용 보도사건이 있었고, 그 때문에 간염에는 잘 사용하지 못했던 적이 있었지요. 그와 같은 맥락에서 시박탕도 한동안 사용을 멀리했던 때가 있습니다. 최근에서야 다시 시호제를 한방적 진단을 토대로 사용할 자신감이 회복되었습니다.

이번 문제는 시박탕의 응용범위가 넓다는 점을 알 수 있어 많은 도움이 되었습니다. 또한 제가 한방을 처음 배울 때 들었던 '일본인에게는 시호제가 잘 맞는다'라는 사고방식이 틀리지 않았음을 느끼기도 했습니다. 중의학에서는 시호제를 그다지 사용하지 않는 것 같더군요.

오노 슈지

야마우치 히로시 선생님, 의견 감사드립니다.

정답은 시박탕입니다.

본원에서도 선생님의 지적대로 기관지천식 조절은 흡입형 스테로이드와 시박탕을 기본으로 합니다. 요즘은 흡입형 스테로이드 전성기인데, 그렇다보니 최근에는 흡입형 스테로이드에 치우친 치료방침에 대한 반성기에 들어서기 시작하는 것 같습니다. 갈수록 시박탕의 유용성이 부각되지 않을까 싶습니다.

다른 선생님들께서 '시호가용골모려탕도 후보가 될 수 있지 않을까?'라는 지적이 있었습니다. 물론 기울 경향 정신상태, 흉협고만, 현맥은 공통된 사용 목표입니다. 하지만 기관지천식(기침)의 존재, 심하비경(心下□硬)은 시박탕 적용증임을 보여주는 사인입니다. 반면 식욕부진, 심계항진, 복진상 제상계(臍上悸)가 시호가용골모려탕 적용증임을 시사하기도 합니다. 따라서 본 증례에는 시박탕에 조금 더 힘이 실리는 것 같습니다.

'중국에서는 시호제를 그다지 사용하지 않는다'는 것은 사실입니다. 중국에서 1년 연수를 했지만 시호제를 사용하는 것을 보지 못했습니다. 이유 중 하나는 시호자체의 품질에 있지 않을까 합니다. 새삼스런 말 같지만 일본 시호의 압도적으로 뛰어난 품질에 감사해야겠습니다.

중국산 시호는 북시호(北柴胡), 한국산 시호는 식시호(植柴胡)이며, 일본산은 삼도시호(三島柴胡)라 불립니다. 시호의 유효 성분은 피부(皮部)에 함유되어 있는데 북시호의 피부 부분은 삼도시호의 반 정도밖에 되지 않는 것으로 알려져 있습니다.

선생님의 지적대로 시호제 부작용 문제가 나왔을 때, 어떻게 하더라도 그 굴레에서 벗어나지 못했습니다. 저도 그 당시 그 상황에 빠져 확실히 시호제 사용을 멀리했었습니다. 하지만 최근에는 이전처럼 충분히 활용하고 있습니다.

▼ 해설 / 질의

많은 의견 주셔서 감사드립니다.

　결론부터 말씀드리면 대시호탕 7.5g 3회 분복이었습니다. 대시호탕이 불면에 효과가 있다는 것은 증례보고를 통해 자주 볼 수 있는데 본원에서도 관련 경험을 한 적이 있습니다.

　마츠에의 오가이 선생님의 지적대로 통도산을 밤에 사용하는 것도 생각해볼 수 있습니다. 어혈 징후가 복증(腹證)에도 나타난다면 또는 대시호탕만으로 변비가 잘 해소되지 않는다면 통도산을 추가 투여해도 좋겠습니다.

　시호가용골모려탕도 후보 중 하나라고 생각합니다. 고전의 기록에는 대황을 배합한 시호가용골모려탕 기록도 있습니다. 탕약이었다면 시호가용골모려탕가대황으로 했을지도 모릅니다. 다만, 너무나도 명확했던 흉협고만 때문에 아무래도 대시호탕 단독으로 사용해 보았습니다.

　설사에 사하제를 사용하기도 합니다. 이런 경우가 생각보다 의외로 많습니다. 특히 열, 설사, 복통이 있을 때 대승기탕, 대황목단피탕 등을 사용할 기회가 많습니다. 이 병태는 양명병기(陽明病期)로 대변이 굳어져 그것을 배설시키기 위해 장액이 많이 분비되고, 그러다보니 설사처럼 보이는 상태입니다. 그리고 한방약 사하제는 양약의 사하제 같은 완벽한 사하제가 아닙니다. 대황의 첫 번째 약효는 청열(清熱, 약리학적으로는 항염증에 가깝다)로 알려져 있습니다.

　그리고 통도산을 설사에 사용하긴 하는데 이 병태도 위에서 언급한 병태와 통하는 점이 있어 이실증(裏實證)이더라도 설사에 가까운 경향을 보이기도 합니다. 이 경우는 어혈(瘀血)을 조절함으로써 장관의 혈류를 조절하고 장관의 운동을 정상화하는 방향으로 작용하는 것이 아닌가 싶습니다.

선생님들의 의견도 들어보고 싶습니다.

야마우치 히로시

오노 선생님 이번에도 꽤 공부가 되었습니다.

주증(主證), 객증(客證)일까요? 무엇이 메인일까? 무엇을 주목표로 해야 할까? 무엇이 문제인걸까? 가능한 과녁을 잘 겨누어 잘 들을 한방약을 사용해야만 하는 것이겠지요.

그러고 돌아보니, 한방의학적 소견을 쭉~ 나열하다가 여러 약을 병용시키곤 하던 저 스스로의 약 사용방식에 반성을 하게 됩니다.

사람에게는 항상성이란 것이 있어서 필요 없는 약을 처방하면 오히려 그 항상성을 방해할 가능성이 없다곤 할 수 없겠지요. 자연치유력을 기대할 수 없는 면을 어떻게 판정하고 최소한의 약으로 치료해 갈 것인가에 대해 생각해 보게 됩니다.

대시호탕은 평소의 체질, 증이 허증 타입이더라도 예를 들어 담석, 담낭염 등의 병사로 인한 실증(實證)에는 사용하곤 합니다. 흉협고만도 꽤 명확한 경우도 많고요. 장관의 가스가 많이 저류되더라도 변비가 되곤 하더군요. 대황, 지실, 작약, 시호, 황금 등이 사하(瀉下)와 함께 항염증으로도 작용하기 때문이겠지요. 이럴 때, 시호계지탕으로는 소염작용이 약하겠지요. 복증(腹證)에 따라서 처방하는 것도 중요하군요.

▼ 해설 / 질의

많은 의견 주셔서 감사드립니다.

결론부터 말씀드리면 많은 선생님들께서 추천해 주신 계지인삼탕을 처방했습니다. 감별해야 할 처방으로 많은 분들께서 오수유탕을 추천해 주셨는데요. 확실한 감별이 필요합니다. '비위허한(脾胃虛寒)' '오심' '두통' '심하비경(心下痞硬)' 등은 공통증후입니다.

이번 증례에서 오수유탕을 후보에 올리는 것은 어찌 보면 자연스러운 현상입니다. 그리고 오수유탕 쪽이 오히려 즉효를 발휘했을지도 모릅니다. 침완맥(沈緩脈)은 오히려 오수유탕을 시사하는 소견이기도 합니다.

이 증례에 계지인삼탕을 처방한 것은 '원래 위장이 약하며 스트레스 받으면 설사하는 경우가 많다' '얇은 백태에 포말상 침이 붙어 있음' '제상계(臍上悸)' 등이 키워드였습니다. 내원했을 때는 두통보다도 비위허한이 전면에 부각된 느낌을 받았습니다.

'포말상 침'은 보중익기탕 구결(와다 토가쿠)에도 나오는데 비위허증에 일반적으로 나타나는 증상입니다.

'희타(喜唾)'란 '입 속에 침이 고인다' '종종 침을 뱉는다'로 해석할 수 있습니다. 위 불쾌감이 있어 생침이 올라오는 상태라고 보시면 됩니다. 위의 이상상태를 의미하는 것으로 다룰 수 있지 않나 생각합니다.

심하지결(心下支結)은 사역산의 복증으로들 생각하는데, 이 증례에서는 오심, 구토를 반복한 결과 생긴 것이 아닌가 싶습니다.

▼ 해설 / 질의

많은 의견 주셔서 감사드립니다.

진무탕 이외엔 모든 분들이 사물탕 관련 처방으로 의견을 주셨네요. 허한 (虛寒)과 복통이라는 측면에서 진무탕도 좋을지 모르겠지만, 피부의 건조함, 손톱의 위약, 눈의 가려움, 손발 저림 등에서 혈허(血虛)로 진단할 수 있으므로 어떻게든 사물탕 관련 처방을 해야 할 것 같습니다. 그래서 당귀작약산, 당귀사역가오수유생강탕, 십전대보탕 등이 후보가 된 것 같습니다.

메니에르병과 꽃가루 알레르기라는 점에서 수독(水毒)도 생각한다면 당귀작약산. 하지만 꽃가루 알레르기의 눈물 흘림 뒤에 나타나는 어지러움, 눈의 가려움이 있다는 점에선 '간혈허(肝血虛)'로 변증할 수 있습니다. 한방에서 말하는 수독의 징후(갈증, 치흔설, 위내정수(胃內停水) 등)는 적다고 판단했습니다.

수족냉증과 복통 발생(틀림없이 안에 구한(久寒)이 있음)이 있어서 당귀사역가오수유생강탕도 가능하긴 합니다.

'허한 사람이 때때로 복통이 있다고 자주 이야기하는 경우'로 기허도 고려하면 십전대보탕도 가능합니다.

문진 상 냉증과 복통이 있다는 점에서 고찰해 보면, 이 처방들이 충분히 후보가 될 수 있을 것 같습니다.

이번 증례의 주소는 '복통'이 아니라 서혜부 통증입니다. 서혜부 압통이라면 도핵승기탕도 후보가 되겠으나, 허증이며 변비도 없으므로 후보가 될 수 없었습니다.

그래서 '서혜부 통증'이라는 호소에 대한 고찰을 그다지 적지 않았습니다.

3년 전부터 지속적이며 때때로 발생하는 흉통이 있다는 점이 신경 쓰였습니다. 그리고 냉증과 복통이 있는 것을 보니 흉복통이 있는 상황이었습니다. 그렇게 생각해 보니 냉증과 흉복통이라는 점에서 일본한방에서 자주 사용하는 '당귀탕'이었습니다. 중의학적 변증에서도 양혈산한(養血散寒)과 보기(補氣)를 목적으로 하였기 때문에 마찬가지로 '당귀탕'이었습니다.

사실 이 증례 치료에서 중의학적 변증과 일본한방 양쪽 모두 당귀탕으로 결론이 나서 조금 기분이 좋았습니다. 너무 어려운 증례 아니었나 싶어 반성하고 있습니다. 제가 쓴 글을 계속 읽어보니 서혜부 통증이 너무 전면에 배치되어 있어 '이것을 배제한다'라는 한 문구를 넣는 것이 좋았겠구나 싶습니다.

본 증례의 그 후 경과를 소개합니다.
오늘 내원했습니다. 추워졌음에도 이전부터 있었던 흉통이나 복통 모두 나타나지 않고 서혜부 통증도 전혀 느끼지 않고 지낸다고 합니다.
오늘 시행한 설진에서 포말상 타액이 없었고, 자홍색 설질도 홍색으로 변했습니다. 맥은 당초 침세약맥이었는데, 좌측 약맥은 남았지만, 우측은 세맥만 남아 전체적으로 체력이 늘어나지 않았나 싶습니다. 이 환자분이 웃는 얼굴을 보여주어 예정되어 있지 않았던 그 후 경과까지 보고 드렸습니다.

▼ 해설 / 질의

많은 의견 주셔서 감사드립니다.

결론부터 말씀드리면 이 증례에 사용했던 한방약은 계비탕입니다.

안중산은 허증(虛證), 한증(寒證)의 위통에 많이 사용합니다. 본 증례는 확실히 위통이 초발증상이지만, 설사와 소화불량에는 안중산이 효과가 있을지? 의문입니다.

육군자탕도 후보에 올랐는데, 그건 당연하다고 생각합니다. 비기허(脾氣虛) 징후가 있으니 당연합니다. 사실 처방 선택 단계에서 이 육군자탕과 삼령백출산, 계비탕을 생각했습니다. 이 중에서 소화기 피폐라는 점에서 소화불량, 장기간 지속된 설사를 목표로 계비탕을 선택했습니다.

반하백출천마탕은 냉증, 위장허약에 쓰는데, 특히 어지러움, 두통 같은 자율신경계 증상이 있는 분들에게 선택하기 좋지 않나 싶습니다.

이제 슬슬 올해도 저물어갑니다.

선생님들, 새해 복 많이 받으세요.

▼ 해설 / 질의

이번 회는 다들 아직 임상적 감각이 정답을 찾아내기엔 조금 모자라지 않을까 싶어 과감히 힌트를 적어두었습니다. 그런데 정답을 대놓고 유도해 버려 힌트 이상의 기능을 한 것이 아닌가 싶습니다.

정답은 예측하신대로 시갈해기탕입니다.

'감염 후 후각이상'임을 고려하면 상한금궤(傷寒金匱) 중에서 잡병(금궤)이 아닌 상한(감염증이 기본이 되는 질환)으로 다룰 수 있을 것 같습니다. 그러자면 마황제, 시호제 등의 처방을 우선 고려하게 됩니다.

선생님들의 의견대로 삼양병(三陽病)으로 보아 시갈해기탕을 처방했습니다.

본 처방에 대해 제가 나름 가지고 있는 목표는 다음과 같습니다.

감염 후 장기간 이어진 열, 무한(無汗), 전두부 열감(전액동염을 생각나게 하는 증상) 호소를 만났을 때는 바로 이 '시갈해기탕'이 떠올라야 합니다. 그런 의미에서 마츠모토 사토루 선생님께서 고려했었던 갈근탕가천궁신이도 선택지 중 하나가 될 수 있습니다.

본 처방에는 마황, 석고, 계지가 배합되어 있어, 발한 효과가 강합니다. 발한(發汗), 청열(淸熱)과 함께 다량의 농후한 콧물을 배출시켜 한 번에 증상이 개선되었던 적도 있습니다.

kimihiko 선생님의 증례 '계지탕 합 소시호탕가길경석고'는 '시호계지탕가길경석고'에 해당하겠군요. 발한이 있고, 약간 허증이라면 괜찮은 처방이었다고 생각합니다.

호리 치아키 선생님의 추천으로 나카무라 켄스케 선생님의 "화한약방의사

전"(녹서방)을 열어보았습니다.

"방의: 표한증(表寒證), 표실증(表實證)에 의한 두통 신체 통증 등, 흉협열 증(胸脇熱證)에 의한 갈증, 오심, 구토, 흉협고만이 있는 경우. 종종 흉협열증 에 의한 정신증상을 동반함"이라고 되어 있습니다.

제32회 정답 >> 승마갈근탕(升麻葛根湯)

▼ 해설 / 질의

여러분 답변 감사드립니다.

모든 선생님들께서 승마갈근탕을 선택해 주셨네요. 바로 정답입니다.

마츠모토 사토루 선생님께서 언급해 주셨던 계마각반탕도 두드러기에 많이 사용합니다. 그리고 야마우치 히로시 선생님은 갈근탕가길경석고를 말씀해 주셨습니다. 모두 신온해표약(辛溫解表藥)입니다.

반면, 승마갈근탕은 갈근탕에서 온성약인 마황, 계피, 대조를 빼고 미한(微寒)하게 작용하는 승마를 배합하여 '신량해표약(辛凉解表藥)'에 해당합니다. 마황제는 신온해표약이며, 승마갈근탕은 신량해표약이라는 차이가 있습니다. 경과에서 '오한은 없다'고 적어드렸습니다. 신온해표보다 신량해표에 비중이 더 있음을 표현해 둔 것입니다.

마츠에의 오가이 선생님께서 '갈근탕을 복용하면 발진이 잘 생기는 분들의 부작용 예방에 유용합니다'라고 코멘트 주셨습니다. 계피로 인한 발진은 유명하죠. 승마갈근탕에는 계피가 빠져있기 때문에 확실히 계피에 민감하신 분들에게 유용하겠다 싶습니다. 실제론 감기엔 그다지 사용 경험이 없습니다.

kimihiko 선생님, 그 후 복부 상태는 어떠신지요?

발병 초기에 '38℃의 발열, 수양성 설사, 위 불편감'이 있었다고 하여 발생 초기를 태양병기, 위 불편감을 위가실(胃家實)로서 열이 있는 양명병기로 보자면, "상한론(傷寒論)"에 나오는 "太陽病與陽明合病者 必自下利 葛根湯 主之"라는 조문이 떠오릅니다.

우선은 갈근탕을 처방해 보면 어떨까 생각했습니다. 음… 과립제만으로 이 증상을 잡아낼 수 있을지는 불분명하지만 말이죠….

승마갈근탕을 정리해 봅시다.

갈근탕에서 마황, 계피, 대조를 빼고 승마를 추가한 구성입니다. 온성인 생강이 포함되어 있을 뿐, 갈근, 승마, 작약이 한성(寒性)이기 때문에 청열 쪽 효능입니다. 출전인 "만병회춘(萬病回春)"에는 발진성 질환(홍역, 두드러기 등)에 "瘡疹已發未發 疑似之間"이라고 되어 있습니다.

무한(無汗), 두통, 근육통 등의 표증이 있고, 발진 전 발열이 있을 때 자주 사용됩니다. 열심히 한증이 아니라 열증에 사용한다고 적었는데, 이것은 마황제와의 감별에 유용하기 때문일 뿐, 발열 전에 오한이 있더라도 사용에 지장은 없습니다. 투약 시점이 열증(熱證)이라는 것입니다.

선생님들의 경험과 의견을 부탁드립니다. 그럼 기다리겠습니다.

bunbuku

초급자의 고찰입니다. 잘 맞지 않는 부분도 많을 텐데, 그런 점은 지적을 부탁드립니다. 병명투여에서 좀처럼 벗어나지 못하고 있는 저로선 이번 회는 '홍역 초기에 사용한다'라는 문구에서 승마갈근탕이 떠올랐습니다. 하지만 한방적 추론을 아무리 해봐도 슬프지만, 좀처럼 감이 오질 않습니다. 선생님 해설을 몇 번씩이나 반복해서 읽었습니다.

'표열(表熱)'이 기본이며 시호제증이 아니고, 황련 등 청열제를 사용할 정도의 피진의 기세가 아니라는 점에서 신량해표제인 승마갈근탕에 해당한다는 스토리로 받아들여도 될까요?

승마갈근탕의 적응증(팔강분류 상)은 '표열실증(表熱實證)'입니다. 경험적으로 홍역이나 수두 등의 발병초기에는 '표한' 보다 '표열' 상태가 많다는 것인지요? 만약 홍역으로 진단한 경우라도 '표한' 곧 오한이 있고 발한이 되지 않는 상태라면 사용하면 안 되는 것이 되겠지요?

"소아질환에 친근한 한방치료(제1회, 제2회)"(메디컬뷰사)에 '홍역과 한방약'이라는 아베 카츠토시 선생님의 보고가 실려 있습니다. 발열일수 평균이 양약군에서는 5.94일, 승마갈근탕군이 4.11일로 발열기간이 단축되며 후자의 경우는 입원증례도 없었다고 보고했는데, 영유아 홍역환자의 입원율이 30~50%라는 점을 감안하면 이 결과에 놀라지 않을 수 없습니다.

벌써 5년도 더 되었는데요, 홍역 유행을 경험했을 때, 너무 강력한 병세(고열 장기화, 호흡기 합병증의 중증도)로 소아과의로서 무력함을 통감한 적이 있습니다.

작년 봄부터 홍역 소유행이 전국에서 산발적으로 있었고, 아직 종식의 기미가 없습니다. 승마갈근탕증 홍역환자가 내원한다면 꼭 써보도록 하겠습니다.

그리고 바로 옆에 있는 책을 펴 읽어보니 "승마갈근탕은 뇌증상이 있을 경우에 좋다"라는 기록이 눈에 들어옵니다. 이것을 감기이환 중인 아이들이 열로 헛소리하는 상태라고 생각해도 좋을까요? 그런 환자들이 적지 않게 내원합니다.

'표열'에 뇌증상으로 힘들어하는 환자들, 걱정하는 부모들에게 시도해 보면 좋을 것 같습니다.

좀 투박한 질문입니다만, 승마갈근탕의 어떤 약재가 뇌증상을 완화시키는 것일까요?

마지막으로 이 환자분의 발진은 서양의학적으로 고찰해 보면 백신접종이 계기가 된 두드러기 유사 반응으로 보면 될까요? 독감백신을 매년 500회 정도 접종하고 있는데, 이렇게 발진을 경험한 기억은 없습니다. 항알레르기제, 스테로이드 복용으로도 개선되지 않는 피진을 접하면, 일반의로선 어찌할 수가 없는데 말이죠.

오노 슈지

bunbuku 선생님의 질문에 충분한 답일지 모르겠지만 일단 답변 드려봅니다. bubuku 선생님이 '병명투여에서 좀처럼 벗어나지 못하고 있다'고 적어주셨지만, 결코 틀렸다곤 할 수 없습니다. 조금 과장된 이야기일 수 있지만, 한방처방과 한방이론의 관계는 '처방이 먼저 있었다'고 생각하는 편이 자연스럽습니다. 이것은 그동안 중의학, 일본한방의학계에서 지속적으로 논의되어 온 내용입니다. 중국에 갔을 때 중의선생님들도 이와 비슷한 언급을 꽤 많이 했습니다.

제가 사사한 노중의(원래는 서양의)는 제 논점을 잘 이해해 주셨습니다. 하지만 조교수, 강사인 중의사들은 전혀 이해를 못하는 눈치였습니다.

병태와 거기에 상응하는 한방처방이 있고, 거기에 근거하여 한방이론(중의이론)이 세워진 뒤, 그 이론에서 새로운 처방, 치료방법이 편찬되었다고 생각합니다. 중의이론, 한방이론은 이른바 '조작적 정의'입니다. 그렇다고 해서 탁상공론이라곤 할 수 없으며, 확실히 임상에 큰 역할을 하는 이론입니다.

그렇게 생각하면 서양의학의 병명은 병태를 정확하게 반영하고 있으므로 극단적으로 말하자면 홍역으로 진단했을 때, 승마갈근탕을 떠올릴 수 있습니다. 다만, 증을 판단한다는 것은 서양의학의 병명진단과 비교했을 때, 정밀한 작업이라 말하기 어려운 점이 있고, 한방의학적, 중의학적증에서 유일한 치료방법이 간단하고 정확하게 도출되지도 못한다고 생각합니다.

중국에서도 중의과 콘퍼런스에서 변증론치는 베테랑 중의사들 사이에서도 좀처럼 의견이 일치하지 않는 경우를 보곤 합니다.

증만으로 처방을 이끌어 내긴 힘들지 않나 생각해 보시면 어떨까요?

이번 회에 소개한 승마갈근탕은 확실히 표열증과 함께 '홍역'이라는 병명도 본 처방 선택에 유용했던 한 키워드일 것입니다. "만병회춘(萬病回春)" 시대에도 '홍역'을 충분히 관찰하고, 한 가지 병태로서 인식했을 것이라 생각합니다.

다행히도 제가 관여했던 홍역증례들은 대부분 승마갈근탕을 사용하여 입원까지 이른 증례는 없습니다. 소아과가 아니다보니 중증 환자가 내원하지 않았을 수도 있습니다.

bubuku 선생님께서 꼭 승마갈근탕과 홍역의 관련성(특히 중증, 뇌증 등)에 대한 경험을 추후 저희 모두에게 전달해 주시길 부탁드립니다.

승마갈근탕의 어떤 약재가 뇌증을 완화시키는지에 대해 질문을 주셨는데, '개별 약재보다는 조합 자체가 중요하다'라고밖에 답을 못 드리겠네요. 우리 서양의들은 버릇적으로 어떤 약재가, 어떤 성분이, 어떤 증상에 효과를 보이는지 궁금해 합니다. 하지만 거기에 대한 적절한 답을 할 수 있는 과학적 데이터는 없습니다. 아니, 답변할 수 있는 것만이 과학은 아니라고 말씀드리고 싶네요.

본원에서도 독감백신은 매년 1000명 이상 하고 있지만, 이번 증례 같은 경우는 처음입니다.

제 **33** 회   정답 >> 도핵승기탕(桃核承氣湯)

▼ 해설 / 질의

여러분 답변 감사드립니다.

이번 증례에는 통도산과 도핵승기탕이라는 의견을 주셨습니다. 통도산 사용도 문제는 없어 보이나 히스테리로 생각되는 흥분에는 계지, 감초 조합이 포함된 도핵승기탕 쪽이 더 나아보입니다. 덧붙이자면 통도산에 배합된 지실, 후박 조합은 순기(順氣)작용이 있어 기울(氣鬱) 증례 더 적합합니다.

그래서 선생님들께서 적어주신 상한론의 "太陽病不解 熱結膀胱 其人如狂 血自下 其外不解者 尚未可攻 當先解其外 外解已者 但小腹急結者 乃可攻之 宜 桃核承氣湯"이라는 조문에 따라 처방했습니다. 문진하던 중 이 조문에 딱 맞아 들어가 모처럼 두근두근했습니다.

호리 치아키 선생님께서 사용하는 은교산은 중국에 있을 때 사용해 본 적이 있습니다. 대개 '상한론 처방'으로 치료할 때, 열증(熱證)은 양명병기 처방으로 다룹니다. 하지만 어떻게 보더라도 태양병기 열증으로 불러야만 할 병태도 종종 보게 됩니다. 그럴 때 은교산이 좋습니다. '상한론 처방'으로만 국한시키자면 계지이월비일탕을 쓰면 됩니다.

또한 "상한론"에는 태양과 양명의 합병이라는 개념도 있어 실제 임상에선 종횡무진, 유연한 대응이 필요합니다.

마츠모토 사토루 선생님, 이 증례에는 도핵승기탕 7.5g을 1일 3회로 나누어 복용하도록 했습니다. 도핵승기탕증이었고, 만성 변비를 치료하려는 의도는 아니었기 때문에 '복통, 설사가 있으면 감량'하라는 지도하에 처방했습니다. 도핵승기탕을 어혈, 만성 변비, 기역(氣逆)을 보이는 만성질환에 장기간 사용할 때는 2.5g을 1일 1회 취침 전 정도의 빈도로 사용하는 경우가 많은데, 이번 증례처럼 상한(傷寒)의 한 시기에 사용할 때는 대부분 7.5g 1일 3회로 나누어 3일분 정도씩 처방합니다.

오노 선생님 답변 감사드립니다.

상담 받고 싶은 증례가 있어 올려봅니다. 다른 선생님들께도 큰 가르침 얻고자 합니다.

증례: 37세, 여성

주소: 천식, 얼굴 뾰루지

기왕력: 2회 경산(經産), 월경력: 초경 13세, 순조로움

현병력: 원래 기관지가 약했지만, 3년 전부터 천식 증상이 나타났다. 인후부가 막히는 느낌이 있다. 내과에서 검사한 결과, 항원은 집먼지와 곰팡이. 현재는 발작이 있을 것 같을 때, 프란루카스트수화물(Pranlukast hydrate)과 테오필린(Theophylline)을 복용하도록 했다. 월경주기와 발작은 관계가 없다. 1년 전부터 월경 전 뾰루지가 신경 쓰인다.

현증: 신장 150cm, 체중 40kg, 혈압 126/66mmHg, 맥박 97/분

한방소견:

망진/문진: 경도의 천명과 가래가 낀 기침. 얼굴에 마마자국 같은 양상의 뾰루지, '흉터가 남았다'고 했다. 머리는 경도 발적, 가려움이 있다. 눈에는 눈물이 많고, 결막은 약간 충혈(꽃가루 알레르기는 아니고 집먼지 등이 원인). 눈초리와 안면부 귀 부착부가 발적, 짓물러 있었다.

설진: 반대(胖大), 치흔(+)

복진: 복벽연(腹壁軟), 복직근 경도 긴장, 흉협고만(胸脇苦滿) 없음

맥진: 부(浮)(?)(맥진 소견에 자신은 없지만, 실증 같아 보입니다.)

【처방】괴롭게 고민하다가 힘들게 시박탕을 처방했는데, 효과가 없는 것 같습니다. 21일 재진 예정인데, 월비가출탕은 어떨까 생각하고 있습니다. 선생님들의 의견 부탁드립니다.

링고 선생님, 급해 보이시는데 어쨌든 느끼신 점을 자세히 적어주셨네요.

1) 기관지천식에 대하여

천식발작에는 경도발작일지라도 내과적으로 대응해야 합니다. 외용 스테로이드 흡입제인 플루티카손프로피오네이트(Fluticasone propionate), 1일 2회 흡입(1회 100µg 최소량 제품)을 기본으로 사용하길 추천합니다.

이렇게 천식발작을 예방하면 적어도 중증화를 확실히 예방할 수 있어 위험한 상황을 피할 수 있습니다.

통상, β₂ 자극제를 병용하는데, 야간 콜록거림이 심하면 툴로부테롤(Tulobuterol) (2mg) 1매를 1일 1회 야간에 붙이면 좋습니다(흡입 스테로이드와 β2 자극제 합제 흡입제를 사용해도 좋습니다.).

프란루카스트수화물(Pranlukast hydrate)을 쓴다면, 1일 2회 정기적으로 복약하는 편이 좋습니다. 앞서 언급한 약제를 이미 쓰고 있다면 필요 없을지도 모릅니다. 발작 시에는 염산프로카테롤(Procaterol hydrochloride) 같은 즉효성 기관지 확장제를 1~2회 흡입하면 좋습니다. 테오필린(Theophylline)은 있으나 없으나 매한가지라는 것이 제 생각입니다. 오히려 과량 복용 시에는 부작용이 발생할 수도 있습니다.

자, 그럼 한방약은 어떻게 쓸까요? 발작에는 표치(標治)로 소청룡탕(수양성 콧물과 가래, 수독(水毒), 냉증, 풍한(風寒)), 오호탕(끊어지지 않는 가래, 심한 콜록거림, 풍열증(風熱證)) 같은 마황제를 사용합니다. 여기에 시박탕을 합방해도 좋습니다. 스테로이드 흡입이 효과를 보인다면 굳이 마황제를 쓸 필요는 없습니다.

2) 머리의 발적, 가려움, 결막충혈, 눈물, 눈꼬리와 귀 부착부에 대해

알레르기성 결막염, 비염과 꽃가루 직접 자극에 의한 습진성 변화가 제일 먼저 추측됩니다. 집먼지에 대한 알레르기가 있으므로 이 계절에 잘 나타나는 삼나무 알레르기는 없더라도 집먼지가 자극이 되어 아토피성 피부염처럼 외계에 접촉하는 살갗에 피부염이 일어난 것으로 보입니다. 원래부터 아토피 소인이 있는 것으로 생각할 수도 있습니다.

이미 적어주신대로 월비가출탕이 가장 적합해 보입니다. 기존에 복용하고 있던 마황제와 병용할 때는 용량을 2/3으로 조절하는 등 주의가 필요합니다. 펙소페나딘(Fexofenadine) 같은 항알레르기약도 같이 사용할 수 있습니다.

병변 국소에 스테로이드 연고를 바르기도 합니다(머리, 귀에 베타메타손 (Betamethasone)과 젠타마이신 설페이트(Gentamicin sulfate) 합제 연고를, 얼굴에 클로베타손부티레이트(Clobetasone butyrate) 연고, 눈꼬리에는 프레드니솔론(Prednisolone) 안연고 등).

IgE-RIST와 RAST도 한 번 해보시길 바랍니다.

3) 여드름(?)에 대하여

화농이 있는 것 같으면 클린다마이신(Clindamycin) 같은 항균 외용제.

천식, 피부염을 우선 조절하고 천천히 치료해 가면 어떨까합니다.

월경 전에 악화되기 때문에 가미소요산. 반흔에는 계지복령환가의이인 등을 처방해 보시죠.

링고

야마우치 히로시 선생님, 감사합니다.

사실 다른 공부 모임에서도 같이 검토해 보았는데, 내과적 서양의학 치료에는 모두 같은 의견을 주셨습니다. 하지만 한방처방 관련 의견이 나오지 않았고, 어떻게 할지 고민하던 중 이렇게 상담해 보게 되었습니다.

산부인과 의사인 저로서는 천식이나 알레르기 관련 서양의학적 치료는 지금까지 피해왔는데, 이번 증례를 계기로 공부했습니다.

한방약은 지난 번 처방했던 시박탕의 결과를 본 뒤, 소청룡탕 합방이나 월비가출탕을 베이스로 할지, 아직 생각해 보고 있습니다.

감사드립니다.

링고 선생님, 귀중한 증례를 제시해 주셔서 감사드립니다.

야마우치 히로시 선생님의 해설이 딱 맞습니다.

덧붙이자면 기관지천식에 대한 본원의 치료는 다음과 같습니다. 발작 시, 흡입 스테로이드와 한방약(마황탕, 소청룡탕, 오호탕, 신비탕)을 사용하며, 관해기(寬解期)에는 흡입 스테로이드와 한방약(시박탕, 시호계지건강탕, 보중익기탕)을 기본으로 쓰고 있습니다.

조금 추가해서 적어봅니다. 이런 복잡한 병태를 가진 분을 치료할 때는 어떤 병태에 한방치료를 적용할지가 중요합니다.

서양의학적으로는 기관지천식, 아토피성 피부염, 그 배후에 있는 알레르기 소인으로 병태를 다루지만, 한방의학적 치료에서는 병태를 보는 방식이 조금 다릅니다.

한방에 표리(表裏)의 개념이 있다는 것은 알고 계시죠? 그래서 한방약도 역시 표증에 대한 것과 이증에 대한 것으로 크게 나눌 수 있습니다.

이 증례에서 기관지천식은 반표반리(半表半裏, 발작 시기는 표증), 피부는 표증으로 처리하는 것이 원칙입니다. 만약 기재된 부맥(浮脈)이 유의하다면 현재는 표증이 더 중요하다고 볼 수 있습니다.

그래서 저라면 기관지천식은 흡입 스테로이드(야마우치 히로시 선생도 적어주셨는데, 흡입 스테로이드와 β2 자극제 합제 흡입제가 매우 유용합니다)로 대처하고 피부 병태를 한방약으로 치료해 보는 것이 어떨까 합니다.

월비가출탕, 온청음, 청상방풍탕 등을 사용할 수 있겠습니다. 그럼 참고해 주세요.

오노 선생님, 감사드립니다.

반표반리라는 사고방식도 최근에 겨우 이해하기 시작했습니다. 선생님의 의견을 참고하여 표치와 본치라는 것도 생각하고, 일단 치료해 보겠습니다.

경과보고도 꼭 올리도록 하겠습니다.

링고

지난 주 상담 드렸던 증례 관련 보고 드립니다.

시박탕의 효과는 그다지 없어 21일에 월비가출탕을 처방했습니다. 기관지 증상에 대해서는 본인의 희망도 있고 하여 근처 호흡기내과에 소개했습니다.

오늘, 내과 검사결과를 가지고 내원했습니다. 진드기, 집먼지, 동물 등 여러 종류에 알레르기 반응이 나왔습니다. 이야기를 잘 들어보니, 3년 전부터 페렛(ferret)을 키워 그것이 항원이 되었을 가능성이 있다고 했습니다. 이번에는 망문문절을 제대로 하지 못한 점 반성하고 있습니다.

월비가출탕의 효과로 안면피부증상과 눈 증상이 개선되어 본인이 지속 복용을 희망했고, 추가 처방했습니다. 그리고 월경 즈음에 흉부에 습진이 생긴다고 했었는데, 이번에는 가벼워졌다고 했습니다. 다음 월경 때 상태를 지켜보고, 구어혈제(驅瘀血劑)를 추가할지 생각해 보려 합니다.

야마우치 히로시 선생님, 오노 선생님 감사드립니다.

참! 항원 제거에 대해서는 본인이 '페렛의 수명은 4~5년 정도로 짧으므로 힘내서 끝까지 키우고 싶다'고 이야기했습니다.

야마우치 히로시

링고 선생님, 상세한 경과를 올려주시어 감사드립니다.

월비가출탕이 좋았다는 점 무엇보다 다행입니다.

추후에는 구어혈제인 당귀작약산, 가미소요산, 계지복령환 병용도 검토해 보시면 좋을 것 같습니다.

수독(水毒) 경향이 있는 사람이라면 당귀작약산이 의외로 알레르기 질환의 본치법으로 좋은 역할을 함을 경험하고 있습니다. 간울(肝鬱) 경향이 있는 사람에게는 우선 가미소요산이겠지요.

저도 나이가 들어서 인지, 단순한 처방을 내는 경우가 많아졌고, 어렵지 않게 생각해 가려하고 있습니다. 약은 어디까지나 보조적인 것으로 직접적인 치료는 본인이 하는 것이니까요. 생활 속에 다양한 악화인자도 있고, 스트레스 인자도 있게 마련이므로 가장 중요한 것은 본인이 적극적으로 병을 극복하려는 의지에 있는 것 아니겠나 생각합니다.

오늘도 꽃가루 알레르기로 많은 분들이 내원하셨는데, 그중에는 '생약으로만'이라고 하시는 환자분도 계셨습니다. 일부러 요코하마에서 여기까지 찾아주셨습니다.

저도 일부 전탕약을 처방하지만, 다른 병원에서 처방했던 월비가출탕과 소풍산으로는 효과가 없었다고 하시어 엑기스제라도 증이 맞다면 꼭 효과가 날 것이라고 이야기하고, 영감강미신하인탕과 오호탕, 거기에 점안약, 점비약, 항알레르기약을 처방했습니다. 그리고 귤을 너무 좋아하셔서 많이 드신다는 이야기를 듣고, 귤은 하루 1개 정도만 드시도록, 초콜릿은 당분간 참으시도록 지도했습니다.

소식하면 알레르기도 경감되기 때문입니다. 그런 의미에서 위장을 혹사 시키는 생활, 일종의 비허증(脾虛證)이 병상을 악화시키는 것과 관련이 있는 것 같습니다.

▼ 해설 / 질의

여러분 답변 감사드립니다.

전원 일치로 맥문동탕이군요. 정답은 맥문동탕입니다. 4월, 새롭게 많은 선생님들이 입회하셨다고 들었습니다. 그런 상황을 감안하여 올해 첫 증례는 전형적 증례가 되도록 어느 정도 약간 편집하여 출제하였습니다. 발작성 기침 시 뺨이 발적되는 증례였는데, '망진(望診)'에 뺨의 발적을 적어둔 것이 바로 키워드였습니다.

전형적 증례로 선생님들의 해설 그대로입니다. 하지만 맥문동탕에 대해 조금만 보충 설명하겠습니다.

맥문동탕의 보험 적응증은 '가래가 잘 뱉어지지 않는 기침, 기관지염, 기관지천식'인데, 선생님들이 느끼신 것처럼 진해제로서 그렇게 큰 역할을 하진 않습니다.

맥문동탕 선택의 대원칙은 '대역상기(大逆上氣), 인후불리(咽喉不利)'입니다. 곧 발작적으로 뺨을 붉어지게 하는 심한 기침을 보이는 것과 인후건조 증후가 중요합니다.

진해제로 코데인인산염수화물(Codeine phosphate)을 사용한 뒤, 인후점막이 건조해져 더욱 기침하는 경우에는 이 맥문동탕을 식전 복용하면 매우 좋습니다. 맥문동탕을 식전에 복용하여 인후부터 기관지를 적시는 것입니다. 식후에 복용할 코데인인산염수화물의 부작용을 막아 진해작용을 증강시킬 수도 있습니다.

우츠기 사다오의 "고훈의전(古訓醫傳)"에는 "…연말(涎沫)도 토하지 않고, 하(下)에 힘이 없어 역상(逆上)이 심하여 발생하는 인후구설(咽喉口舌)의 건조하고 자윤하지 못하며, 구중(口中)에서 인후 주변까지의 점담(粘痰)이 있는 것으로 보이며, 인후의 상태가 좋지 않은 증이며…"로 적혀있습니다.

감별해야 할 처방은 바로 자음강화탕입니다.

선생님들의 지적대로 야간 기침을 잘 잡는데, 그 외에 경면설이 좋은 목표가 됩니다. 또 하나, 신음허(腎陰虛)가 있는 것으로 추정되면 육미환을 병용합니다. "만병회춘(萬病回春)"에 이런 사용법이 기록되어 있습니다.

중의학에서는 '폐기음양허(肺氣陰兩虛)'에 양폐익기(養肺益氣)의 처방으로 맥문동탕을 씁니다. 반면, 자음강화탕은 '폐신음허(肺腎陰虛)'에 대한 자보폐신(滋補肺腎)의 처방으로 사용합니다.

선생님들의 지적대로 맥문동탕을 단순한 진해제로 사용해선 안 되며, 맥문동탕증을 의식해 가면서 투여해야만 한다고 생각합니다.

▼ 해설 / 질의

여러분 많은 답변 감사드립니다.

츠루베에 선생님께서 오수유탕이라고도 하셨는데, 단순한 위통에는 그다지 잘 사용하지 않습니다. 오수유탕은 냉증, 위약(胃弱), 목결림, 두통이 목표가 됩니다.

그래서 '안중산은 다른 처방이 잘 맞는다면 아직 쓰고 싶지 않군요'라고 말씀 주셨는데, 어떤 면에서 그런 말씀을 하신 것인지 들어보고 싶습니다.

야마우치 히로시 선생님, 이번 증례에는 H2 차단제나 PPI 등은 병용하지 않았지만, 본원에서도 일상 진료에서 꽤 병용을 시행하곤 있습니다.

니시사코 케이 선생님.

임산부의 오심, 구토에는 '소반하가복령탕'을 쓸 수 있습니다.

구역이 있을 때, 이 처방을 통상 복용하는 방식으론 복용시키기 어렵기 때문에 녹인 것을 냉장고에 넣어 살짝 얼려 조금씩 복용(핥듯이)시키면 됩니다. 그래도 '못 먹겠다'는 분들도 있지만, 대부분은 성공합니다.

그리고 가슴 쓰림, 위통에 한방치료를 할 때, 가슴 쓰림과 위통은 그다지 구별하지 않습니다.

어떤 상황이든 음허증(陰虛證)이면 안중산을 중심으로, 양실증(陽實證)에는 황련해독탕을 중심으로 처방합니다. 거기에 위경련(이런 병태가 진짜 있을까요?) 유사 증상이 있을 때는 작약감초탕을 병용합니다. 그리고 입효산(치통에 대한 한방약)을 사용하기도 합니다. 이것도 진통제로 유용합니다.

물론, 앞서 언급한 것처럼 PPI를 병용시키는 경우도 적지 않습니다.

자! 이번 증례에 사용한 한방약은 안중산이었습니다.

안중산은 위통, 냉증, 신경성, 이한허증(裏寒虛證) 등을 키워드로 하여 쓰는 한방약이라는 점은 링고 선생님, igana23 선생님, 호리 치아키 선생님, kimihiko 선생님께서 모두 언급해 주셨습니다. 감별 진단은 마츠모토 사토루 선생님, 야마우치 히로시 선생님의 댓글에 이미 상세히 적혀 있어 생략하겠습니다.

츠루베에

사실 전 아직 안중산을 처방해 본 적이 없습니다. 어설픈 지식으로는 그다지 한열과 관계없이, 비교적 심한 위통에 사용하는 약으로 생각하고 있습니다. 그에 비해 오수유탕은 몇 번 사용해 본 경험이 있는데, '위의 허한'에 사용하는 약으로 인식하고 있으며 냉증에 관계된 위통이라면 효과가 있다고 느껴 오수유탕을 선택했습니다. 다른 선생님들의 답변에 나온 감별 진단이 많은 도움이 되었습니다. 추후 안중산이 잘 맞는 환자분을 만난다면 꼭 사용해 보고 싶습니다.

지난주, 집 주변 의원에서 ANA, SS-A 수치가 높아 쇼그렌 증후군으로 진단받은 65세 여성이 내원했습니다. 입마름을 호소하여 검사한 결과, 특별히 다른 장기 합병증도 없었지만, 현재 근무 중인 병원에는 통상적으로 사용하는 입마름에 대한 약이 비치되어 있지 않아, 일단 맥문동탕을 처방하고 자주 가글하도록 지도했습니다. 맥문동탕을 쇼그렌에 동반된 입마름에 사용해 본 것은 처음인데, 유효하긴 한가요?

오노 슈지

츠루베에 선생님, 꼭 '안중산'을 선생님의 처방 목록에 넣어보시길 바랍니다. 냉증이 있는 사람의 위통(특히 공복 시)에 유용합니다.

'쇼그렌 증후군의 입마름에 맥문동탕'에 대한 제 검토 결과가 영문 류마티스학회잡지에 게재된 적 있습니다(Jap J Rhematol, 4(2):91-101, 1992 4.). 좀 오래되긴 했지만. 그 후 안구건조에도 유효하다는 논문도 냈습니다. 제 느낌으론 Cevimeline보다 효과가 좋습니다. 맥문동탕이 무효한 증례 중에는 '신허(腎虛)'로 진단되는 증례가 많고 여기에 상열감이 동반되면 '맥문동탕 합 육미환' or '자음강화탕 합 육미환', 냉증이 있으면 '맥문동탕 합 팔미지황환' or '자음강화탕 합 팔미지황환'을 처방합니다.

이렇게 조합하면 쇼그렌 증후군 자체가 가벼워지는 경우도 있으므로 상세하게 증례를 관찰해 보세요.

이번 증례의 경과를 다시 올려주시면 좋을 것 같습니다.

츠루베에

오노 선생님, 자세한 조언 주셔서 감사합니다. 이쪽 분야의 선구자이신 선생님께 이런 귀중한 조언을 듣다니 너무 기쁩니다.

다음 내원 시에는 맥문동탕의 효과와 냉증이나 상열감 유무 등을 잘 들어보아 치료를 지속해 보도록 하겠습니다.

▼ 해설 / 질의

여러분 많은 답변 감사드립니다.

이번엔 모두 진무탕이군요. 정답은 진무탕입니다.

한방에서의 한증(寒證)과 저체온이 1대1로 대응되는 것은 아니므로 니시사코 케이 선생님께서 말씀주신 것처럼 저체온만으로 처방을 선택하려고 하면 어려울지 모르겠습니다. 창백한 얼굴, 담홍색 혀, 전신냉증, 지맥(遲脈) 등을 참고하여 야마우치 히로시 선생님께서 말씀주신대로 한사(寒邪)의 침입이라고 볼 수 있으리라 생각했습니다.

냉증과 복통이라는 점에서는 대건중탕도 후보가 될 수 있지만, igana23 선생께서 지적해 주신 '신순동(身瞤動)', 어지럼(동요감) 등의 증상을 통해 감별할 수 있다고 생각합니다.

링고 선생님. 진무탕을 공부하셨군요. 이 증례는 진무탕의 전형적인 증례라고 생각하여 출제했는데, 선생님이 생각하셨던 진무탕증과 비슷한가요?

▼ 해 설 / 질 의

여러분 많은 답변 감사드립니다.

불충분한 정보로 인해 부적절한 문제였지만, 선생님들의 여러 의견을 즐겁게 읽어볼 수 있어 감사드립니다. 한번쯤은 이런 문제도 괜찮은 것 같습니다.

이번 회를 통해 문제에 대한 질문을 받는 것도 괜찮지 않나 하는 생각을 해봤습니다. 한번 씩 이번처럼 질문해 주시면 좋을 것 같습니다. 그래서 제안을 드립니다. 제가 출제를 한 뒤 3일간은 증례에 대한 질문을 해주시면 어떨까요? 동의해 주시리라 믿습니다.

자 그럼 이번 증례에 대해 이야기하죠.

호리 치아키 선생님, 심하게 고민하셨겠습니다. 증례에서 위장관계의 부조화를 강조한 탓에 "금궤요략(金匱要略)"에 나오는 복령택사탕도 후보 중 하나가 되었으리라 생각합니다. 하지만 복령택사탕은 기허(氣虛)에 대한 효과가 그렇게 크지 않아 보입니다. 증례를 보시면, 피로권태가 반복적으로 나옵니다. 기허, 허증에는 복령과 인삼, 인삼과 황기 등의 조합이 중요합니다.

마츠모토 사토루 선생님, 기허 존재 하에 복증(腹證)에 흉협고만(胸脇苦滿)이 있고, 복통을 동반했다는 점에서 역시 시작육군자탕도 후보가 될 수 있었을 것 같습니다. 지엽적인 이야기이지만, 시작육군자탕에는 시호 4g, 작약 3g이 들어갑니다. 본 증례의 흉협고만은 미약한 정도입니다. 그리고 시작육군자탕 특유의 복증인 복직근 긴장이 없고, 배꼽 좌상부의 압통점도 없었습니다. 본 처방을 육군자탕과 시호계지탕을 합방한 것이라고 하셨지만, 오히려 육군자탕과 사역산의 합방을 하는 편이 시작육군자탕에 가깝습니다.

링고 선생님, 니시사코 케이 선생님께서는 진무탕을 추천하셨습니다. 우선은 진무탕으로 치료를 시작해도 문제는 없어 보입니다. 선급후완(先急後緩)의

원칙에 따라 복통과 연변을 처리하고, 그 뒤 보중익기탕으로 기허, 허증을 쭉
~ 치료하는 것도 괜찮을 것 같습니다.

igana23 선생님, 야마우치 히로시 선생님, Kimihiko 선생님의 지적대로 조
중익기탕이 정답입니다.
임상을 하다보면 '보중익기탕이 사용하고 싶지만, 수독(수체, 담음)이 명확
하기 때문에 사용하기 어렵다'고 자주 느낍니다. 이럴 때 조중익기탕이 좋습니
다. 과립제로는 보중익기탕 합 진무탕입니다. 전탕약으로는 보중익기탕가 복
령 4g, 작약 3g으로 사용합니다.

▼ 해설 / 질의

오늘 마지막 환자분이 1세 남아였습니다. 소아과를 표방하고 있진 않지만, 그렇다고 안볼 순 없죠. 39.9℃까지 발열, 식욕부진, 연변, 편도선이 빨갛게 종창. 오령산 1.25g을 생수 20ml에 녹여 관장액으로 투여하며 허둥지둥 진료를 끝낸 휴일 전날이었습니다.

댓글 속도가 매우 빨라, 예정보다 조금 빨리 답변을 올립니다. 선생님들의 의견이 일치한 것처럼 시호가용골모려탕이 정답입니다.

본 증례는 시호가용골모려탕의 전형적 증례로 생각되며, 이 증례 진료 시에는 정신신경계 조정작용을 통해 이명(耳鳴)도 개선시킬 수 있을 것이라고 처음부터 꽤 자신은 가지고 있었습니다.

이명은 서양의학적으로는 치료하기 어려운 증상인데, 한방치료도 상황은 비슷합니다. 하지만 때때로 오랜 기간 앓아온 이명이 깔끔하게 개선되는 경우도 있어 도전해 볼 가치는 있다고 생각합니다. 본원에서 좋은 효과를 보였던 증례들에 가장 많이 사용된 처방은 육미환입니다. kz선생님께서 말씀주신 그대로입니다.

그 외 계지가용골모려탕, 가미소요산, 영계출감탕, 보중익기탕 등도 효과를 보인 적 있습니다. 이비인후과이신 호리 치아키 선생님께서도 시호가용골모려탕 개선례가 있었다고 하셨는데, 호리 치아키 선생님, 그리고 다른 선생님들은 이외의 처방을 이용했던 경험은 없으신지요? 들어보고 싶군요.

서양의학과 한방 간에는 병태의 identity를 파악하는 방법에 차이가 있으므로 마츠모토 사토루 선생님께서 말씀주신 것처럼 한방은 참 재밌습니다.

많은 답변 감사드립니다. 선생님들의 의견대로 반하후박탕이 정답입니다.

이명은 한방으로도 치료하기 가장 어려운 증상 중 하나가 아닐까 합니다. 호리 치아키 선생님처럼 이비인후과를 하고 계신 선생님도 소극적이라고 하실 정도로. 더욱이 본 증례처럼 장기간에 걸친 이명은 대부분 그 효과를 기대하기 어렵습니다. 다만 어느 처방의 증에 딱 맞는 경우, 시도해 볼 가치가 있다고 생각합니다.

비교적 조기이며 병태가 실증(實證)이라면 대시호탕, 삼황사심탕, 도핵승기탕 등이 주효하는 경우가 있으며, 체질 체력이 허증(虛證)일 경우에는 반하백출천마탕, 영계출감탕, 영계미감탕, 연주음, 조등산 등이 후보가 되곤 합니다.

모두 이명이라는 증상을 보고 선택하는 것이 아니라 철저히 수증치료(隨證治療)를 해가는 것 치료에 이르는 왕도라고 생각합니다.

본 증례에 반하후박탕을 선택한 이유는 선생님들의 의견 그대로입니다.

'활맥(滑脈)'에 대하여

맥진 용어 중 부침(浮沈), 지삭(遲數), 허실(虛實), 대세(大細)라 불리는 맥상은 비교적 알기 쉬운 맥이며, 완맥(緩脈)과 그에 가까운 색맥(嗇脈, 삽맥(澁脈))도 비교적 알기 쉬운데, 활(滑), 현(弦), 긴(緊)을 구별하기 위해선 일종의 훈련이 필요한 것 같습니다.

완맥, 색맥이 아래에서부터 천천히 밀어 올라오는 것처럼 박동이 느긋한 반면 활, 현, 긴 이 세 맥은 모두 맥파의 박동이 급격합니다. 아래에서 두드려오듯 느껴집니다. 맥파 상에서 가장 압이 높은 부분이 가장 길게 느껴지는 것이 긴, 다음이 현, 가장 짧은 것이 활입니다. 바꿔 말하자면 급격하게 뛰어올라 바로 내려가는 맥이 '활맥'입니다.

완맥, 색맥은 평상시 고령자, 심부전 증례에서 쉽게 나타나는데, 이것과 반대로 나타나는 맥이라고 생각하시면 될 것 같습니다.

또한 상한(급성열성질환)으로 심한 오한이 있을 때 긴맥이 나타나는 경우가 많은데, 이런 것이 손에 익도록 연습해 두는 것이 좋습니다.

요시나리 토시코 선생님의 질문, 남편을 잃고 난 후의 상실 체험으로 이명이 악화된 증례에 대해 말씀드리겠습니다. 억간산이 무효했다는 점. 이 분은 억간산이 효과를 발휘하는 '기역(氣逆)'이 아닌 '기울(氣鬱)'이 이명의 원흉이 아닐까 추측됩니다. 따라서 억간산보다는 억간산가진피반하, 흉협고만(胸脇苦滿)이 있다면 시소음(소시호탕+향소산), 심하비경(心下痞硬)이 있다면 반하후박탕 등을 사용할 수 있습니다.

처방 나열만 하고 말았네요. 같은 내용을 계속 반복한 것이 아닌가 걱정됩니다. 역시 이명은 어렵습니다.

▼ 해설 / 질의

하나와 선생님, 오랜만입니다.

기타사토대학 동양의학 종합연구소 홈페이지에서는 선생님의 훌륭한 행보를 담은 사진에 항상 압도됩니다. 소장으로서, 일본동양의학회 부회장으로서 매우 바쁘신 와중에 코멘트를 주시어 감사드립니다. 마치 기타사토에서 진행되는 콘퍼런스와 같은 상세한 검토를 해주시어 감동입니다. 많은 전문가 선생님들의 코멘트가 모여 이 사이트가 점점 높은 격조를 갖추어가는 것은 사실 생각도 못했던 일로, 모든 회원분들에게 큰 도움이 되리라 생각합니다.

자! 눈(嫩)은 중의학에서 '허증(虛證)'을 의미하는 설형으로 설면(舌面)의 주름이 가늘고, 말랐으며 부드러운 느낌이 드는 혀를 표현하는 용어입니다. 이 '허증(虛證)'의 개념은 체질적 개념에 가까우며, 허증이란 '정기탈즉허(精氣奪卽虛)'뿐이 아니라고 중국에서 저에게 사사해 주신 노중의에게 들었습니다.

여러분들의 의견을 보니, 계지가출부탕, 계지가영출부탕이 딱 맞는 것 같습니다.

당귀사역가오수유생강탕이 어느 시기에 유용했으며, 수독의 징후가 강했다는 점에선 당귀작약산도 후보가 되리라 생각합니다.

질문에도 답변드렸지만 본 증례는 관절통과 근육통에 대한 처방을 사용했으며, 이것은 하나와 선생님의 지적하신 쑤시는 듯한 통증이 아니라 그냥 통증이라고 할 수 있는 호소였습니다.

그리고 냉증, 동통, 수독(水毒), 제상계(臍上悸)가 있어서 복령이 배합된 출부제(朮附劑)인 영강출감탕가부자를 선택한 의견도 충분히 납득이 갑니다. 습과 한에 의한 요각 통증이라면 이 처방이 좋았으리라 생각되나, 사지의 관절통, 근육통이 주증상이었습니다. 그리고 의이인탕을 후보로 거론해 주신 분도 계셨습니다. 본 증례는 당초 냉증과 저림을 호소했으며, 삼물황금탕으로 통증이 발생했기 때문에 통증의 원인으로 냉증을 배제할 수 없습니다. 그래서 의이인탕의 마황, 계피, 당귀는 온제이지만, 의이인탕의 중요한 적용병태는 관절과 근육의 굴신이 어려운 통증입니다. 그렇기 때문에 역시나 이 증례에는 계지가영출부탕이 가장 좋지 않나 싶습니다.

이런 이유로 본 증례에 사용했던 한방약은 계지가영출부탕입니다.

이 처방은 본원 RA 환자의 20% 정도에 사용됩니다. 과립제로는 계지가출부탕 합 진무탕으로 처방하여 유사처방을 만들기는 하는데, RA에 사용할 때는 역시 전탕약이 압도적으로 유효합니다.

다양한 질문과 의견 주시어 감사드립니다.

다음 달은 이번과 같은 괴병(壞病)이 아닌 전형적인 증례를 찾아 출제해 보겠습니다.

▼ 해설 / 질의

　하루하루 가을이 깊어지는 것 같습니다. 많은 의견 주셔서 감사드립니다.

　마츠모토 사토루 선생님께서 계작지모탕일 것 같다는 의견을 주셨습니다.

　계작지모탕의 계지, 마황, 방풍, 백출, 생강, 부자는 온성 약재이며, 마황, 백출은 이수(利水)작용이 있기 때문에 본질적으로는 '한습(寒濕)'으로 인한 통증 완화를 한다고 생각됩니다. 하지만 지모는 한성이므로 관절부분에 염증(열증)이 있더라도 사용할 수 있는 처방입니다.

　본 증례는 중간 체형이지만, 전신적으로 부종 경향이 있었는데, 피하(皮下)의 수(水)에 대한 황기의 작용을 기대해 볼 수 있는 점이 바로 여깁니다. 저녁의 하퇴부종도 계작지모탕보다 방기황기탕을 선택하게 된 근거입니다.

　그래서 이번 처방은 방기황기탕입니다.

　벌써 20년도 더 된 일인데요. 물살 경향, 땀을 많이 흘림, 하얀 피부와 방기황기탕의 효과의 관계에 대해 검토한 적이 있습니다. 결론은 '이런 점이 없더라도 방기황기탕은 슬관절 수종에 유효하다'였습니다. '물살 경향, 땀을 많이 흘림, 하얀 피부'를 피하수종으로 해석할 수도 있습니다.

　류마티스 관절염에 대한 본원의 표치법(관절염 목표) 중 한방단독증례를 쭉 보면 계지가영출부탕, 계지이월비일탕, 방기황기탕가마황석고, 마행의감탕 합 방기황기탕, 계작지모탕 등이 사용되어 왔습니다.

　그리고 DMARDs와의 병용에서는 압도적으로 방기황기탕 처방 빈도가 높았습니다. 비교시험에서도 유의한 성적을 보였습니다.

　MMP-3 질문 관련 건.

　Matrix Metalloproteinase-3의 약자로 RA에서 골연골파괴의 Key Enzyme 으로 불립니다. 대략 400ng/ml를 넘으면 장래에 골파괴가 진행할 것으로 봅니다. RA 인자 음성인 RA에서도 상승이 관찰되기 때문에 OA와의 감별이 어려운 초기 RA 진단에도 역할을 합니다.

　본원에서는 2~3개월에 한번 정도의 비율로 RA 환자에서 측정하고 있습니다.

▼ 해설 / 질의

오늘 날씨는 정말 좋군요.

이번엔 모든 선생님들께서 자음강화탕을 선택해 주셨습니다. 자음강화탕의 전형적인 증례 같습니다.

자음강화탕에 대하여

당귀, 작약, 지황, 맥문동, 천문동, 지모, 황백, 창출, 진피, 감초로 구성됩니다. 당귀, 작약, 지황은 혈허의 기본처방인 사물탕에서 천궁을 뺀 것으로 피부의 건조함이 목표가 됩니다. 맥문동, 천문동은 건성 기침 경향에 진해거담, 지모, 황백은 청열작용. 황백은 창출, 진피, 감초와 함께 비위허(脾胃虛)에 대응하고 있다고 보여 집니다.

중의학적으로는 '폐신음허(肺腎陰虛, 폐음허와 신음허가 병존하는 병태)' 처방이라 생각됩니다. 폐와 신, 둘 중 어느 쪽인가 하면 신음허가 우선시되며, 폐음허도 동반된 경우에 적합합니다.

인후의 건조감, 구건(갈증은 아닙니다) 등의 음허징후, 피부의 건조함 등 혈허징후, 요각부의 탈력감과 손발 번열감 등의 신음허 징후가 있으면서 건성기침만 더해지면 전형적인 증례가 됩니다.

오츠카 케이세츠 선생님이 "겨울이 되면 기침이 나고 밤에 잘 수 없다는 노인에게 좋다. 특히 코다츠에 들어가 몸이 따뜻해지면 기침이 악화되는 사람에게 좋다"라고 하기도 했습니다.

감별해야 할 처방으로 맥문동탕이 있습니다. 맥문동탕은 폐기음양허(肺氣陰兩虛) 처방입니다.

"중방규거 담음문(衆方規矩 痰飮門)"에는 "오전 객담에는 과루지실탕이 적합하고, 오후 기침에는 자음강화탕이 적합하다"라고 되어 있습니다.

'자음지보탕'은 맥문동, 패모, 진피 등이 배합되어 건성기침에 대응할 수 있

다는 면에선 비슷한데, '자음강화탕'은 지황이 군약이며 '자음지보탕'은 시호
가 군약입니다. 곧, '자음지보탕'은 간기울결(肝氣鬱結)에 기초한 건성기침을
목표로 하며, 소요산에 진해거담 및 청열의 약재를 조합한 것입니다. 말을 조
금 바꾸자면 가미소요산을 썼으면 하는 증례에 체력저하(극허증), 허열, 건성
기침이 있으면 전형적인 증례가 되는 것입니다.

▼ 해설 / 질의

많은 의견 주셔서 감사합니다.

하라 유즈루 선생님, 오랜만이네요. 오랜만에 선생님의 훌륭한 병인변증(病因辨證)을 볼 수 있었네요.

본 증례의 환자는 이전 알레르기로 인한 습진으로 고생해 왔으며, 요 수년 간은 거의 음주도 없었습니다. 단 음식을 좋아하는지에 대한 문진이 빠졌습니다. 그리고 한방치료를 원했을 때 위장 증상은(가능한 최대한 자세히 문진해 보았으나) 복부팽만이나 가스배출 등의 호소는 없었습니다. 위장증상이 없으므로 심한 눈물분비과다, 콧물과 코막힘 등의 표증을 무시할 수 없지 않나 싶습니다. 그리고 용담사간탕은 하초의 습열에 가장 의미가 있는 처방이라 생각합니다. "물오방함구결(勿誤方函口訣)"에는 "이 처방은 간경습열(肝經濕熱)을 목적으로 하며 …하부로 유주(流注)하여…"로 기록되어 있습니다.

자! 하라 유즈루 선생님께서도 지적하셨듯 대부분의 선생님들이 추천해 주신 대청룡탕이 정답입니다. 전탕약으로 쓸 때, 마황은 1일 분량 6g입니다. 석고량은 12g을 기본으로 합니다. 이것을 과립제 합방으로 만들려면 마황탕 7.5g, 합 월비가출탕 7.5g을 해야 마황이 11g이 됩니다. 저는 마황탕 5g 합 월비가출탕 5g을 2회로 나누어 복용시키는 방식을 보통 사용합니다.

소청룡탕과 감별하려면 이한(裏寒)과 이열(裏熱)을 구분해야 합니다. 그런데 본 증례는 왠지 열증을 찾기가 어려울 수도 있을 것 같습니다. 본 증례가 실증이라는 것에는 이론의 여지가 없어 보입니다. 일본한방에서 말하는 양실증(陽實證, 보통 열실증으로 통함)으로 추측되는 증례라는 시점에서 봐주시길 부탁드립니다. 소청룡탕은 일본한방에서 음허증(陰虛證; 보통 허한증으로 통함)용입니다.

그럼 영감강미신하인탕은 좀 더 음허증용이겠죠?

두근거림, 식욕부진, 배뇨장애 외에 kimiko 선생님의 지적대로 고혈압, 하라 유즈루 선생님의 지적대로 녹내장도 주의가 필요합니다. 이런 점들을 주의하시면서 아직 경험이 없는 선생님들께서도 꼭 이 처방을 사용해 보시고 효과를 보시길 바랍니다.

bunbuku

연습문제를 읽고 이전에 이 한방학원에서 배웠던 대청룡탕인가 하고 생각했다가 기왕력으로 '고혈압'이 있어 '마황제는 순환기질환에 금기'라고 생각하여 답을 쓰지 못했습니다.

하지만 정답은 역시나 대청룡탕이었고, 복용 후에도 고혈압의 악화는 없었다고 하셨습니다. 그런데 답변을 적어주신 선생님 중에는 '명확하게 혈압이 올라가 중지했다'는 경험을 공유해 주신 분도 계셨습니다.

고혈압 환자에 대한 마황제의 적용에 대해 어떻게 생각하면 좋을까요? 보다 구체적으로 알고 싶습니다.

저도 삼나무 꽃가루 알레르기 환자이고, 지병으로 부정맥(PAC∼PAT 기왕력)이 있다 보니 마황제는 피하며 영감강미신하인탕을 사용하고 있습니다.

그리고 한 가지 더 부탁드립니다.

야마우치 히로시 선생님이 석고에 대해 적어주셨는데요.

화제가 너무 빗나가는 것 같긴 하지만, '열을 식힌다'는 목적으로 사용하는 황련, 황금, 황백 등과 석고의 사용방법에는 어떤 차이가 있는지 가르쳐주실 수 있을까요?

구체적으로 아토피성 피부염 환자에게 사용할 때, 황련해독탕(이나 온청음)과 소풍산(이나 월비가출탕, 백호가인삼탕) 사용감별에 어려움을 겪고 있습니다.

　bunbuku 선생님, 오랜만입니다.

　순환기계 질환을 가지고 있는 증례에 마황탕 사용은 지적해 주신 것처럼 주의가 필요합니다. 특히 부정맥 증례는 사용하기 힘듭니다. 고혈압도 주의가 필요하며 신경을 써가며 투여해야 합니다. 따라서 과립제를 합방할 때 마황탕과 월비가출탕을 5g씩 2회로 나누어 복용시키고 있습니다. 다만, 혈압강하제로 잘 조절되고 있는 증례에 대한 과립제 사용경험을 되돌아보면, 혈압이 올라 사용할 수 없게 된 증례는 거의 없었습니다.

　어제 내원한 환자분인데, 도로공사 일을 하며 근육질이고, 실맥(實脈), 복력이 충실한 꽃가루 알레르기 환자로 5g씩 2회로 나누어 복용하도록 한 결과, 식욕부진이 생겨 소청룡탕으로 변경했습니다.

　반대로 23세 표준 체중의 여성에게 마황탕 7.5g과 월비가출탕 7.5g 합방이 매우 좋은 효과를 보였던 경우도 있습니다.

　석고는 '청열사화(淸熱瀉火), 해갈(解渴)'이며 황금, 황련, 황백은 '청열조습(淸熱燥濕)'입니다. 곧 석고는 청열과 윤택하게 하는 작용을 황금, 황련, 황백은 청열하며 건조하게 하는 작용입니다. 열증이며 갈증이 있으면 석고제를 사용하게 되는 이유가 바로 이것입니다.

　황련해독탕, 소풍산, 월비가출탕, 백호가인삼탕은 각각의 증이 있으므로 거기에 맞춰 선택해야 합니다.

　석고, 황금, 황련 같은 약재를 놓고 고찰해 보면, 백호가인삼탕은 석고와 지모 조합으로 청열제가 되며, 이열을 제거하여 대번갈(大煩渴)에 대응합니다. 소풍산에도 석고와 지모 조합이 들어 있어, 청열에서는 차이점이 없지만, 목통과 창출 그 외의 약재의 관계에서 조습(燥濕)의 방향성을 가지고 있다고 볼 수 있습니다. 또한 월비가출탕은 석고의 청열작용. 마황과 석고 조합에서 지한작용. 확대 해석하여 창출도 추가적으로 피하의 수포(水疱)를 소종(消腫)시켜 줄 수 있습니다.

황련해독탕은 황련, 황금, 황백의 조합으로 구성되며, 흉부~상복부의 울열(鬱熱)을 빼줍니다. 곧 청열에 추가로 사심(瀉心)의 효과를 기대해 볼 수 있습니다.

이상과 같이 약재의 약능을 통해 지적해 주신 처방을 검토해 보았습니다. 너무 어려운 이야기가 되지 않았나 걱정입니다. 또 질문주세요.

야마우치 히로시

bunbuku 선생님 아토피에 제가 약을 사용하는 방식은 다음과 같습니다.

- 백호가인삼탕증은 안면(몸도) 발적충혈이 심하며 선홍색이고, 열감, 상열, 갈증이 종종 있음. 수분섭취를 자주 합니다. 청열사화(清熱瀉火)와 함께 생진(生津)하여 갈증을 멈춰줍니다.
- 황련해독탕증은 발적은 암홍색조이며, 급성이라기보단 오래된 듯한 열상(熱狀)을 띕니다. 청열사화와 함께 화습작용(化濕作用)도 강하고, 해독작용(항균작용)도 가지고 있습니다. 제 경험으론 가려움에도 어느 정도 유효하므로 다른 약제에 소량씩 병용하여 가려움을 멈추기 위해 응용할 수도 있습니다. 하지만, 너무 많이 쓰면 피부가 심하게 건조해질 수도 있으므로 주의해주세요.
- 소풍산은 풍, 습, 열을 잡는 작용과 함께 지황, 호마 등에 의한 윤조작용(潤燥作用)도 무시할 수 없습니다. 급성기 습진에는 황련해독탕, 월비가출탕 중 하나를 병용하는 것이 무난합니다. 단독으로 사용하면 악화되기도 합니다. 안정기에는 이 처방이 좋습니다.
- 월비가출탕은 안면, 눈 주위 부종양상, 홍반과 기타 습윤성 습진에 응용합니다.
- 기타로 저는 치두창일방을 청열제로 좀 더 많이 사용합니다.

오노 선생님, 야마우치 히로시 선생님, 코멘트 감사드립니다.

조절이 잘되는 고혈압은 절대적인 마황제 금기사항이라 생각하지 않아도 된다는 것이군요. 고혈압 진료 경험이 없는 소아과 의사인 저로선 큰 관계가 없긴 하겠군요.

황련, 황금, 황백과 석고의 다른 점에 대해서.
황련류는 '조(燥)', 석고는 '윤(潤)'. 알기 쉽게 설명해 주셔서 감사드립니다.
가려워하며 건조하고 붉은 피부를 가진 아토피성 피부염 환자에게 어떻게 든 서양의학적 치료를 하더라도 전혀 듣지 않을 때, 피부과 진료를 권유하곤 있는데, 그런 증례에 백호가인삼탕을 써보아야겠군요. 기회가 된다면 시도해 보고 싶습니다.

저희 지역은 수년 만에 독감이 대유행 중이고, 뇌염도 발생하고 있습니다. A형 홍콩형은 역시 무섭군요.
저도 환자분께 감기를 옮아 쉰 목소리를 맥문동탕으로 누그러뜨리며 어떻게든 하루하루를 지내고 있습니다.

저희 지역도 독감과의 사투가 시작되었습니다.
신형 H5N1의 한정적 사람―사람 간 감염례도 보고되어 곧 대유행이 임박한 것 같기도 합니다. 대유행이 발생하면 수 주 만에 세계적으로 확산될 텐데, 1918년 맹위를 떨쳤던 스페인 감기는 약독 바이러스였지만, 이번에는 강독성이라 걱정입니다.

이번 시즌에 저희 의원에서 독감으로 확정 진단한 환자분 60명의 맥진을 정리해 보니, 부활맥(浮滑脈) 30%, 부긴맥(浮緊脈) 23.3%, 부삭맥(浮數脈)

13.3%가 다빈도 3이며 여기에는 마황탕, 계마각반탕이 주로 처방되었습니다.

그 외, 부침중간활삭맥, 부침중간세현맥, 부침중간현맥, 부실맥, 부완약맥, 침지세맥 등으로 갈근탕, 계지탕, 마황부자세신탕, 계강조초황신부탕 등을 처방했습니다.

독감 초기에는 부긴삭맥에 적용할 수 있는 마황탕을 많이 사용하는 것으로 알려져 있으나, 오히려 부활색맥이 고빈도였습니다. 하지만 부활삭맥 증례의 대부분도 그 외 증후는 마황탕증으로 진단할 수 있었습니다.

참고하셨으면 좋겠습니다.

bunbuku

꽃가루 알레르기 환자를 간간히 진료합니다.

잘 치료되지 않아 힘들어 하는 환자분이 있어 상담을 위해 올려둡니다(1월 문제가 꽃가루 알레르기였던 관계로 여기에 올려둡니다).

【증례】15세, 여성(수험생)

지난 시즌은 소청룡탕이 잘들어 '같은 약으로 주세요'라며 내원했습니다.

수년간 습진으로 고생해 왔으며, 피부과에서 올로파타딘(Olopatadine hydrochloride)을 처방받고 있습니다. 습진은 일진인퇴를 거듭합니다.

이번 시즌에도 콧물, 코막힘과 가벼운 눈 가려움이 시작되었습니다. 다만 예년보다 피부증상이 심하고 안면~측경부, 두부의 발적과 건조감, 가려움이 힘들다고 했습니다. 체격은 좋고, 맥은 허실중간. 혀에 가벼운 치흔이 확인됩니다('증' 평가가 불확실하여 죄송합니다).

작년과 동일하게 소청룡탕을 처방했지만, 진료 종료 후 '안면전체의 발적과 눈 가려움이 있어 월비가출탕 쪽이 낫지 않을까?'라고 자문자답하며 처방했습니다. 다만 다음 주에 시험이 있으므로 모험은 피하기로 하고, 일단 그대로 그 처방을 가지고 귀가했습니다.

그래서 질문입니다.

꽃가루 알레르기의 눈 코 이외의 동반증상에 대해 어떻게 생각하고 처방해야 할까요?
- 피부증상: 안면 소양감, 발적 등
- 기도증상: 인후 까슬까슬함, 기침 등
- 전신증상: 두통, 권태감, 미열 등

다시 한 가지 추가 질문.
항히스타민제 복용 시 졸음을 호소하는 것은 한방의학적으로 어떻게 '증'을 잡을 수 있을까요?
이상입니다. 조언 부탁드립니다.

오노 슈지

꽃가루 알레르기가 있으면 소청룡탕, 영감강미신하인탕, 대청룡탕 등을 기본으로 생각합니다.
①안면부 소양감, 발적이 있으면 온청음, 황련해독탕, 소풍산을 조합하여 대처.
②인후의 까슬함, 기침이 있으면 대청룡탕(이 경우 마행감석탕 7.5g 합 계지탕 7.5g으로 합니다)으로 대처. 물론, 소청룡탕에 맥문동탕을 조합해도 될 것 같습니다만….
③전신증상에는 이미 언급한 소청룡탕 등에 시호제를 조합하여 대처합니다. 예를 들어 실증(實證)이면 시갈해기탕(갈근탕 합 소시호탕가길경석고)으로 두통, 미열, 권태감과 함께 꽃가루 알레르기 증상에도 효과를 기대할 수 있습니다.

bunbuku 선생님께서 제시한 증례에는 소청룡탕 6g 아침 1회, 온청음 5g 야간 1회로 치료해 보실 수 있지 않나 싶습니다.
항히스타민제를 복용했을 때 졸음을 호소하는 사람의 증(證)은 허증(虛證)이 아닐까 합니다만, 딱 정해진 것은 아닙니다.

야마우치 히로시

이 증례에 저라면 다음 처방을 썼을 것 같습니다.

꽃가루 알레르기가 있으면 소청룡탕은 기본으로 하고, 거기에 추가로,

- 안면, 목, 얼굴의 발적, 가려움: 치두창일방 또는 가길경석고를 추가해 봅니다.
- 안면발적, 충혈명확, 상열감, 갈증이 있으면, 백호가인삼탕을 추가합니다.
- 피부과적으로는 스테로이드를 적극적으로 외용합니다. 항알레르기제도 일시적으로 병용합니다. 스테로이드는 4~5일 정도 만에 좋은 효과가 나타나도록 확실히 바르도록 지도하는 것이 중요합니다.
- 인후의 까슬하는 느낌, 기침에는 마행감석탕 또는 시박탕을 추가합니다.
- 두통, 권태감, 미열에는 시호계지탕 등의 시호제를 병용합니다. 일시적으로 이부프로펜(Ibuprofen) 등을 순간순간 병용시키기도 합니다.

bunbuku

조언해 주셔서 감사합니다. 예상했던 처방 이름이 나와 조금 놀랐습니다. 전신증상을 동반했을 때 시호제를 생각할 수 있군요. 큰 참고가 되었습니다.

링고

기관지천식에 쇼그렌과 RA가 병발한 환자분 치료에 대해 질문 드리고자 합니다.

【증례】67세, 여성

이전부터 기관지천식으로 내과 통원, 5년 전부터 냉증으로 저희 외래에서 한방약을 처방.

2년 전부터 갈증이 시작되었고, 약 1년 전에 쇼그렌 증후군으로 진단, 지난 달(2월) RA로 진단되었습니다.

평소에도 약제를 복용하면 구강, 위장증상이 심하게 발생하는 환자였지만,

1주 전부터 RA약인 살라조설파피리딘(Salazosulfapyridine)을 복용하기 시작한 후, 구강증상(건조, 구순부종)이 심하게 나타났습니다. RA는 관절통(손, 무릎, 어깨 …) 위주이며 변형은 심하지 않았습니다.

본인이 가장 힘들게 느끼고 있는 증상은 '관절통과 갈증'입니다. 한방약으로 조금이나마 개선할 수 있다면 좋겠다 싶어 이렇게 질문 드립니다.

그리고 필로카르핀(Pilocarpine)은 전년 12월경부터 복용하기 시작하였고, 갈증에 효과가 있었으나 기관지천식이 있어서인지, 현재는 1일 1회로 처방받고 있습니다.

복진: 경도의 우측 흉협고만(+), 진수음(+)

맥진: 부(浮)

내복약: 맥문동탕, 갈증에 다소 효과가 있어 유지하고 있습니다.

암로디핀(Amlodipine), 테오필린(Theophylline), 니코란딜(Nicorandil), 딜티아젬(Diltiazem), 이소소르비드(Isosorbide) 테이프 부착, 필로카르핀을 내과에서 처방받아 복용 중입니다. 살라조설파피리딘을 한 주 전 정형외과에서 처방했습니다.

상기 약물 이외에 스테로이드 정맥 주사를 주1~2회 하고 있습니다.

질환에 대해 상세한 사항은 알지 못하다보니 간단한 상황설명만 되어 있어 걱정입니다만, 이런 극심한 결합조직질환 한방치료는 처음이어서 이렇게 부탁드립니다.

오노 슈지

RA-SjS-기관지천식 합병증례에 대해.

링고 선생님, 어려운 증례군요.

저도 비슷한 증례를 경험한 적이 있는데, 계강조초황신부탕으로 모두 호전되어 학회지에 투고한 적이 있습니다. 하지만 본 증례는 계강조초황신부탕 적응증은 아닌 듯합니다.

①쇼그렌증후군(SjS)은 약제 알레르기가 다발하여 치료가 어렵습니다. SjS

와 류마티스 관절염(RA) 합병증례에 살라조설파피리딘을 사용하면 SjS의 고γ글로불린혈증을 완화시켜 RA, SjS 모두에 효과를 기대할 수 있는 반면, 살라조설파피리딘 알레르기도 빈번하게 경험하게 됩니다. 이 증례의 구순부종은 그 때문일지 모르겠습니다.

②본원에서는 SjS의 구건(한방에서는 갈증과 구건을 구별합니다)에 맥문동탕, 미맥익기탕(과립제로는 맥문동탕 합 보중익기탕), 온경탕, 자음강화탕, 육미환 등을 자주 사용합니다. 맥문동탕은 속효성이 있고, 1개월 복용 후 효과 판정을 합니다. 구건에 상열이 동반된 경우, '자음강화탕 합 육미환'을 자주 사용합니다("만병회춘(萬病回春)"에 이 합방의 우수성이 기록되어 있습니다). 하지만, 본 증례에는 냉증이 있고 위장증상이 심하므로 지황제 사용은 어려워 보입니다.

③기록해 주신 소견도 고려해 보면, '맥문동탕 합 시호계지건강탕'이 떠오릅니다. 이 조합은 '미맥익기탕'과 함께 SjS에 꽤 사용되는 처방입니다. 이 처방으로 기관지천식에도 일정한 효과를 기대할 수 있지 않을까요?

④어떻게 하더라도 질환 활동성이 진정되지 않아, 스테로이드 정맥 주사를 반복해야 한다면, 다양한 생물학적 제제를 고려하고 그래도 증상이 잡히지 않는 증후를 한방약으로 대응하는 것도 한 가지 안이 아닐까 생각합니다.

⑤'극심한 결합조직질환은 서양의학으로, 가벼운 결합조직질환 대증요법에는 한방'이라고 생각하시는 분들이 많으리라 생각하는데, 중증이든 경증이든 비슷한 비율로 한방 유효례가 있습니다. 따라서 시도해 볼 가치는 충분합니다. 꼭 전신적 치료를 시도해 보세요.

링고 선생님. 추후 경과를 알려주세요.

링고

오노 선생님, 빠른 답변 감사드립니다.

저도 시호제 중 하나를 사용해 보고 싶어 '맥문동탕 합 시호계지건강탕'을 처방해 보았습니다.

이전에 맥문동탕이 효과가 없을 때, 자음강화탕을 처방해 본 적이 있는데, 갈증이 오히려 악화되었습니다. 소화기 증상에 처방한 육군자탕도 별로였습니다. 한방약 복용 시에도 부작용이 심했는데, 한 번은 시호계지탕 복용 후 좋다고 했던 적이 있습니다. 이번에는 시호계지건강탕으로 조금이나마 편해졌으면 합니다. 자주 경과를 관찰할 생각입니다.

▼ 해설 / 질의

많은 의견 주셔서 감사드립니다.

선생님들께서 적어주신 것처럼 건조한 피부의 가려움에는 사물탕류인 당귀음자가 우선 후보에 오를 수밖에 없습니다.

하지만 이번 증례엔 제가 집요하게 냉증과 복통에 대해 서술했습니다. 주소는 가려움이었지만, 실제 진찰에서는 이 냉증과 복통이 계속 신경 쓰였습니다.

그래서 정답은 당귀사역가오수유생강탕입니다.

중의학의 '한체간맥(寒滯肝脈)'이란 간경 경락순행부위에 냉증과 통증이 있는 경우입니다. 간경이란 '족궐음간경(足厥陰肝經)'이며, 양측 옆구리에서 측복부를 통과하여 단전(丹田)에까지 이르며, 대퇴내측과 하퇴내측을 지나 엄지발가락으로 연결됩니다. 본 증례에서는 복통이 단전부위에 가까웠고, 냉증이 대략적으로 이 간경을 따라 나타났습니다.

중국에서 사사해 주신 노중의와 함께 검토해 본 결과, 이 한체간맥은 일본한방에서 말하는 '산(疝)'이란 개념과 거의 동일했습니다.

반대로 일본한방에서 말하는 '산'의 병태를 '한체간맥'으로 표현할 수도 있습니다. 중의학 교과서에는 "한체간맥=한산(寒疝)"이라고 되어 있기도 합니다. 이런 병태를 양쪽 의학 모두 인식하고 있었던 것이며, 이것을 동병이명(同病異名)이라 부를 수 있을 것 같습니다.

▼ 해설 / 질의

많은 의견 주셔서 감사드립니다.

제가 사용했던 한방처방은 선생님들의 지적대로 치타박일방입니다. 확실히 타박 직후에 사용할 수 있는 삼황사심탕, 황련해독탕, 큰 피하출혈에 대한 통도산도 후보가 될 순 있습니다. 타박으로 인한 통증, 자반에 한방약은 서양의학적 방법을 능가하는 효과를 가지고 있다고 생각합니다.

이 치타박일방은 에도시대 코가와 슈안이 고안한 처방입니다.

에도시대에 민간약으로 사용되어 온 천골(구어혈, 지혈작용), 박속(구어혈, 박손축체(撲損縮滯))에 구어혈, 진통제인 천궁을 조합하고, 계피와 정자(丁子) 같은 건위(健胃)하는 온성약을 배합하였습니다. 대황은 소량 들어 있어 사하작용은 약하고, 청열작용 곧 항염증작용을 기대해 볼 수 있습니다. 이상의 점에서 치타박일방은 타박 후 만성기 혈류장애를 개선시키기 위해 사용됩니다. 하지만 제 경험으론 타박 후 비교적 조기에도 통증과 종창, 자반 등을 호전시키는데 큰 역할을 합니다.

선생님들께서 감별해야 할 처방으로 지목해 주신 통도산은 대황량이 많고, 큰 피하출혈이 위주인 타박으로 보다 실증(實證), 기체(氣滯) 상태에 빠진 경우 특히 유용합니다.

▼ 해설 / 질의

많은 의견 주셔서 감사드립니다.

정답은 반하후박탕입니다. 이 처방은 대표적인 이기제 처방이죠.

감별해야 할 첫 번째 처방은 향소산입니다. 반하후박탕의 목표가 되는 증상은 매핵기 증상인데, 이 증상이 없더라도 기울(氣鬱) 징후가 있으면 사용할 수 있습니다.

반하후박탕과 계지가용골모려탕 감별에 대해.

반하와 후박에는 기(氣)를 내려주는 작용이 있기 때문에 기역(氣逆)에도 사용할 수 있을 것 같지만, 기역이 명확한 경우에는 계지가용골모려탕을 사용합니다. 반하후박탕은 기울, 수독(水毒) 징후가 있을 때 더 쓰기 좋습니다. 계지가용골모려탕은 비슷하게 신경 증상에 사용되지만, 허증(虛證)이면서 쉽게 깜짝깜짝 놀라는 증례에 적용합니다.

▼ 해설 / 질의

　야마우치 히로시 선생님, 간호사 확보에 어려움을 겪고 계시군요. 사실 저는 작년부터 지역 간호학교 부교장을 역임하고 있습니다. 입학식, 입시 면접, 졸업식, 직원 급료 등등 의외로 시간이 많이 듭니다. 하지만 저희 의원도 간호사 확보는 생각처럼 잘되지 않습니다.

　자, 이번 달 처방은 가미귀비탕이었습니다. 시호계지건강탕을 선택하신 선생님들도 많으셨네요.

　체질, 체력이 허증이라는 점, 두근거림, 정신과 신경계의 부조화, 세맥(細脈), 가벼운 흉협고만(胸脇苦滿) 등은 두 처방증에서 볼 수 있는 공통적인 증후입니다.

　도한(盜汗), 두한(頭汗)은 시호계지건강탕의 목표 중 하나이지만, 불면, 안면홍조, 혈허 징후에는 가미귀비탕이 비교적 우위에 있습니다. 본 증례의 발한은 안면홍조와 동반되는 것이므로 간울화화(肝鬱化火), 간화왕(肝火旺)이라는 표현이 적합한 것 같습니다. 그리고 불면, 권태감, 위장허약, 갱년기 증상이라는 점에서 심(心)과 비(脾) 그리고 기혈양허(氣血兩虛)에 대한 고려가 필요해 보였습니다.

　그래서 심과 비의 허를 보하고, 안면홍조에 대응하기 위해 귀비탕에 시호, 산치자를 가미한 가미귀비탕을 처방했습니다.

▼ 해설 / 질의

많은 의견 주시어 감사드립니다.

만장일치로 자감초탕을 선택해 주셨습니다. 정답입니다.

감초는 생으로 사용하면 청열해독(淸熱解毒)하지만, 본 처방에서 사용하는 자감초는 감초를 볶은 것으로 보기작용(補氣作用)이 강합니다. 그 외, 통경맥(通經脈), 기혈을 조절하여 심동계(心動悸)를 치료하여 자감초탕의 군약으로 역할을 다합니다.

계지, 생강도 통경맥 작용을 하며 아교, 맥문동, 지황이 자윤(滋潤)하고, 인삼이 보비익기(補脾益氣), 마자인이 순장통변(順腸通便)합니다.

이 모든 약재들이 어우러져 기혈양허(氣血兩虛) 상태의 빈맥에 빈용됩니다.

본 증례의 맥후는 맥활(脈滑)했지만, 세약(細弱), 결대(結代) 한 분들이 전형적입니다.

어혈의 징후도 있었지만, 그 후 진찰에서 어혈도 경감되었습니다. 경맥을 통하게 한 결과 어혈도 개선되었던 것 아닐까 생각했습니다.

그럼 또 의견을 기다리겠습니다.

bunbuku

다음 부정맥 환자에게 다양한 한방약을 시도해 보고 있지만 아직 답을 찾지 못해 고심 중입니다. 조언을 부탁드립니다.

【증례】45세, 남성

기왕력: 삼나무 꽃가루 알레르기

현병력: 40세경부터 부정맥이 생겨 순환기내과에서 검사를 해도 '기저 심질환이 없는 상심실성 기외수축'으로 진단되어 약을 처방받지 못하고 상태를 관

찰. 이 무렵에는 심박수가 80대로 약간 빨라졌고, 때때로 흉부 불편감을 느껴 이전까지 사용해 왔던 보중익기탕(쉬 피로감과 도한을 목표로)에 자감초탕을 추가하여 두근거림을 느낄 때마다 복용하여 편해졌다.

X년 12월 망년회 다음날 아침, 두근거림과 심장이 뛰어오르는 듯한 느낌이 멈추질 않았는데, 자감초탕 복용도 듣질 않아 내과에서 진료 받은 결과 '발작성 상심실성 빈맥'으로 진단되었다. 다시 증상이 있으면 베라파밀(Verapamil)을 바로 복용하도록 처방받았는데, 그 후 발작이 없어 사용할 기회는 없었다. 기외수축은 계속 나타나고 있다.

현증: 신장 177cm, 체중 68kg, 혈압 120/80mmHg, 심박수 60~80/min. 이학적 소견에 특별한 이상소견 없음.

한방의학적 소견: 땀을 잘 흘리는 체질이지만 여름철 에어컨에는 약함. 대변은 1일 1회(연변 경향), 소변 횟수는 일하는 도중엔 많지만 야간엔 없음. 얼굴은 약간 붉고, 사지말단에 냉감이 있으며, 피부는 약간 건조.

설: 얇은 백태, 경도의 치흔설, 설하정맥충혈은 보이지 않음

맥: 세(細)

복진: 복력 2/5, 배꼽 주위 냉감 경도, 제상계(臍上悸) 있음, 복직근 긴장 없음. 흉협고만(胸脇苦滿)… 우(±)~(+). 어혈점…배꼽 우하방에 경도 압통, 소복불인(小腹不仁)(+).

〈경과〉

불면(중도각성)을 동반하지 않아 향소산, 계지가용골모려탕(~시호가용골모려탕), 시호계지건강탕, 반하후박탕 등을 시도해도 다소 좋다가 호전되지는 않았다. 그 후 소복불인을 근거로 팔미지황환을 시도해 보니 흉부 불편감을 느끼는 시간이 줄어들었다.

X+3년 6월 다시 빈맥발작이 있어 자감초탕을 2포 복용해도 멈출 기미가 없어 앰뷸런스로 병원에 이송, '발작성 심방세동'으로 진단받고 염산필시카이니드(Pilsicainide hydrochloride), 베라파밀을 정맥 주사했다. 순환기내과에서 기저질환은 없으므로 예방 투여 지시는 하지 않았고, 스트레스를 피하도록 지

도받았다.

위와 같은 경과를 토대로 다음과 같은 의문을 가지게 되었습니다.
- 증(證)이 맞다는 조건 하에 자감초탕은 부정맥의 종류(기외수축, 빈맥발작, 심방세동 등)에 따라 효과가 달라지나요?
- 이번 증례에서는 장기투여를 했는데, 드물게 두근거림~빈맥을 호소하는 환자분들에게는 그때그때만 투여하게 해도 괜찮을까요?
- 부정맥이 나타나지 않을 때도 흉부 불편감을 호소하는 환자(심장신경증)가 있는데, 그런 호소에도 유효합니까?
- 천식의 호흡곤란은 '흉협고만'의 개념에 들어간다고 들었습니다. 그럼 부정맥의 흉부 불편감(가슴 두근거림이라고 표현하기도 합니다)도 그 범주에 들어가는 것일까요?

이상입니다! 그럼 잘 부탁드립니다.
※선생님께서 보여주신 증례에는 '선천성 상심실성 빈맥'이라고 하셨는데, 혹시 이게 '발작성'은 아니었나요?
제 증례에서는 자감초탕이 빈맥 발작을 멈추게 하지 못했습니다. 이번 달 증례를 보면서 증상이 있을 때만 복용시킬 것이 아니라 장기간 지속적으로 복용시킬 걸 그랬다고 반성했습니다. 경과 관찰하던 기간 동안 '이허증(裏虛證)' 처방을 몇 가지 시도해 보았으나 혹시 다른 처방 중 괜찮은 것이 있을까요?

오노 슈지

증례를 보고 왠지 보중익기탕을 적용했으면 어떨까 싶었습니다.
자감초탕도 기혈양허(氣血兩虛)가 기본으로, 허증(虛證) 증례에 적용하는 처방입니다.
본 증례에는 얼굴이 붉은 경향인 것은 좀 신경 쓰이지만, 피부건조나 연변 등은 이 처방증임을 가리키고 있는 것 같습니다.
상심실성 빈맥 발작에 자감초탕을 그때그때 복용하는 것이 유효했던 증례는 아주 적으며, 제 생각이지만 자연경과와 감별이 불가능하지 않나 생각합니다.

꼭 장기투여를 시도해 봐야 한다고 생각합니다.

bunbuku

오노 선생님, 조언해 주셔서 감사합니다.

자감초탕은 부정맥 발작을 멈추는 것이 아니라 예방하며 몸 상태를 정비해주는 것이라고 생각하는 편이 좋다… 곧 본치(本治)로서 사용하는 것이군요.

장기투여를 할 때, 지금까지 사용해 왔던 보중익기탕이나 팔미지황환은 일단 중지해야만 할까요? 자감초도 보약이라고 생각하면 보중익기탕과 약성이 겹치고, 팔미지황환과는 지황이 겹치므로 병용은 피하는 편이 좋지 않을까요?

환자분은

'보중익기탕을 복용하면 이 이상 몸 상태가 나빠지지 않는 느낌이다'라고 했습니다. 하지만 불면, 소변불리(小便不利) 등의 호소가 해결되지 않아 변경한 결과, '팔미지황환을 복용하면 몸이 깔끔해지고, 심장이 튀어나올 듯한 불안감은 줄어든다'고 했습니다.

오노 슈지

보중익기탕과 팔미지황환도 모두 나름의 효과는 있었군요.

특히 '팔미지황환을 복용하면 몸이 깔끔해지고, 심장이 튀어나올 듯한 불안감은 줄어든다'고 하셨다면 팔미지황환을 계속 복용하도록 하는 것이 좋아 보입니다.

과립제로 팔미지황환과 자감초탕을 병용하면 지황이 12g이 되므로 소화기계에 부담(식욕부진, 설사 등)이 되기도 합니다.

팔미지황환 5g 자감초탕 5g을 두 번으로 나누어 복용해보면 어떨까요? 아니면 자감초탕 5g 아침점심, 팔미지황환 2.5g 저녁과 같은 방식으로 해보면 어떨까합니다.

그 결과를 보고 다음 수를 생각해 보시면 좋을 것 같습니다.

꼭 다음 경과를 알려주세요.

bunbuku

오노 선생님, 코멘트 감사드립니다.

그 후 자감초탕을 정기 복용한 결과, 위장장애가 발생하여 '화장실에 계속 가야해서 힘들다'고 하여 중지했습니다. 팔미지황환도 당분간은 지속했는데 '최근 위가 무겁게 느껴지고 식욕저하 경향'이라 하여 1~2회/일로 복용하도록 했습니다.

그리고 다시 일하던 중 발작성 심방세동이 발생했습니다. 정신적 긴장이 계속되었는데 '다시 발작이 일어날지 모른다'는 생각에 불안감이 엄습하고, 두근거림이 시작되어 심장이 뛰는 듯한 부정맥 발작이 생긴다고 했습니다.

유발인자가 정신적 스트레스라는 것이 명확해졌으므로 본치의 개념에서 시호가용골모려탕이나 반하후박탕으로 '심장신경증'을 조절해보려 합니다.

이 증례는 아직 현재 진행 중이므로 일단 미뤄두고 후일 경과를 보고하도록 하겠습니다. 감사드립니다.

하라 유즈루

오노 선생님, bunbuku 선생님.

bunbuku 선생님께서 제시해 주신 증례는 신양허(腎陽虛)가 베이스가 되며, 수(水) 증상이 겹쳐져 있으므로 복령계지대조감초탕(영계출감탕+감맥대조탕)에 반응할 것 같은데, 어떠신가요?

오노 슈지

하라 유즈루 선생님.

본 증례에 영계감조탕이라니 탁견 같습니다.

영계감조탕은 "상한론 태양병중편(傷寒論 太陽病中篇)"에 "發汗後 其人 臍

下悸者 欲作奔豚 茯苓桂枝甘草大棗湯 主之"로 기록되어 있습니다.

영계감조탕의 사용 목표는 제하동계(臍下動悸)가 급박적, 발작적으로 상충하는 분돈(奔豚)의 수기(水氣)이므로 유사처방인 영계출감탕(수기의 상충에 대응) 합 감맥대조탕(급박적, 발작적 증상에 대응)으로 보는 것이 타당해 보입니다.

따라서 저도 본 증례에 영계출감탕을 적용해 볼 수 있을 것 같습니다. 그런데 질문이 있습니다. 병인으로 어떤 증후에서 신양허(腎陽虛)를 생각하셨는지? 그리고 거기서 영계감조탕을 치료법으로 생각하게 된 병기(病機)가 어떻게 되는지? 하라 유즈루 선생님께서 생각하셨던 점을 조금 더 구체적으로 듣고 싶습니다.

하라 유즈루

오노 선생님 질문 주신 내용에 대한 답변입니다.

(1) 병인으로 어떤 증후에서 신양허를 생각하셨는지?

여름철 에어컨에 약함. 연변 경향(비허(脾虛)도 시사), 빈뇨 경향. 사지냉감…비신양허(脾腎陽虛) 소견(?) 피부 약간 건조. 팔미지황환에 반응한다. 꽃가루 알레르기 있음. 소복불인(小腹不仁). 불면 경향. 맥: 세(細)…음허(陰虛), 모든 허손(虛損)과 습(濕).

보중익기탕 복용 시 어느 정도 효과가 있었다는 점에서 기허도 있어 보이나 '땀을 많이 흘림'은 여기에 동반된 위표불고(衛表不固)의 자한(自汗) 같습니다.

이 증례에는 음주 후 증상이 악화(습(濕)에 의해 증상이 악화), 자감초탕 투여를 하고 있으나 증상이 그다지 반응하지 않았기 때문에 음허에 의한 증상은 아니라고 생각했습니다. 그리고 역으로 음허로 볼 수 있을 만한 소견을 찾아보려 해도 그다지 명확한 증상은 없었습니다. 오히려 치흔 같은 증상도 있어 '습'이 있어 보였습니다. '붉은 얼굴'은 기의 상충, '피부건조'는 음허의 소견으로 생각되어 좀 모순 같기도 했습니다만….

(2) 거기서 영계감조탕을 치료법으로 생각하게 된 병기(病機)가 어떻게 되

는지?

비신양허에 동반된 숨어 있는 '습'의 존재가 신경 쓰였습니다. 그래서 복령제를 우선 생각했습니다.

또한 두근거림의 감별병기로는 교과서적으로 일단 다음 6가지가 있는데요. A 심담허겁(心膽虛怯), B 심혈부족(心血不足), C 음허화왕(陰虛火旺), D 심양부진(心陽不振), E 수기능심(水氣凌心), F 어혈조락(瘀血阻絡). 이 중 비신양허로 인한 '습'의 존재가 관련된 것은 E였습니다. 치법은 진분심양(振奮心陽) 화기행수(化氣行水).

적용할 수 있는 처방은 복령(이수), 계지+감초(통양화기(通陽化氣))를 함유한 영계제류입니다. 그래서 그 다음으론 영계제류 감별을 했습니다. 단순히 수기상충(水氣上衝)만 있다면 영계출감탕 만으로 괜찮을 것 같았지만, 정신적 스트레스가 동반되어 있다고 판단되었고, 소변불리도 동반된 본 증례에는 영계감조탕이 딱 맞지 않나 싶었습니다.

여러 가지로 갖다 붙여 보았지만 솔직히 말씀드리면 bunbuku 선생님의 다양한 처방을 이용했던 시행착오를 통해 남은 것은 영계제 정도밖에 없지 않나 ~하고 문득 생각이 났던 것뿐입니다.

오노 슈지

하라 유즈루 선생님, 해설 감사드립니다.

에어컨에 약함, 연변 경향, 빈뇨 경향, 사지냉감, 이것은 양허이죠.

소복불인(小腹不仁)은 일본한방에서 말하는 신허(腎虛).

이를 합치면 '신양허(腎陽虛)'가 됩니다. 이런 방식은 중의학과 일본한방 양쪽 이론을 모두 받아들인 것인데 제 일상진료에서도 종종 활용하는 방식입니다.

'땀을 많이 흘림'을 위표불고의 자한으로 보셨는데, 이것은 일본한방에서 말하는 표허(表虛). 여기에는 인삼, 황기제인 보중익기탕이 적용됩니다.

하라 유즈루 선생님께서 적어주신 것을 보면, 영계감조탕 중 대조의 효용이 빠져있다는 느낌이 드는데, bunbuku 선생님께서 적어주신 '다시 발작이 일어날지 모른다'는 생각에 불안감 엄습에 대한 안신효과(安神效果)를 기대해 볼 수 있을 것 같습니다.

그래서 일본한방적 사고로나 중의학적 발상에서나 영계감조탕이라고 유추될 수 있네요. 선생님들께 참고가 되길 바랍니다.

bunbuku

지난 번 증례 그 후의 경과보고를 올립니다.

시호가용골모려탕을 시도했으나 유효한 느낌이 없었고, 오히려 흉부냉증을 자주 느낀다고 하였습니다.

그리고 하라 유즈루 선생님께서 제시해 주신 복령계지대조감초탕(영계출감탕+감맥대조탕)을 처방했습니다. 반응이 있어 1주간 사용한 결과, 발작 시 이외의 흉부 불편감(흉부의 막힌 느낌)이 가벼워졌고, 발작에 대한 불안도 약간 경감되었다고 합니다.

하지만 지금도 냉방이 켜진 방에서는 흉부에 오한, 냉증을 느끼고, 불안감 때문에 두근거림이 시작된다고 합니다. 최근 '냉증'에 정신적 긴장이 더해졌을 때 다시 발작성 심방세동이 일어나고 말았습니다.

이 '냉증'을 어떻게 할 수 없을지…, 부자 추가의 목적으로 이전에 사용했었던 팔미지황환을 병용시켜봐도 될까요?

아니면 영계출감탕 대신 계지가영출부탕을 병용하는 방법은 어떨까요? 초급자인 제 레벨에서 생각해 보면 두 처방의 벡터는 그다지 다르지 않아 오히려 후자에 부자를 추가하는 것이 이 케이스에 더 맞지 않을까 생각해 봅니다.

하라 유즈루

bunbuku 선생님께

이 환자분에게는 죄송스럽지만, 병기(病機)가 진료에 큰 참고가 되는 증례이니 다른 사람들을 위해 다음 소견을 다시 한 번 파악해 주시길 부탁드립니다.

'흉부'에 냉증, 오한을 느낀다는 것은 구체적으로 어떤 증상입니까? 전흉부에서만 냉증을 느끼고 계신 것인가요? 아니면 흉중 냉감인가요? 그것도 아니면 등쪽의 차가운 느낌인가요?

냉감을 전신에 느끼는 것인가요? 아니면 흉부뿐인가요?

아 그리고 시호가용골모려탕을 투여할 때의 '냉증' 출현 형태도 가능하다면 다시 한 번 자세히 말씀해 주시길 부탁드립니다.

사족이지만, 최근 정신불안이 심해 좀처럼 증상이 잡히지 않는 환자분에게는 '삼음교(三陰交)' 취혈을 한방약 복용과 병용하며 치료하고 있습니다. 조금 여우같긴 하지만 한방약만으로 잘 치료되지 않을 때는 침구를 병용하는 것도 좋지 않나… 요즘 생각합니다.

bunbuku

하라 유즈루 선생님, 코멘트 감사드립니다.
'오한'은 흉부 전체에서 느꼈고, 전신성은 아니었습니다.
'냉증'은 오한과는 별도로 발작적으로 측흉부에서 심하게 느껴지며 피부를 만지면 명확히 식어져 있었습니다. 수분~10분 정도 만에 나아지지만, 이 증상이 시작되면 '아~ 큰일났네?' 싶고 부정맥 발작이 걱정이 된다고 합니다.

시호가용골모려탕 사용 중에는 허증에서 약간 실증 경향의 처방을 사용하다보니 시호, 황금으로 식혀버린 것이 아닌가하여 중지했습니다. 하지만 그 후에도 빈도는 줄었지만 비슷한 냉증을 느끼게 되어 '어떻게든 하고 싶다'고 이야기했습니다. 침구, 중의학…아직 갈 길이 멀군요.

bunbuku 선생님.

계지가영출부탕은 표증(表證)의 한증(寒證)에 대한 처방입니다. 본 증례는 중의학적으론 반표반리(半表半裏)의 '온보통양(溫補通陽)'이 필요한 상황입니다.

그래서 당귀탕이 후보가 되지 않을까 싶습니다.

당귀탕은 당대 "천금방(千金方)"의 처방으로 심복교통(心腹絞痛)에 사용되어 온 처방입니다. 협심증 증상에 사용되어 온 것으로 생각되는데, 본 증례에도 사용해 볼 수 있을 것 같습니다.

참고가 되길 바랍니다.

▼ 해 설 / 질 의

오늘은 개기일식이 있었습니다. 외래를 잠깐 중지하고 금세기 최대의 천체 쇼를 즐기고 있었는데 갑자기 냉증을 주소로 하는 76세 남성이 환자 대기실에서 심폐정지. 같이 있던 호흡기내과 선생과 둘이서 심폐소생술로 소생시켜 응급 이송을 했습니다. 예로부터 내려오던 '일식은 불길한 징조'란 말을 실감했네요.

많은 의견 주시어 감사드립니다.

이번 증례는 계지복령환과 통도산으로 의견 주셨습니다. 정답은 통도산입니다.

다음과 같이 감별진단을 합시다.

확실한 어혈 징후가 있으면서 약간 변비 경향이라면 계지복령환도 후보가 될 수 있습니다. 통도산 합 계지복령환도 고려해 볼 수 있습니다.

변비가 심하고, 기역(氣逆) 징후가 있다면 도핵승기탕이 적합하겠지만, 본 증례는 기울(氣鬱) 경향입니다. 변비에 대한 힘은 통도산 보다 도핵승기탕 쪽이 더 강합니다.

변비에 대한 구어혈제(驅瘀血劑)의 강도는 다음과 같습니다.

도핵승기탕 〉 대황목단피탕 ≥ 통도산 〉〉 계지복령환입니다.

본 증례의 어혈, 기체, 변비 각각을 고려하면 통도산이 가장 적합해 보입니다.

정답은 대황목단피탕입니다.

마츠모토 사토루 선생님이 추천해 주신 장옹탕도 확실히 후보가 될 순 있습니다. 대황목단피탕과 장옹탕을 간단히 감별해 보겠습니다.

장옹(腸癰)이란 충수염의 옛 이름으로 장옹탕은 당대 "천금방(千金方)"의 처방이며, 구성약물은 의이인, 목단피, 도인, 동과자입니다. 대황목단피탕의 대황, 망초를 의이인으로 변경한 것입니다. 따라서 사하작용이 없고, 열증(염증)에 대한 작용은 미미합니다.

대황목단피탕이 실열실증(實熱實證)에 적용되며, 장옹탕은 이한증(裏寒證)에 약간 실증 경향에 적용된다고 생각하면 됩니다.

저는 하라 유즈루 선생님께서 지적해 주신 염증 소견이 명확한 봉와직염성 충수염에 대황목단피탕을 사용하며 '만성화' '대황목단피탕증이지만 연변 경향' '체력 쇠약 경향' '깔끔하지 않음' 등을 목표로 장옹탕을 사용합니다.

오츠카 케이세츠 선생님의 "맥이 빈삭(頻數)해 지는 경우 등에는 대황목단피탕은 금기이다"는 "금궤요략 창옹장옹침음병편(金匱要略 瘡癰腸癰浸淫病篇)"의 한 구절과의 잘 맞지 않아 그 내용이 좀 의심됩니다. "금궤요략"에는 "腸癰者 少腹腫痞 … (중략) … 其脈遲緊者 膿未成可下之 當有血 脈洪數者 膿已成不可下也 大黃牧丹湯主之"로 적혀있습니다.

여기에선 맥이 홍삭(洪數, 부긴삭(浮緊數)에 가까움)하면 대황목단피탕을 사용한다고 하고 있습니다. 이에 대해 선생님들의 의견을 듣고 싶습니다.

하라 유즈루 선생님께서 지적하신 충수염 통증이 명치부에서 우하복부로 이동하는 것의 중의학적 해석을 위해 온병이론, 삼초변증 등을 사용해 봐도 그 고찰이 깔끔하지 않습니다. 충수염의 압통점은 족태음비경(足太陰脾經)의 복결(腹結)과 비슷한가 싶기도 하지만, 그 역시 해석하기 어렵습니다.

전 충수염 증례를 자주 봅니다.

본원에서 차로 2분 정도 거리에 코가와적십자병원이 있고 외과의, 내과의 등이 교대로 본원에서 아르바이트를 해주고 계십니다. 개방병동이 아니라 '개방외래'라 부르며 환자분들도 왔다갔다하고 있습니다. 그래서 응급성을 보이는 증례는 언제든 응급외래 진료나 긴급 입원이 가능하도록 체제를 갖추고 있습니다.

이러한 시스템 덕에 다행스럽게도 한방약의 효과를 충분히 공부할 수 있습니다.

그동안 수고가 많으셨습니다. 그럼 이번 증례까지 마치고 잠시 여름방학에 들어가도록 하겠습니다.

마츠모토 사토루

이번 증례에서 발열, 압통이 명확하더라도 아직 무척 심한정도로 화농되지 않았으므로 '대황목단피탕+항생제'가 유효했다는 말씀이시군요. 그렇더라도 충분히 화농되어 버렸다면 사하제로 내렸을 때 복막염이 일어날 위험성이 있던 것은 아닐까요? 항생제를 투여하고 있다곤 해도 내성균 문제가 있기 때문에 이런 판단은 어렵지 않나 싶습니다.

하라 유즈루 선생님께서 말씀주신 것처럼 대황의 항염증항균작용은 대단한 면이 있어 감염성 위장염으로 인해 설사로 장내에 병독이 있을 경우에는 계지가작약대황탕의 효과에 놀라기도 합니다. 물론 이 대황목단피탕에도 대황의 항염증항균작용이 크겠지만, 이 경우엔 대황과 망초 조합이기 때문에 사하작용이 더 크지 않나 싶습니다.

오츠카 케이세츠 선생님의 "맥이 빈삭(頻數)해 지는 경우 등에는 대황목단피탕은 금기이다"와 "금궤요략" 구절의 정합성 문제를 말씀드리면, 이건 아무래도 금궤요략에 문제가 있어 보입니다. "금궤요략"을 오츠카 케이세츠 저 "금궤요략 연구"(타니구치서점)로 공부했는데 "금궤요략 창옹장옹침음병편"의 "腸癰者 少腹腫痞 按之卽痛如淋 小便自調 時時發熱自汗出 復惡寒 其脈遲

緊者 膿未成可下之 當有血 脈洪數者 膿已成不可下也 大黃牧丹湯主之"에서 ··· 이 "大黃牧丹皮湯主之" 한 구절은 "膿未成可下之"의 다음에 위치해야만 한다···고 하고 있습니다. "금궤요략" 원문처럼 사하시켜서는 안 될 때 사하제인 대황목단피탕을 사용하도록 하고 있는 것은 아무래도 이상하죠. 장옹이 화농되었을 때는 의이부자패장산 주치증이라면 전단계로 볼 수 있기 때문에 아직 화농되지 않았을 때 사하시키는 것이 대황목단피탕이 되고, 그 맥은 지긴(遲緊)일 것입니다. 이렇게 봐야 정합성이 맞지 않나 싶습니다.

저도 이런 증례는 바로 큰 병원에 보내고 있습니다. 오노 선생님이시기 때문에 치료할 수 있는 증례 같습니다. 그렇다고 해도 선생님 클리닉 진료체제는 대단하군요. 똑같이 할 순 없겠지만, 병원간 협진연계를 강화해 가고 싶네요.

오노 슈지

마츠모토 사토루 선생님, 의견 주셔서 감사합니다.

확실히 이 처방에서 대황의 첫 번째 의의는 사하보다도 '청열사화양혈(淸熱瀉火凉血)'일 것이라 생각합니다.

적리(赤痢)에 '장군탕(將軍湯)'이라 부르며 대황 한 가지로 사용하는 것은 이 효능을 이용한 것입니다. 특히 급성 병태에는 고전의 해석, 구결 검토 등에 추가로 현대의학적 병태인식을 가져가는 것이 매우 중요하다고 느끼고 있습니다.

맥이 지긴하면 안전하게 대황목단피탕을 사용할 수 있는 것은 확실할 것 같습니다. "금궤요략" 문장에서 대황목단피탕이 적혀 있는 위치를 변경하면 정합성이 생기는군요.

하지만, 삭맥(數脈)이 나올 때가 문제입니다. '맥만으로 병태를 인식할 수는 없다'고 제가 맥진을 전수받은 중국의 원명충(原明忠) 선생께서 말씀하셨습니다. 이런 증례에서 빈맥을 보았을 때, 복통, 발열, 병상의 경과, defence는 없는지 등 현대의학적 병태인식도 총동원하여 한방약을 선택해야하지 않나 싶습니다.

대한민국
한의학계에 논의의 장이
활짝 열리길!

2016년 12월, 아마존 재팬에서 "한방학사 실천편 I 임상 콘퍼런스(漢方学舎 実践編I 臨床カンファレンス実体験)"라는 책이 신간으로 출간되었음을 확인 하곤, 제목에서부터 가슴이 두근거렸습니다. "임상 콘퍼런스"란 단어에 제 심 장이 반응하더군요. 저는 한의과대학 부속 한방병원 한방내과에서 근무하며, 짧은 교육 경력이지만 전문수련의들을 지도하고 있습니다. 교육이라고 해봐 야 한 환자를 같이 보고, 어떤 검사와 처치를 진행해야 할 것인가를 케이스 바 이 케이스로 지도하는 것입니다. 이때 처방 선택 시 가장 중점을 두는 것은 "되 도록 한 처방 그리고 기성처방으로 한다"입니다. 효과가 뛰어난 비방을 사용 해도 좋겠지만(실제 그런 처방이 존재하는지 사실 의문입니다), 한의과대학을 졸업했다면 모두가 알고 있는 그런 처방을 놓고 전문수련의들과 적응증에 대 해 토론하고, 투약 결과를 함께 공유하며 더 나은 지식을 갖춰가기 위해서 이 런 철칙을 유지하고 있습니다. 다른 의사는 모르는 비방은 갈라파고스 섬에 갇혀 수십 년이 흘러도 업그레이드 될 수 없기 때문이죠. 아마도 이런 평소 생 각 때문에 이 책에 끌린 것 같습니다.

제 연구실에 도착한 책을 보았을 때, 그 두근거림은 더욱 심해졌습니다. 비 록 얼굴을 맞대고, 함께 환자를 보는 방식은 아니었지만 한 가지 증례를 놓고 사용 처방, 처방에 이르게 된 사고과정 등을 공유해 가고 있었습니다. 1회 증 례에서 50회 증례에 이르는 과정 동안 한명 한명의 학습자가 점차 발전해 감 을 확인할 수 있었고, 한 증례를 마칠 때마다 사고가 하나로 통합되었으며 동시에 각자가 모르고 있던 점을 지적받으면서 사고가 확대되어 가는 전형적인 "임상 콘퍼런스"임을 확인할 수 있었습니다.

사실 대한민국 한의학계에서 이런 모습을 찾아보기 어렵습니다. 혹자들은 "각자의 사고방식(관(觀)이라고 하시는 분들도 있습니다)이 달라 논의가 안 돼"라고 하십니다. 하지만 그 사고방식이란 것은 하나의 처방을 두고 그 처방을 추론해 가는 과정에 있는 차이일 뿐입니다. 그 사고방식이 과거 그리고 아직도 명확히 기전을 이해할 수 없는 다양한 처방들 중에서 정확한 처방을 찾아내기 위해 존재함에는 이론이 없으리라 생각합니다. 따라서 동일한 결과물을 놓고 토론을 할 때, 상호 간에 기본 정의를 명확히 하고 독특한 정의가 있다면 서로 비슷한 개념이 무엇인지를 토론해 볼 필요가 있습니다. 그 과정에서 사고의 통합과 확대가 일어날 것입니다. 이 책에서도 일본한방과 중의학의 개념 통합을 이루어가는 모습을 자주 볼 수 있는데, 우리도 충분히 가능합니다.

본 번역서가 나오기까지 많은 분들이 도움 주셨습니다.
항상 저에게 큰 가르침 주시며 지지해 주시는 은사 조기호 교수님, 어떤 책을 제안드리더라도 최고의 서적으로 출판해 주시는 청홍 최봉규 대표님께 항상 감사의 인사를 드립니다. 또한 남편의 꿈에 날개를 달아주고 있는 저희 가족 제 아내 아리와 얼마 전 태어난 제 아들 선호에게도 무한 감사의 인사를 남깁니다.

자! 비방 굴레에 더 이상 우리의 한약처방을 가두지 맙시다.
논의하고 또 논의합시다. 임상 콘퍼런스의 장이 대한민국 한의학계에 널리 널리 열리길 기대합니다.

2018년 4월 회기동 연구실에서
역자 권 승 원

오노 슈지

1973년 메이지약과대학 제약학과 졸업
1980년 사이타마의과대학 의학부 졸업 동대학병원에서 내과 수련
1990년 의학박사 취득
1990~1991년 중화인민공화국 산시성 타이위안시 산시성인민의원 중의과 유학
1993년 사이타마의과대학 2내과 강사
1996년 오노클리닉 개업, 원장
2001년 6월~2005년 5월 일본동양의학회 부회장
2016년 4월 제18회 국제동양의학회 학술대회 회두

현재

오노클리닉 원장(의) 평선회(平善会) 이사장
일본동양의학회 감사
국제동양의학회 이사
메이지약과대학 객원교수
사이타마의과대학 제2내과 비상근강사

학회활동

일본동양의학회 평의원 전문의 지도의
일본류마티스학회 평의원 전문의
일본알레르기학회 공로회원 전문의
일본내과학회 인정내과의

전문분야

내과 류마티스, 결합조직질환 알레르기 한방의학

저서

협심증 심근경색의 중의학적치료 (역, 아사히신문출판사 서비스)
결합조직질환 면역질환 한방치료 매뉴얼 (편저, 현대출판플래닝)
입문한방의학 (공저, 사단법인 동양의학회)
한방치료지침 (공저, 미도리쇼보)

임상의의 한방치료지침 (공저, 메디컬뷰사)
읽자 종합병원 (공저, 일본방송출판협회)
현대한방과 각과임상 (공저, 메디컬포럼사)
피부과에서의 한방치료 현황 (공저, 쿄와기획통신)
한방학사 백열교실 입문편 (겐소샤)

역자 약력

권승원

경희대학교 한의과대학 한의학과 한방순환신경내과학 교실 조교수

학회활동
대한한의학회 회원
대한한방내과학회 회원
대한중풍순환신경학회 회원
일본동양의학회 특별회원

전문분야
한방내과(순환, 신경계)

역서
플로차트 한약치료 (청홍)
간단한방처방 (청홍)
간단한방철칙 (청홍)
경락경혈 103 -치료혈을 말하다- (청홍)
등 다수

한방내과 韓方内科
임상 콘퍼런스
CLINIC CONFERENCE

1판 1쇄 발행   2018년 4월 25일

지은이   오노 슈지(大野修嗣)
옮긴이   권승원
펴낸이   최봉규

책임편집   최상아
북코디   밥숟갈(최수영)
편집&교정교열   주항아
본문디자인   제이아이디자인
표지디자인   최진영
마케팅   김낙현

발행처   청홍(지상사)
등록번호   제2017-000074호
등록일자   1999. 1. 27.

주소   서울특별시 용산구 효창원로64길 6(효창동) 일진빌딩 2층
우편번호   04317
전화번호   02)3453-6111 팩시밀리 02)3452-1440
홈페이지   www.cheonghong.com
이메일   jhj-9020@hanmail.net

한국어판 출판권 ⓒ 청홍(지상사), 2018
ISBN   978-89-90116-80-2 93510

이 도서의 국립중앙도서관 출판시도서목록(CIP) e-CIP홈페이지(http://www.nl.go.kr/ecip)와
국가자료공동목록시스템(http://www.nl.go.kr/kolisnet)에서 이용하실 수 있습니다.
(CIP제어번호: CIP2018008247)

한약의 매력, 약재 합산의 집대성

플로차트 FlowChart
한약치료 韓藥治療

니미 마사노리(新見正則; Masanori Niimi, DPhil, FACS) 지음
권승원(DKM; Doctor of Korean Medicine, PhD) 옮김

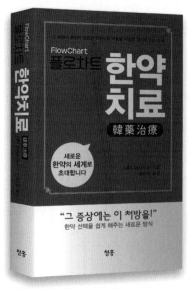

"그 증상에는 이 처방을!"
한약 선택을 쉽게 해주는 새로운 방식

사륙변형판(112*184) | 240쪽 | 17,700원

우선
가장 타당한 처방을 선택해 보고
그 처방이 효과가 없으면
다음으로 사용할 처방을 생각해 보는 방식이다.
이런 책이야말로
실제 임상에서 큰 역할을 할 것이라 생각한다.

최적으로 생각되는 처방을 선택하는 것
그것이 바로 정석이다.
그것은 과거부터 현재까지
여러 선배들이 사용해 본 경험에 기초한 것으로
선인들 지혜의 집결이다.

플로차트 활용 수칙

첫째 룰을 알자
둘째 대화하는 법을 공부하자
셋째 복용법 설명을 궁리하자
넷째 부작용에 대해 잘 설명하자
다섯째 수차례 처방했지만 낫지 않을
때의 대화방법
여섯째 타율보다 "치는 것"이 중요

이해하기 어려운 한방 전문용어를 전혀 사용하지 않고, 진단명이나 현대의학의 증상명에 의거한 한방 처방 사용의 흐름을 정리하였습니다. 한의학의 관점에서 벗어났다고 하더라도 오늘날 품질 보증이 된 한방 처방들이 많은 임상 근거를 토대로 사용되고 있다는 현실을 반영하고 있습니다. 의자(醫者)는 의야(意也)라는 주관성과 개별성에서 벗어나 과학과 근거에 기반을 둔 한방 처방의 활용을 기대하면서 추천하는 바입니다.

_경희대학교 한방병원 조기호 교수